普通高等学校"十四五"规划医学检验技术专业特色教材

供医学检验技术等专业使用

临床微生物学检验技术实验指导

主　编　付玉荣　张玉妥

副主编　蒋红梅　李继红　王秀青　李秀真

编　者　(以姓氏笔画为序)

弓艳娥　长治医学院附属和平医院
马淑一　包头医学院
王　健　河北工程大学
王秀青　宁夏医科大学
帅丽华　九江学院
付玉荣　潍坊医学院
吕厚东　济宁医学院
李秀真　济宁医学院
李继红　河北医科大学第二医院
杨晶艳　成都中医药大学
张欠欠　延安大学
张玉妥　河北北方学院
张美英　包头医学院
钟志宏　湖南师范大学
陶元勇　潍坊医学院
蒋月婷　广州医科大学附属第一医院
蒋红梅　贵州医科大学
薛　丽　昆明医科大学

U0303244

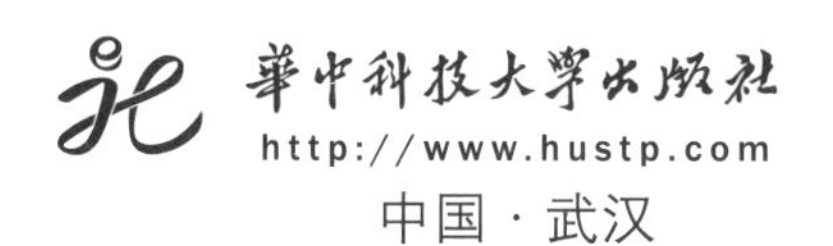

中国 · 武汉

内 容 简 介

本书是普通高等学校"十四五"规划医学检验技术专业特色教材。

本书共 7 章 24 个实验。根据临床微生物学检验的教学要求，遵循科学性、实用性、启发性和先进性的原则，以临床实际工作为导向，既系统、全面地介绍了微生物学检验基本技术和临床常见细菌、真菌、病毒的微生物学检验方法，又与时俱进，强化设计性实验内容和研究创新性实验内容。

本书主要供高等医药院校医学检验技术等专业使用。

图书在版编目(CIP)数据

临床微生物学检验技术实验指导/付玉荣，张玉妥主编. —武汉：华中科技大学出版社，2021.1(2024.7 重印)
ISBN 978-7-5680-6791-1

Ⅰ. ①临… Ⅱ. ①付… ②张… Ⅲ. ①病原微生物-医学检验-医学院校-教材 Ⅳ. ①R446.5

中国版本图书馆 CIP 数据核字(2021)第 010327 号

临床微生物学检验技术实验指导　　付玉荣　张玉妥　主编
Linchuang Weishengwuxue Jianyan Jishu Shiyan Zhidao

策划编辑：荣　静
责任编辑：荣　静
封面设计：原色设计
责任校对：曾　婷
责任监印：周治超
出版发行：华中科技大学出版社(中国·武汉)　电话：(027)81321913
　　　　　武汉市东湖新技术开发区华工科技园　邮编：430223
录　　排：华中科技大学惠友文印中心
印　　刷：武汉科源印刷设计有限公司
开　　本：889mm×1194mm　1/16
印　　张：11.25　插页：2
字　　数：341 千字
版　　次：2024 年 7 月第 1 版第 3 次印刷
定　　价：39.80 元

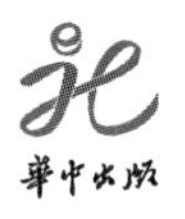

本书若有印装质量问题，请向出版社营销中心调换
全国免费服务热线：400-6679-118　竭诚为您服务
版权所有　侵权必究

普通高等学校“十四五”规划医学检验技术专业特色教材建设指导委员会

主任委员 徐克前 康熙雄

副主任委员 岳保红 龚道元 周芙玲 王小林 赵建宏 贾天军 李玉云

编　委（按姓氏笔画排序）

王小林　北京大学医学部
王俊利　右江民族医学院
权志博　陕西中医药大学
吕厚东　济宁医学院
任伟宏　河南中医药大学
伊正君　潍坊医学院
闫海润　牡丹江医学院
纪爱芳　长治医学院
李玉云　蚌埠医学院
李树平　湖南医药学院
余　蓉　成都中医药大学
张式鸿　中山大学
张红艳　河北工程大学
陈大鹏　重庆医科大学
林东红　福建医科大学
欧阳丹明　湘南学院
岳保红　郑州大学
周芙玲　武汉大学
郑文芝　海南医学院
赵建宏　河北医科大学
胡志坚　九江学院
袁忠海　吉林医药学院
贾天军　河北北方学院
徐　霞　广州医科大学
徐广贤　宁夏医科大学
徐克前　中南大学湘雅医学院
徐菲莉　新疆医科大学
高荣升　佳木斯大学
陶华林　西南医科大学
黄泽智　邵阳学院
龚道元　佛山科学技术学院
康熙雄　首都医科大学

总　序

ZONGXU

近年来，随着科学技术的进步、大量先进仪器和技术的采用，医学检验得到飞速的发展。各种新的检验技术不断涌现，对临床疾病的诊疗越来越重要，作用越来越突出，为人类疾病的诊断、治疗监测、预后判断提供大量新的实验室监测指标。据统计，临床实验室提供的医学检验信息占患者全部诊疗信息的60%以上，医学检验已成为医疗的重要组成部分，被称为临床医学中的“侦察兵”。

《国家中长期教育改革和发展规划纲要（2010—2020年）》《国家中长期人才发展规划纲要（2010—2020年）》要求全面提高高等教育水平和人才培养质量，以更好地满足我国经济社会发展和创新型国家建设的需要。根据《教育部关于进一步深化本科教学改革　全面提高教学质量的若干意见》，在教材建设过程中，教育部鼓励编写、出版适应不同类型高等学校教学需要的不同风格和特色的教材；积极推进高等学校与行业合作编写教材；鼓励编写和出版不同载体和不同形式的教材，包括纸质教材和数字化教材。2012年教育部制定的新本科专业目录中，将医学检验专业更名为医学检验技术专业，学制由五年改为四年。

为了更好地适应医学检验技术专业的教学发展和需求，体现最新的教学理念和特色，在认真、广泛调研的基础上，在医学检验技术专业教学指导委员会相关领导和专家的指导和支持下，华中科技大学出版社组织了全国40多所医药院校的200多位老师参加了本套教材的编写。本套教材由国家级重点学科的教学团队引领，副教授及以上职称的老师占80%，教龄在20年以上的老师占72%。教材编写过程中，全体参编人员进行了充分的研讨，各参编单位高度重视并大力支持教材的编写工作，各主编及参编人员付出了辛勤的劳动，确保了本套教材的编写质量。

本套教材着重突出以下特点：

（1）教材定位准确，体现最新教学理念，反映最新教学成果。紧密联系最新的教学大纲和临床实践，注重基础理论和临床实践相结合，体现高素质复合型人才培养的要求。

（2）适应新世纪医学教育模式的要求，注重学生的临床实践技能、初步科研能力和创新能力的培养。突出实用性和针对性，以临床应用为导向，同时反映相关学科的前沿知识和发展趋势。

（3）以问题为导向，导入临床案例。通过案例与提问激发学生学习的热情，以学生为中心，以利于学生主动学习。

（4）纸质与数字融合发展。全套教材采用全新编写模式，以扫描二维码形式帮助老师及学生在移动终端共享优质配套网络资源，通过使用华中科技大学出版社数字化教学资源平台将移动互联、网络增值、慕课等新的教学理念和学习方式融入教材建设中，开发多媒体教材、数字化教材等新媒体教材形式。

本套教材得到了教育部高等学校医学技术类教学指导委员会和中国医师协会检验医师分会相关领导和专家，以及各院校的大力支持与高度关注，我们衷心希望这套教材能为高等医药院校医学检验技术教学及人才培养做出应有的贡献。我们也相信这套教材在使用过程中，通过教学实践的检验和实际问题的解决，能不断得到改进、完善和提高。

普通高等学校“十四五”规划医学检验技术专业特色教材
建设指导委员会

前　言

QIANYAN

近年来，随着现代医学科学的不断进步，临床微生物学检验发展得很快，新技术、新方法不断涌现，但同时也出现了很多新问题，如耐药性细菌不断增多、医院感染越来越常见、引起临床感染的病原菌谱分布发生了较大改变等。为了适应医学检验教育发展的需要，华中科技大学出版社于2013年组织编写了全国高等医药院校医学检验专业"十二五"规划教材《临床微生物学检验实验》，此教材出版以来得到了各高校医学检验专业师生的肯定和认可。为了使教材更好地贴近和服务于临床，根据高等医药院校医学检验专业"临床微生物学检验技术"理论课的教学需要，我们将新版实验教材更名为《临床微生物学检验技术实验指导》，作为理论课配套的实验教材。本实验教材以临床问题为导向，增加了设计性实验，使之更新颖、更规范、更实用和更贴近临床。

全书共7章24个实验。根据临床微生物学检验的教学要求，遵循科学性、实用性、启发性和先进性的原则，以临床实际工作为导向，既系统、全面地介绍了微生物学检验基本技术和临床常见细菌、真菌、病毒的微生物学检验方法，又与时俱进，强化设计性实验内容和研究创新性实验内容。实验难度逐层递进，除了要求学生掌握临床微生物学检验技术的基本实验之外，更强调学生综合分析问题的能力、解决临床实际问题的能力以及创新能力的培养。为方便读者，本书在附录中列举了常见培养基、试剂、缓冲液的配制等内容。

本教材的编写工作之所以能顺利完成，是因为得到了各位编者所在单位和华中科技大学出版社的大力支持，同时也得到了临床微生物学检验界前辈们的倾心指导和热心帮助，在此一并表示衷心的感谢。

临床微生物学检验技术的发展日新月异，但限于编者学术水平和编写能力，缺点和错误在所难免，恳请广大师生和读者批评指正。

编　者

目　录

MULU

第一章　临床微生物学实验室生物安全 /1
第二章　临床细菌检验的基本技术与方法 /6
实验一　细菌分离培养技术 /6
实验二　细菌的形态学检查 /18
实验三　细菌药物敏感性实验 /23
实验四　医院感染的微生物监测 /29
第三章　临床常见细菌的培养与鉴定 /34
实验五　球菌 /34
实验六　肠杆菌科 /49
实验七　非发酵菌 /58
实验八　弧菌属和气单胞菌属 /63
实验九　需氧革兰阳性杆菌 /69
实验十　分枝杆菌属 /72
实验十一　布鲁菌属 /81
实验十二　螺旋体 /85
实验十三　支原体、衣原体及立克次体 /92
第四章　临床常见真菌的培养与鉴定 /106
实验十四　临床真菌检验的基本技术和方法 /106
实验十五　临床常见真菌的鉴定 /112
第五章　临床常见病毒的培养与鉴定 /120
实验十六　临床病毒检验的基本技术和方法 /120
第六章　设计性实验 /130
实验十七　化脓与创伤标本的微生物学检验 /131
实验十八　尿液标本的微生物学检验 /132
实验十九　粪便标本的微生物学检验 /133
实验二十　呼吸道标本的微生物学检验 /134
实验二十一　生殖道标本的微生物学检验 /136
实验二十二　组织标本的微生物学检验 /137
实验二十三　无菌体液的微生物学检验 /138
第七章　研究创新型实验 /142
实验二十四　研究创新型实验 /142
附录 /155
参考文献 /171
彩图 /172

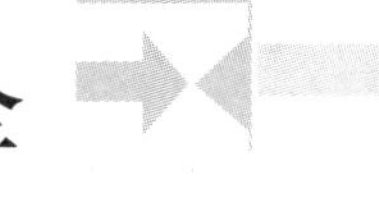

第一章　临床微生物学实验室生物安全

临床微生物学教学实验室是培养学生良好的专业素养和严格的实验室生物安全管理观念的重要场所。实验室中操作对象大多为病原微生物，具有传染性，必须防止病原微生物感染自身、污染环境或扩散传播。本章内容具体包括临床微生物学教学实验室规则、临床微生物学实验室生物安全及应急处理措施等。

一、临床微生物学教学实验室规则

学生进入临床微生物学教学实验室后，必须严格遵守以下规则。

(1) 自觉遵守课堂纪律，不迟到，不早退。如有特殊情况，必须向指导老师请假。

(2) 必须带入的书籍和文具等应放在指定的非操作区，其他个人物品不得带入实验室，以免受到污染，禁止在实验室工作区域内存放食品和饮料。

(3) 保持安静有序，不得高声喧哗、打闹嬉戏或随便走动。

(4) 禁止在实验室内饮食、抽烟、处理隐形眼镜、随意用手抚摸头及面部，不可将任何东西放入口中。

(5) 实验后消毒桌面及手部，实验时操作桌面应随时保持干净。

(6) 各种实验物品应按指定地点存放，用过的器材必须放入消毒缸内，禁止随意放于桌上或冲入水槽。非必需物品勿置于实验台上。实验结束后，需加以清理，物品应归于原位。

(7) 应熟悉实验室内所有设备的配置及正确操作方法，爱护仪器设备，严格按操作规程使用。节约使用实验材料，若不慎损坏器材，应主动报告老师进行处理。

(8) 显微镜使用后应清理干净，并清点附件是否齐备，关闭电源后再拔掉插头，并放回原来位置。发现有任何异状，应报告指导老师处理，避免任意交换和拆卸任何配件或装置。

(9) 使用酒精灯时要注意安全，切勿在点燃的情况下调整灯芯或添加酒精，禁止用酒精灯互相点燃，酒精灯不用时应立即熄灭。如遇火险，应先关掉火源，再用湿布覆盖灭火，必要时使用灭火器。

(10) 微生物学实验过程中要小心仔细，全部操作要严格按规程进行。实验过程中发生差错或意外事故时(如盛菌试管或瓶不慎打破、皮肤划伤或菌液吸入口中等意外情况)，应立即报告指导老师，及时处理，切勿隐瞒。

(11) 实验用菌要严格听从老师的指导进行操作，含菌的容器非必要时切勿任意打开。所有污染材料应按生物安全管理要求处理，不得倒于水槽内或随意带出实验室，以免造成污染。需进行温箱培养的物品，应做好标记。

(12) 严格遵守卫生值日制。值日生要最后检查实验室的物品摆放是否整齐，把实验室的卫生彻底打扫干净，用消毒液擦拭实验台及地面，仔细检查水、电、门窗是否关闭，认真填好值日生工作日志。

二、临床微生物学实验室的生物安全

临床微生物学实验室生物安全管理的根本目标是减少或避免实验室生物因子危害事件的发生，保障人员的健康和生命安全，保护环境，维护社会安全与稳定。构成临床微生物学实验室生物安全的三要素包括工作人员、硬件和软件，其中工作人员是核心要素。

(一) 实验室设计和设施设备管理

(1) 新建实验室选址应远离公共场所，实验室可共用建筑物，与建筑物其他部分可相通。

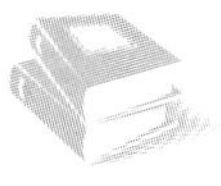

(2) 实验室应设可自动关闭的带锁的门,可开启的窗户应安装纱窗。

(3) 实验室墙壁、天花板和地面应光滑、易清洁、防渗漏并耐化学品和消毒剂的腐蚀,地面应防滑。

(4) 实验室台面应防水、耐热、耐酸碱、耐有机溶剂及消毒药品,并且易于清洁。

(5) 实验室应配备洗手池,并靠近出口处。

(6) 实验室中的设备(如实验台、生物安全柜等)应固定,设备间应保持一定空间,以便于清洁。

(7) 实验室应配备各种消毒设施,如高压蒸汽灭菌装置、化学消毒装置等。

(8) 生物安全柜要放在远离门、开放的窗户、走动比较频繁的实验区域以及其他具有潜在破坏性的设备处,以维持生物安全柜的气流参数。

(9) 实验室应配备眼睛冲洗装置。

(二) 人员防护

(1) 进入实验室应穿长及膝盖的实验服或隔离衣,严禁穿拖鞋或凉鞋等露脚趾的鞋。

(2) 实验区域禁止佩戴戒指、手镯、腕表等饰品,长发必须扎束于脑后。

(3) 限制或禁止非本实验室工作人员进入,禁止在实验区域会客。

(4) 在进行可能直接或意外接触到血液、体液以及其他具有潜在感染性的材料或感染性动物的操作时,应戴上合适的手套,手套用完后,应先消毒再摘除,随后必须洗手。

(5) 在处理完感染性实验材料和动物后,以及在离开实验室工作区域前,都必须按正规流程洗手。

(6) 为了防止眼睛或面部受到泼溅物、碰撞物或人工紫外线辐射的伤害,必须佩戴安全眼镜、面罩(面具)或其他防护设备。

(7) 严禁穿着实验室防护服离开实验室,如去餐厅、咖啡厅、办公室、图书馆、员工休息室和卫生间。

(8) 在实验室内穿过的防护服不得和日常服装放在同一柜子内。

(9) 离开实验室前,脱下实验服,反折放入专用容器内,消毒液泡手 5~10 min,然后用自来水冲洗干净。

(三) 基本操作规范

临床实验室的防护级别为 BSL-2,实验操作对象主要为临床样本(患者的血液、体液、排泄物等),还包括各种菌(毒)种、细菌鉴定的培养物,以及气溶胶等,均应视为感染性物质。对感染性物质要严格管理,避免发生实验室感染或引起传染病的传播,如感染性物质的接收、保存、领用和销毁,以及有害气溶胶的防护管理等,要严格按相关标准操作程序进行。

(1) 存在传染源时,应在实验室入口处贴上生物危险标志,同时注明致病因子名称、研究室负责人姓名及电话号码,同时在实验室内部显著位置贴上有关的生物危险信息。

(2) 实验室应保持清洁整齐,严禁摆放和实验无关的物品。

(3) 严禁用口吸移液管,应使用专用装置移液器吸取液体。

(4) 所有的技术操作要按尽量减少气溶胶和微小液滴形成的方式来进行。使用接种环刮取平板上的菌落、吸取带菌液体、制作细菌涂片、打开培养物等时,应尽量减少气溶胶或泡沫的生成;可能产生感染性气溶胶或飞溅物的实验过程,包括研磨、混合、匀浆、剧烈振荡或混匀、超声破碎、开启装有感染性物质的容器等,应在生物安全柜中进行。

(5) 无菌操作时禁止开电风扇。

(6) 感染性材料离心应使用安全的离心杯或密封的离心机转子。

(7) 制定锐利器安全操作使用程序,应限制使用皮下注射针头和注射器,除进行肠道外注射或抽取实验动物体液外,皮下注射针头和注射器不能用于替代移液管或用作其他用途。

(8) 感染性材料溢出或发生其他可能导致人员暴露于感染性物质的事故时,必须制订关于如何处理书面操作程序,并予以遵守执行。发生事故必须向实验室主管报告,实验室应保存事件或事

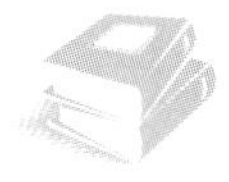
NOTE

故处理的书面报告。

(9) 所有受到污染的材料、标本和培养物在废弃或清洁再利用之前,必须使用可行的方法进行消毒灭菌,用过的吸管、滴管、试管、玻片等污染器材应放在指定地方或含有消毒液的容器内。

(10) 在进行感染性物质包装和运输时必须遵循国家和(或)国际的相关规定。

(四) 临床实验室区域消毒

临床实验室一般分清洁区、半污染区、污染区。目前实验室一般使用含氯消毒剂进行消毒。实验室不同区域的消毒需要相应的有效氯浓度。

1. 清洁区 包括办公室、盥洗室、休息室、培养基室等。每天开窗通风换气,擦拭桌面、地面。每周用 500 mg/L 有效氯消毒液擦拭。

2. 半污染区 包括缓冲间、更衣室及卫生通道等区域。这些区域可能存在致病菌污染。空气消毒常采用紫外灯照射消毒、空气净化器消毒;门窗、桌面等物体表面用 500 mg/L 有效氯消毒液擦拭;工作用鞋用 500 mg/L 有效氯消毒液擦拭,消毒 30 min;工作衣、隔离衣通常由医院洗衣房统一消毒处理。

3. 污染区 包括实验室样本收集区、处理区、培养区、鉴定药敏区和废弃物处理区等。空气消毒常采用紫外灯照射消毒、空气净化器消毒。手消毒通常用 250 mg/L 有效氯消毒液或专用洗手液消毒。门窗、桌面、贵重仪器设备等物体表面消毒需用 500 mg/L 有效氯消毒液擦拭。被样本污染的物体表面消毒用 1000 mg/L 有效氯消毒液消毒 30～60 min。被病毒和结核杆菌污染的表面要用 2000 mg/L 有效氯消毒液消毒 30 min。

(五) 临床实验室常用消毒与灭菌方法

临床实验室采用的消毒灭菌方法有物理方法和化学方法等,其中高压蒸汽灭菌法、化学消毒法、焚烧法最常用。

1. 物理方法 包括热力灭菌法、辐射杀菌法、超声波杀菌法、过滤除菌法等。其中热力灭菌法最为常用。热力灭菌法分为干热灭菌法和湿热灭菌法两类。

(1) 干热灭菌法:其杀菌机制是高温能使菌体蛋白质分子变性及细胞质浓缩,使新陈代谢发生障碍而死亡。干热灭菌法可杀死一切微生物,包括芽孢,还可以破坏热原质,主要包括焚烧法、烧灼法、干烤法、红外线法等。在处理经过或事先未经清除污染的动物尸体以及解剖组织或其他实验室废弃物时,焚烧法是一种有效的方法,但应符合有关规定,在指定地点进行,一般交由废弃物处理部门完成。

(2) 湿热灭菌法:湿热灭菌法是最常用的灭菌法。其杀菌机制是促使菌体蛋白质变性、凝固,促使细菌核酸降解,损伤细菌胞膜。特点是传热快、穿透力强,蒸汽具有潜热,灭菌效果比干热灭菌法好。湿热灭菌法主要包括高压蒸汽灭菌法、间歇蒸汽灭菌法、流通蒸汽消毒法、煮沸法、巴氏消毒法等。高压蒸汽灭菌法是对实验材料进行灭菌的最有效和最可靠的方法。对于大多数实验材料灭菌,可采用一定的温度和时间组合以确保高压蒸汽灭菌器的灭菌效果:134 ℃,3 min;126 ℃,10 min;121 ℃,15 min;115 ℃,25 min。高压蒸汽灭菌器的放气阀上应有过滤膜,其安装位置不应影响生物安全柜等安全隔离装置的气流。

2. 化学方法 许多化学药物可对病原微生物的化学组成、物理结构和生理活动产生影响,从而发挥灭菌、消毒和防腐作用。凡不适于物理消毒灭菌且耐潮湿的物品,如锐利的金属器械(刀、针等)、内镜、塑料导管、光学仪器及皮肤、黏膜、患者分泌物、排泄物、实验室空气等均可采用此法。化学消毒主要方法有浸泡法、擦拭法、熏蒸法、喷雾法、环氧乙烷气体密闭消毒法。

化学消毒剂按其作用效力分为高、中和低三类。

高效消毒剂:可杀灭细菌(繁殖体及其芽孢)以及病毒、真菌在内的一切微生物,可作为灭菌剂,包括甲醛、戊二醛、过氧乙酸、环氧乙烷、过氧化氢、有机汞化合物等。

中效消毒剂:可杀细菌芽孢以外的其他各种微生物,包括乙醇、碘、酚类、含氯消毒剂等。

低效消毒剂:可杀灭结核分枝杆菌(MTB)以外的其他细菌繁殖体、真菌和亲脂类病毒,包括新

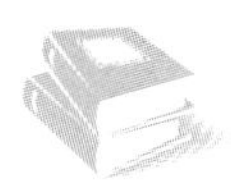

NOTE

洁尔灭、洗必泰等。

三、临床微生物学实验室应急处理措施

由于存在仪器设备设施出现意外故障或操作人员出现疏忽和错误的可能，临床微生物学实验室发生意外事件是难以避免的。每个实验室应结合本单位实际情况，建立处置意外事件的应急方案并写在实验室生物安全手册中，让所有工作人员熟知，并不断改进修订。实验室突发事件应急处理的原则为先救治、后处理，先制止、后教育，先处理、后报告，并根据相应实验室的特殊性进行应对处理，这样才能切实有效地防范突发事件的发生，降低和控制其造成的危害。下面简要介绍临床实验室容易发生的应急事故及相应的处理方法。

1. 刺伤、切割伤或擦伤 受伤人员应脱下防护服，清洗双手和受伤部位，尽可能挤出损伤处血液，除尽异物，用肥皂水和清水冲洗伤口或沾染的皮肤，如果黏膜破损，用生理盐水或清水反复冲洗。使用适当的皮肤消毒剂（如70%乙醇或0.5%碘伏等）进行伤口消毒，必要时进行医学处理。要记录受伤原因和相关的微生物，并应保留完整、适当的医疗记录。

2. 潜在感染性物质的食入 立即将口腔中食入物吐入容器中（后做消毒处理），并用大量清水漱口，根据暴露的病原微生物种类接受医生的医学处理。要报告食入材料的鉴定和事故发生的细节，并保留完整的医疗记录。

3. 眼睛溅入感染性物质 立即用洗眼器冲洗，或用生理盐水连续冲洗至少10 min，避免揉擦眼睛，然后进行相应医学处理。

4. 潜在危害性气溶胶的释放（在生物安全柜以外） 所有人员必须立即撤离相关区域，任何暴露人员都应接受医学咨询；应立即通知实验室负责人和生物安全员；为了使气溶胶排出和使较大的粒子沉降，在一定时间内（如1 h内）严禁人员入内。如果实验室没有中央通风系统，则应推迟进入实验室（如24 h）；应张贴“禁止进入”的标识，过了相应时间后，在生物安全员的指导下清除污染，穿适当的防护服和戴呼吸保护装备。

5. 容器破碎及感染性物质溢出 应立即用布或纸巾覆盖受感染性物质污染或有感染性物质溢洒的破碎物品；用1000 mg/L有效氯消毒液由外向内喷洒其上，消毒30 min；然后将布、纸巾以及破碎物品清理丢弃于黄色医疗垃圾袋中，玻璃碎片应用镊子清理；用1000 mg/L有效氯消毒液擦拭污染区域。如果用器具清理破碎物，应当对其进行高压蒸汽灭菌或放在有效的消毒液内浸泡。所有这些操作过程中都应戴手套，如手上沾染活菌应浸泡消毒，再以肥皂及清水洗净。

6. 书本、实验表格或其他打印或手写材料被污染 应将这信息复制，并将原件置于盛放污染性废弃物的容器内，高压蒸汽灭菌或焚烧处理。

7. 衣服被污染 尽快脱掉污染实验服以防止感染性物质污染皮肤及进一步扩散，然后洗手更换实验服。将已污染实验服进行高压蒸汽灭菌。清理发生污染的地方及放置污染实验服的地方。如果个人衣物被污染，应立即将污染处浸入消毒剂，并更换干净衣物或一次性衣物。

8. 未装可封闭离心桶的离心机内盛有潜在感染性物质的离心管发生破裂 如果机器正在运行时发生破裂或怀疑发生破裂，应关闭机器电源，让机器密闭30 min以使气溶胶沉积。如果机器停止后发现破裂，应立即将盖子盖上，并密闭30 min。发生上述两种情况时都应通知生物安全员。随后的所有操作都应戴结实的手套（如厚橡胶手套），必要时可在外面戴适当的一次性手套。当清理玻璃碎片时，应使用镊子，或用镊子夹着棉花进行。所有破碎的离心管、玻璃碎片、离心桶、十字轴和转子都应放在无腐蚀性的、已知对相关微生物具有杀灭活性的消毒剂内。未破损的带盖离心管应放在另一盛有消毒剂的容器中浸泡后回收。离心机内腔应用消毒剂擦拭，然后用水冲洗并干燥。清理时所使用的全部材料都应按感染性废弃物处理。

9. 在可封闭的离心桶（安全杯）内离心管发生破裂 所有密封离心桶都应在生物安全柜内装卸。如果怀疑在安全杯内发生破损，应松开安全杯盖子并将离心桶高压蒸汽灭菌。安全杯也可采用化学消毒的方法处理。

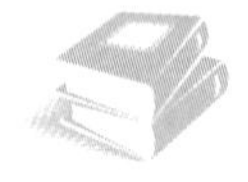

NOTE

10. 化学药品腐蚀伤 先以大量清水冲洗，若为强酸，再以 5%碳酸氢钠或 5%氨水中和之；如为强碱，则以 5%醋酸或 5%硼酸洗涤中和之。

11. 严防火灾 如发生火灾应沉着处理，切勿慌张。立即关闭电源，若是乙醇、二甲苯、乙醚等起火，切忌用水，应迅速用沾湿的布或沙土覆盖扑灭。

12. 感染的实验动物逃跑 应立即抓回，并对污染区进行处理。

13. 紧急救助、联系对象 应在实验室内显著位置张贴以下电话号码及地址：实验室、实验室主任、实验室负责人、生物安全员、消防队、医院/急救机构/医务人员、水电气的维修部门、工程技术人员、警察等。

14. 急救装备 实验室应配备以下紧急装备以备应急使用：急救箱（内有常用的和特殊的解毒剂），灭火器、灭火毯，全面罩式防毒面具，全套防护服（连体防护服、手套和头套用于涉及危险度Ⅲ级和Ⅳ级微生物的事故），房间消毒设备（如喷雾器和甲醛熏蒸器等），工具（如锤子、斧子、扳手、螺丝刀、梯子和绳子），担架，划分危险区域界限的器材和警告标识等。

（蒋红梅）

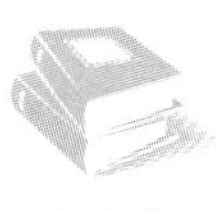

NOTE

第二章　临床细菌检验的基本技术与方法

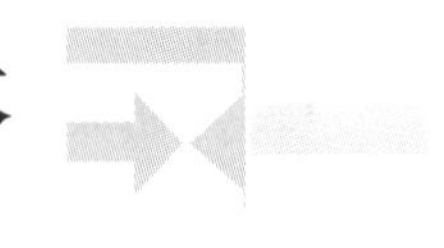

实验一　细菌分离培养技术

细菌的分离培养是临床细菌检验室的常规工作。具体包括正确处理送检标本，根据待检标本的性质、培养目的及所用培养基的种类，选用适宜的接种和分离培养方法，应用无菌操作技术进行标本的接种和分离培养，以便于细菌后期的生化鉴定及药敏实验等。其中正确的采集、运送、保存及处理细菌检验标本，对于保证临床细菌检验工作质量至关重要。为了准确检出病原菌，避免漏检及误诊，临床医护人员及实验室工作人员应掌握细菌检验标本采集、运送、保存及处理的一般原则。

一、标本采集的原则和处理

（一）标本采集的一般原则

1. 早期采集　采集标本最好在病程的早期或急性期，且最好在使用抗菌药物之前，以确保病原菌的检出率。

2. 无菌操作　采集标本时应尽量减少或避免感染部位附近皮肤或黏膜常驻菌群的污染和周围环境中外源性细菌的污染，通常要求进行严格的清洗、消毒，从窦道深部取材，以免造成病原菌与正常菌群相混淆致使临床误诊。

3. 适量标本　应取适量标本送检，标本量过少可能导致假阴性结果。有研究表明，血液标本的采血量与细菌检出率成正比，一般对于成人患者推荐的采血量为每瓶不少于 5 mL，婴幼儿患者每瓶不少于 2 mL。

4. 正确的采集方法　不同类型的标本采集方法不同，相同类型的标本若检测菌类型（厌氧菌、需氧菌或兼性厌氧菌以及 L 型菌）不同，采集方法也不同，因此一定要选用最适宜的方法进行采集。例如，预培养厌氧菌的尿液标本，应用膀胱穿刺采集法，消毒后用注射器穿刺入膀胱抽取 5～10 mL 尿液送检；若培养需氧菌或兼性厌氧菌，一般只取中段尿送检。

5. 合适的标本容器　标本应置于无菌、密闭、防渗漏容器中运送，必要时置于运送培养基中运送。如痰培养标本使用一次性无菌广口带盖容器，胸腔积液、腹腔积液使用螺旋盖试管。注意容器灭菌不能使用消毒剂处理，也不得添加防腐剂，以免降低病原菌的分离率。

（二）标本的运送原则

（1）标本采集后应立即送检，若有延迟，也应在 2 h 内送至实验室，否则会影响病原菌的检出率。一般的细菌培养标本延迟送检时，应置于 4 ℃冰箱保存，且不应超过 24 h。

（2）临床标本最佳的运送时间取决于取材的量。少量液体（小于 1 mL）或组织（小于 1 cm^3）应在 15～30 min 内送至实验室，以免蒸发、干燥及暴露于周围环境。较多量的标本置于运送培养基中可存放 12～24 h。

（3）若疑似标本中有对周围环境敏感的微生物，包括淋病奈瑟菌、脑膜炎奈瑟菌和流感嗜血杆菌（低温易死亡），应立即保温运送和处理。

（4）从一个实验室运送至另一个实验室的临床标本及感染性物质，不管距离多远，应严格注意标本的包装，且应注明注意事项。

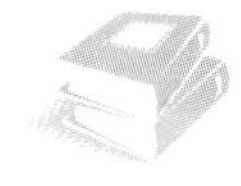

NOTE

（三）标本的接收与处理原则

送到实验室的标本若没有按要求选材、采集或运送，检验这些未受控制标本得出的结果，可能会给临床医生提供错误的信息，误导诊断和治疗。因此，实验室必须建立严格的接收或拒收标准，具体如下。

（1）当标本送至实验室时，应在申请单上注明接收时间和日期。

（2）申请单和标本标签应包括以下内容：患者姓名、年龄、性别、送检科室及床号，标本来源、采集时间和日期、送检目的、申请医生的姓名等。

（3）实验室遇到下列情况时应拒绝接收标本，并及时通知采集标本的医生或护士，说明拒收原因，同时登记备案。

①不正确的运送温度。

②不正确的运送工具。

③延长送检时间。

④标本容器上未贴标签或错贴标签。

⑤标本有泄漏。

⑥盛标本的容器被压碎或有破裂。

⑦标本有明显污染。

⑧标本量不足或已干稠。

⑨24 h 内重复送检的标本（血培养除外）。

⑩对某种实验不适合的标本（如尿液做支原体培养等）。

（4）有一些标本可能不能给临床提供有价值的信息，应拒收，同时提出建议或改进方法。

（5）对于用非损伤方法获得的不合格标本（尿、痰、咽标本），应通知临床重新送检。对于有损伤程序而获得的不合格标本（针抽吸物、体液或组织），应与主管医生或采集标本的医生协商后，再处理标本，并在报告单上注明，提示不合格标本若不能重复采样可能对结果有影响。

（6）标本与送检目的不符合时（如要求厌氧培养的标本在送检过程中接触空气），不需处理，应与送检医生联系，指出不符合的原因，并按要求重新采集标本送检。

（7）在特殊情况下，即使临床所提供标本质量不合格，也应进行处理，例如，一个疑难病症、罕见病例或传染性疾病会诊采集到的标本。但要在报告单上注明，提示不合格标本可能对结果有影响。

（8）无菌体液标本可能预示着患者有严重的或对生命有威胁的疾病，应立刻做适当的处理。

（9）实验室收到合格的标本后，应立即处置。根据标本类型、检验目的和可能存在的病原菌等信息，选择合适的培养基及培养环境。

（10）对可能混有正常菌群的标本，如尿液，应做定量细菌培养。不能精确定量或常规定量操作较困难的痰、伤口、拭子等标本，应在标本接种的同时，直接涂片进行革兰染色，以了解标本中炎性细胞和细菌的分布情况，在报告临床的同时，也可为解释培养结果提供参考依据。

（四）标本采集、运送及处理过程中的生物安全

（1）采集标本过程中需戴手套、穿工作服、戴防护口罩，必要时戴防护眼镜、穿隔离服。

（2）采集到的原始标本应采用防漏可密封的无菌管或杯盛放，外加防漏可密封的塑料袋，并在其上注明标本的相关信息。将标本放于专用标本运输箱（见图 1-1 及文后彩图）中运送。在密封袋及运送箱的显著位置应印有生物危险警告标识（见图 1-2 及文后彩图）。

（3）用带针头的注射器采集的标本应移至无菌管内或用保护性装置套住针头，再置于密封、防漏的塑料袋内送检。

（4）不要将泄漏的标本送到实验室或随意处理，通知医护人员如继续此实验可能出现的问题，并要求重新送检标本；如果重新送了标本，旧的泄漏的标本高压蒸汽灭菌后弃去，若不能重新送检标本，使用原来标本进行检验，则必须在生物安全柜内操作。

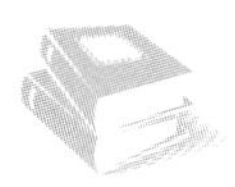
NOTE

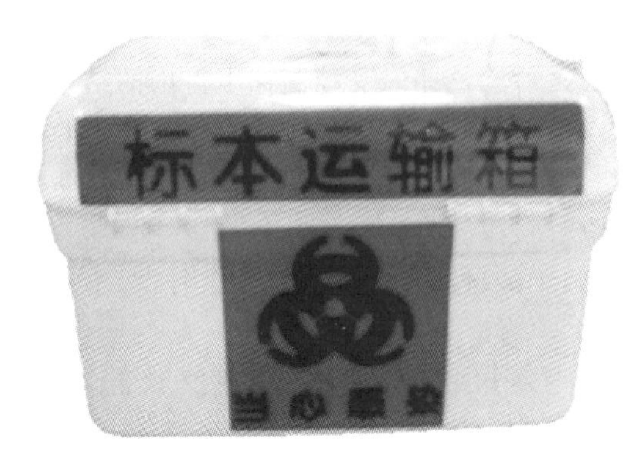

图 1-1 标本运输箱

图 1-2 生物危险警告标识

二、常用培养基的制备

(一) 实验目的要求

(1) 掌握培养基的概念和分类。

(2) 掌握常用培养基制备的一般程序。

(3) 熟悉常用培养基的制备技术和用途。

(二) 实验原理

1. 培养基的概念 培养基(culture medium)是根据细菌营养类型,按照一定目的、一定比例人工配制的供细菌生长繁殖的营养基质。培养基主要用于细菌的分离培养、生化鉴定、药敏实验和保存菌种等。

2. 培养基的分类 按物理性状不同,培养基可分为固体培养基、半固体培养基和液体培养基。按使用目的或功能不同,培养基可细分为基础培养基、营养培养基、选择培养基、鉴别培养基、特殊培养基、增菌培养基、运送培养基、保存培养基等。

(三) 器材与试剂

1. 试剂 普通营养琼脂干粉、脱纤维羊血、半固体培养基干粉、SS 培养基干粉、克氏双糖铁培养基干粉、麦康凯(MAC)培养基成分(蛋白胨、氯化钠、胆盐、乳糖、5 g/L 中性红溶液、琼脂粉)、1 mol/L NaOH 溶液、蒸馏水。

2. 器材 小型药物天平、药匙、称量纸、三角烧瓶、量筒、吸管、精密 pH 试纸、试管、硅胶塞、牛皮纸(或报纸)、棉线、玻璃棒、耐高压玻璃纸、无菌平皿、高压蒸汽灭菌器、沸水浴锅(或流动蒸汽灭菌器、微波炉、电炉)、生物安全柜等。

(四) 步骤与方法

1. 培养基制备的一般程序及方法

1) 称量 根据培养基配方或培养基干粉制剂用法,准确计算、称量各组分或干粉制剂,装于三角烧瓶中,加入定量蒸馏水充分混合。

2) 溶解 将盛有混合物的三角烧瓶置于沸水浴锅(或流动蒸汽灭菌器、微波炉、电炉)中加热,使混合物溶解,呈半透明状。

3) 校正 pH 常用精密 pH 试纸(5.5~9.0)测定。若偏酸,常逐滴加入 1 mol/L NaOH 溶液校正 pH;若偏碱,常逐滴加入 1 mol/L HCl 溶液校正 pH。若培养基用混合干粉成品配制,则一般无须校正 pH(注意高压蒸汽灭菌后,培养基 pH 会下降 0.1~0.2,因此调定 pH 时要高出0.1~0.2)。

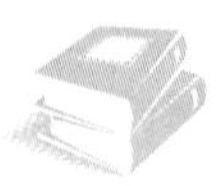
NOTE

4) 分装 根据不同形式的培养基选择不同的分装方法。

(1) 液体培养基和半固体培养基:灭菌前分装于洁净试管中,分装到距试管底部 1/4~1/3 处,加塞，5～10 支试管用牛皮纸或报纸盖帽、棉线扎捆，标示培养基名称、日期，灭菌后直立放置。

(2) 固体斜面培养基：灭菌前分装于洁净试管中，分装到距试管底部 1/3～1/2 处，加塞、扎捆、标示。灭菌后趁热摆成斜面，斜面长度为试管长度的 2/3，并保持斜面上端距离试管塞 1 cm 以上，斜面下端距离试管底部 1 cm 以上。

(3) 琼脂高层培养基：灭菌前分装于洁净试管中，分装到距试管底部 2/3 处，加塞、扎捆、标示。灭菌后直立放置。

(4) 固体平板培养基：将培养基分装于三角烧瓶(要低于三角烧瓶最大容量)，先用耐高压玻璃纸或棉塞封口，再用牛皮纸盖帽、棉线扎口。灭菌后将培养基冷却至 60 ℃左右，最好在生物安全柜或无菌操作台等无菌环境中倾倒于无菌平皿(内径为 9 cm 的平皿倾倒 15～20 mL 培养基)，使培养基均匀平铺于皿底。待培养基凝固后将平皿倒置，以免水蒸气积聚于盖内，并在皿底标示。

5) 灭菌 根据培养基配方选择灭菌方法和条件。

(1) 培养基中若含有不耐热成分，常采用过滤除菌法，常用过滤器孔径为 0.22 μm 和 0.45 μm。

(2) 无不耐热成分培养基通常采用高压蒸汽灭菌法，根据配方选择温度、压力和时间，灭菌后尽快取出，不可放置过久。一般灭菌条件为 103.43 kPa(121.3 ℃)15～20 min；若含糖培养基要降低到 68.95 kPa(115.6 ℃)10～15 min，以免破坏糖类物质。

6) 质量检验 培养基需在性状检查、无菌检验和效能检验均合格后方可使用。

(1) 性状检查：液体培养基外观应清澈透明；半固体培养基应质地均匀、半透明，呈半固态；固体斜面培养基应质地均匀，凝固后斜面稳定、不下滑；平板培养基应质地均匀，表面光滑、平整，薄厚适宜。

(2) 无菌检验：将培养基置于 35 ℃恒温箱培养 24 h，以无菌生长为合格。

(3) 效能检验：将标准菌株接种于待检培养基中，经培养后，以标准菌株的生长现象、生化反应与预期结果相符者为合格。

7) 保存 一般培养基置于 4～8 ℃冰箱保存备用。大多数平板培养基密封倒置可保存 1～3 个月。除必须新鲜配制或保存时间有限的培养基外，试管培养基可保存 3～4 个月，甚至半年。

2. 常用培养基的制备

(1) 营养肉汤培养基：用量筒准确量取所需蒸馏水，先倒入三角烧瓶一部分，随后按照营养肉汤成分配方或干粉制剂说明书准确计算、称量所需粉剂，置于已经盛有部分蒸馏水的三角烧瓶中，最后将量筒内剩余蒸馏水全部倒入三角烧瓶，充分混匀、加热溶解后，用 1 mol/L NaOH 溶液校正 pH 至 7.5～7.6(高压后可降到培养基要求的 pH 7.4)，分装于试管中，加塞、扎捆、标示后在 121 ℃下高压蒸汽灭菌 20 min。取出后直立放置，待冷却后置于 4 ℃冰箱保存备用。可用于细菌的增菌培养。

(2) 营养琼脂培养基：用量筒准确量取所需蒸馏水，先倒入三角烧瓶一部分，之后按照营养琼脂成分配方或干粉制剂说明书用法准确计算、称量所需粉剂，置于已经盛有部分蒸馏水的三角烧瓶中，最后将量筒内剩余蒸馏水全部倒入三角烧瓶，充分混匀、加热煮沸溶解后呈半透明状，校正 pH 至 7.2～7.4。若制成固体斜面，先分装于试管中，加塞、扎捆、标示后高压蒸汽灭菌 121 ℃ 20 min，高压后趁热摆成斜面，凝固后置于 4 ℃冰箱保存备用；若制成固体平板，先装于三角烧瓶混匀，在 121 ℃下高压蒸汽灭菌 20 min，灭菌后置于无菌环境倾注平板，凝固后标示、倒置于 4 ℃冰箱保存备用。可用于一般细菌的分离培养。

(3) 半固体营养琼脂培养基：具体做法同肉汤培养基。可用于观察细菌的动力和保存菌种。

(4) 血琼脂平板：将灭菌后的营养琼脂冷却到 50 ℃左右，以无菌操作加入 10%的无菌脱纤维羊血(或兔血)，立即混匀，避免产生气泡，然后以无菌操作分装于无菌试管或平皿，制成血琼脂斜面或血琼脂平板。血琼脂斜面可用于保存营养要求高的细菌；血琼脂平板可用于分离培养细菌和检测其溶血性。

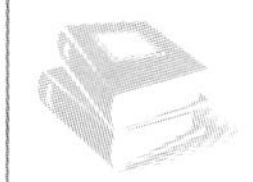
NOTE

(5) 巧克力琼脂平板:基于血琼脂平板制备基础之上,特点在于灭菌后的营养琼脂冷却到 70～80 ℃时加入无菌脱纤维血液,且在 80 ℃水浴中摇匀 15～20 min,使血液的色泽由鲜红转变为巧克力色,然后冷却至 50 ℃左右,无菌操作倾注平板即制成巧克力琼脂平板。可用于分离培养奈瑟菌属、流感嗜血杆菌属等对营养要求较高的细菌。

(6) 麦康凯(MAC)琼脂平板:按照配方基本成分自行配制时,先将除乳糖、中性红之外的其他成分混合加热溶解,调 pH 至 7.2 之后,再加入乳糖、中性红,混匀后在 115 ℃下高压蒸汽灭菌 15 min,高压后冷却至 50 ℃左右,以无菌操作倒入平板,凝固后标记、倒置于 4 ℃保存,主要用于肠杆菌科细菌的分离培养与鉴定。

3. 培养基制备注意事项

(1) 要防止加热溶解时培养基黏在瓶底烧结,可先在三角烧瓶中加入量好的部分蒸馏水,再加入称量好的固体成分,最后将量筒内剩余的蒸馏水全部倒入三角烧瓶。

(2) 制备培养基最好用玻璃器皿(三角烧瓶或烧杯)。若制备大量培养基时可用铝锅或搪瓷桶,但不能用铁、铜器皿,因为铁离子进入培养基,达到一定浓度会抑制细菌生长,而铜离子会抑制细菌毒素产生。

(3) 在按照配方自行配制培养基时,若培养基中有染料、胆盐和指示剂等成分,应在校正 pH 后加入。

(4) 倒入平板时,一定要无菌操作,最好在无菌环境(生物安全柜、无菌操作台)中进行,若无无菌设备,倒入时平皿开口越小越好,能倒入培养基即可,以防止空气中细菌、真菌等污染培养基。

(5) 倒入平板时,灭菌后的培养基要冷却至 60 ℃左右再倒入平板。若温度过高,平板内壁会出现很多冷凝水,不适合平板长期保存;若温度过低,则培养基在未倒入前就会出现凝块,倒入凝固后培养基表面会凹凸不平,无法使用。

三、接种技术

(一) 实验目的要求

(1) 掌握细菌在不同培养基上的接种技术。

(2) 掌握细菌接种工具的构造和使用。

(3) 掌握细菌接种时的无菌操作技术。

(二) 器材与试剂

1. 菌种 大肠埃希菌、铜绿假单胞菌。

2. 培养基 液体培养基(营养肉汤)、半固体培养基、固体斜面培养基(营养琼脂斜面、克氏双糖铁琼脂斜面)、固体琼脂平板(营养琼脂、血琼脂、MAC 琼脂、伊红美蓝(EMB)琼脂平板)。

3. 器材 接种环、接种针、无菌 L 形棒、酒精灯、1 mL 刻度吸管和吸耳球等。

(三) 步骤与方法

1. 接种工具

(1) 接种针和接种环:由绝缘柄、金属柄、螺口和接种丝组成(图 1-3)。其中接种丝应具备硬度适宜、易传热、散热、不易生锈、经久耐用等性能,白金丝是最佳选择,但因其昂贵,通常用 300～500 W电热(镍)丝代替。将接种丝末端圈成内径为 2～4 mm 环状时则为接种环,若拉直呈长度为 5～8 cm针状时为接种针。螺口用来安装固定接种丝。使用时手执绝缘柄。接种环(针)在使用

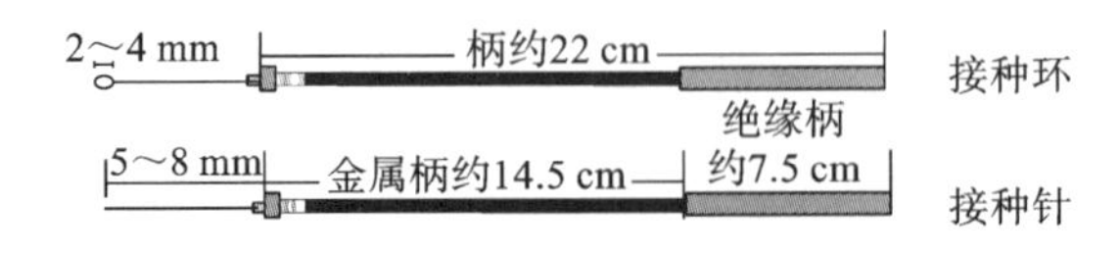

图 1-3 接种环和接种丝的构造

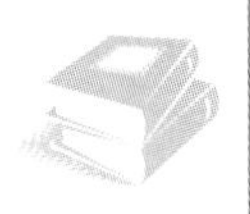

前后必须用酒精灯或无明火的红外线灭菌器灼烧灭菌，未取菌的接种环（针）直接在酒精灯外焰灼烧灭菌，取过菌的先在内焰灼烧，后转入外焰灼烧灭菌。接种针主要用于穿刺接种法；接种环主要用于液体和固体培养基接种等，也可用标准接种环制备一定浓度的菌悬液或定量接种活菌计数。

（2）L 形玻璃棒：将直径为 2～3 mm 的玻璃棒一端弯成 L 形即成。L 形玻璃棒在使用前必须灭菌，可用纸包扎高压蒸汽灭菌或临用前蘸取酒精在酒精灯外焰灼烧灭菌。L 形玻璃棒主要用于涂布接种法。

2. 接种环境 为了防止接种过程中标本中的细菌污染环境、感染工作人员以及环境中的细菌污染培养基，特别是传染性较强的病原菌，应在无菌环境内接种，目前常用的无菌环境有生物安全柜、超净工作台或无菌室等。

3. 无菌操作技术 指防止一切微生物侵入机体和保持无菌物品及无菌区域不被污染的操作技术。细菌的接种及分离要切实执行无菌操作技术。

（1）临床细菌学检验的每一项技术操作，均应在无菌环境下进行，即在无菌室、生物安全柜、安全罩或超净工作台内进行，或在酒精灯或煤气灯火焰旁进行。注意在生物安全柜内操作不能有明火存在，需用红外线灭菌器来灼烧灭菌接种环或接种针。

（2）从培养试管中取培养物或移种于另一培养管时，在拔出试管塞或合上试管塞前，均应将试管口塞交界处在酒精灯外焰上通过 2～3 次，以杀灭可能污染的或从空气中落入管口的污染菌。在开启试管塞时，应用无名指、小指和手掌夹住塞子，不得任意放置；操作时应保持试管口接近火焰；完毕后将试管口及塞子在酒精灯外焰上通过 2～3 次后，将塞子塞回试管口。

（3）操作过程中，若不慎发生无菌吸管、滴管下部触及未消毒的手或物品时，应弃去，不得使用。

4. 接种及分离方法 一般根据待检标本性质、培养目的及所用培养基的种类，选用不同的接种分离方法，具体包括平板划线分离法、穿刺接种法、斜面接种法、液体接种法、涂布接种法、倾注平板法、自动接种法。

1）平板划线分离法 该法是细菌分离培养的基本技术，通过平板划线分离，可使标本中混合或混杂的细菌沿划线在平板表面分离，得到分散的单个菌落，以便于观察细菌菌落形态及特征，同时获得纯的菌种，以便进一步鉴定。

平板划线分离法的前提是能够正确手持平板、无菌操作和平稳划线，具体操作为：右手持接种环先烧灼灭菌，待冷却后挑取标本或培养菌；左手手心向下持平板，平板底置于掌心，五指控制平板盖边缘，接种时向外翻转手掌，平板应置于酒精灯前上方（通常指酒精灯外焰直径 10 cm 范围内为无菌区），用拇指内侧、小指和无名指固定平板底，用拇指、食指和中指将平板盖稍微提高，并使平板盖与桌面平行，平板底与桌面成 30°～45°角，方可应用各种划线分离法开始划线，划线时平板开口接近火焰，划完立即合上平板，并标示接种标本号、日期和接种者，倒置于恒温箱培养后观察结果。

平板划线分离法常用的有连续划线分离法、分区划线分离法和棋盘划线分离法。

（1）连续划线分离法：用于接种含菌量较少的标本或纯培养菌。接种时用灭菌接种环挑取接种物，直接伸入平板底部，轻轻密集划线平板的 1/5 区域，随后做大幅度的 Z 字形（似蛇形）连续划线，直至划完整个平板（图 1-4）。

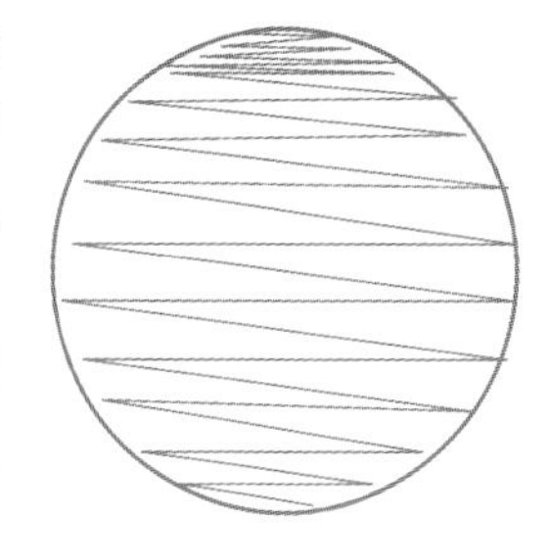
图 1-4 连续划线分离法

（2）分区划线分离法：该法用于接种含菌量较多的标本（如粪便、脓液、痰液等或混合细菌）的分离培养。其方法是将一个平板分成3～5 个区域，用灭菌接种环挑取标本后，先在 1 区密集连续划线，再在 2、3、4、5 区域依次划线。每划完一个区域，应将接种环灼烧一次，冷却后再划下一区域。每一区域的划线仅接触上一区域的划线交接处 3～5 次，使菌量逐渐减少，以便获取单个菌落

(图 1-5)。

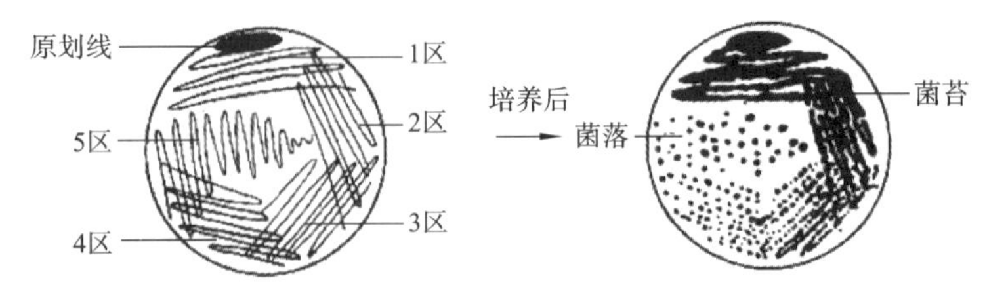

图 1-5　分区划线分离法(分 5 区)

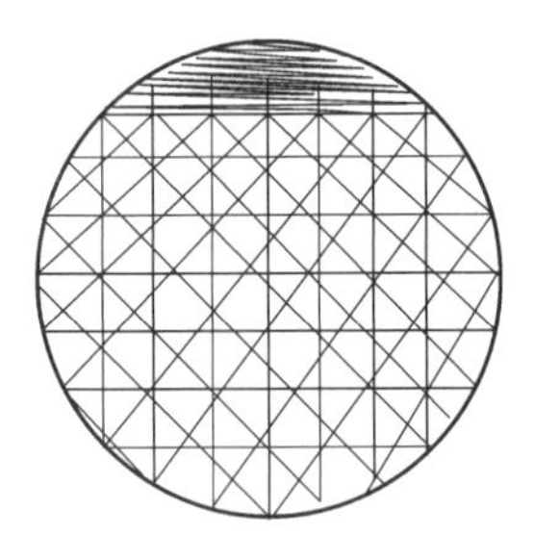

图 1-6　棋盘划线分离法

(3) 棋盘划线分离法：该法主要用于含菌量较多的标本，但由于操作复杂，较少用。将用灭菌接种环挑取的标本先密集划线于平板上 1/5 处，随后平行划线 6～8 条，灭菌接种环，冷却后，再做垂直划线 6～8 条，使之成正方格。同法再交叉划两排斜线，似呈棋盘形(图 1-6)。

2) 穿刺接种法　该法主要用于半固体培养基的接种，适用于保存菌种、厌氧培养和观察细菌的动力等。方法是用接种针挑取少许细菌，垂直刺入培养基的中心直达试管底部，但不能完全刺到管底，距离管底至少0.5 cm(一般刺入培养基高度的 1/2～2/3 即可)，再沿穿刺线原路退出(图1-7)。

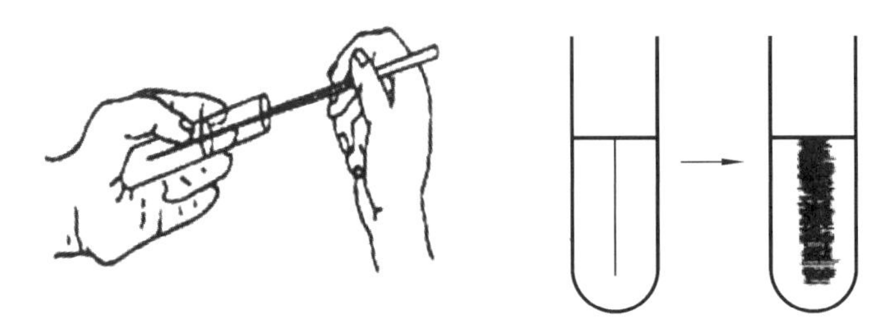

图 1-7　穿刺接种法

3) 斜面接种法　因有两种不同用途的斜面培养基，所以接种方法有所不同。一种是用于菌株的移种，以获取纯种进行鉴定和保存菌种，也可用于菌种的传代，常用(血)营养琼脂斜面培养基，方法是用接种环挑取单个菌落，自斜面底端向上划一条直线，然后直接返回底部向上做 Z 字形(似蛇形)连续划线接种(图 1-8)；另一种是用于生化鉴定的斜面培养基，如克氏双糖铁、三糖铁等斜面培养基，方法是用接种针挑取少许细菌，先以穿刺法刺入培养基，再直接返到斜面底端向上做 Z 字形(似蛇形)连续划线接种(图 1-9)。

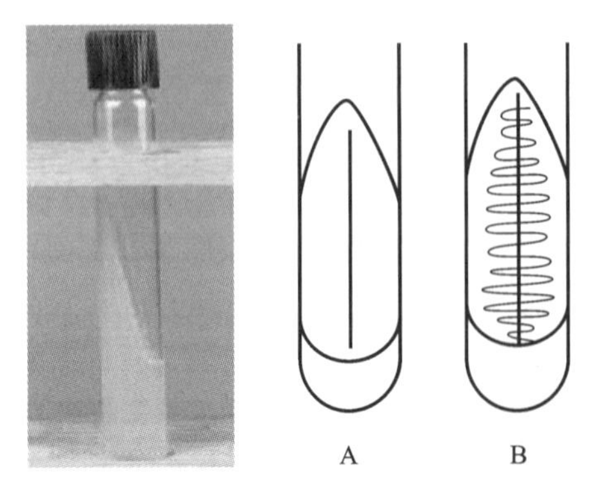

图 1-8　斜面接种法(保存菌种)

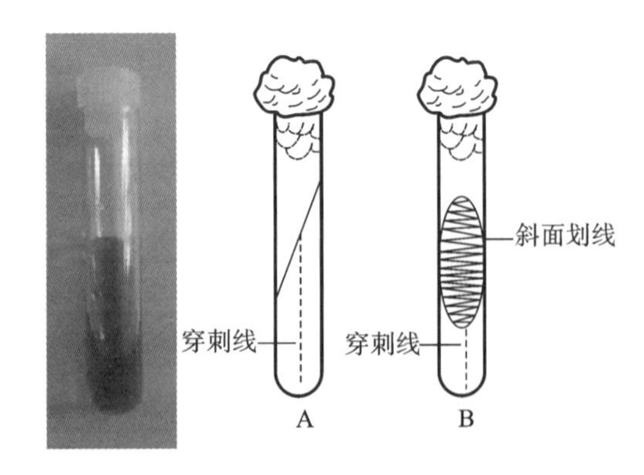

图 1-9　斜面接种法(鉴定细菌)

4) 液体接种法　该法主要用于肉汤、蛋白胨水、糖发酵管等液体培养基的接种。方法是接种时将试管倾斜 30°～45°角，用接种环挑取标本或培养物在试管内壁与倾斜下液面交接处反复研磨，使细菌混合液扩散于培养基中，试管直立培养时接种处位于培养基中部，细菌可辐射状扩散到上、中、下三层培养基中生长繁殖(图 1-10)。

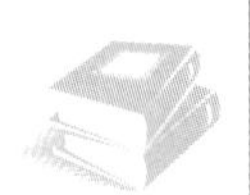

NOTE

5）涂布接种法　该法可用于标本中细菌计数和药敏实验涂布待检菌，具体操作方法不同。

（1）用于细菌计数：用无菌L形玻璃棒（需预先用无菌吸管取一定稀释度的标本液0.1 mL加于平板表面）或用棉签蘸取一定浓度的菌液在平板上反复涂抹，使接种菌液均匀分布于琼脂表面，经培养后即可观察（图1-11）。

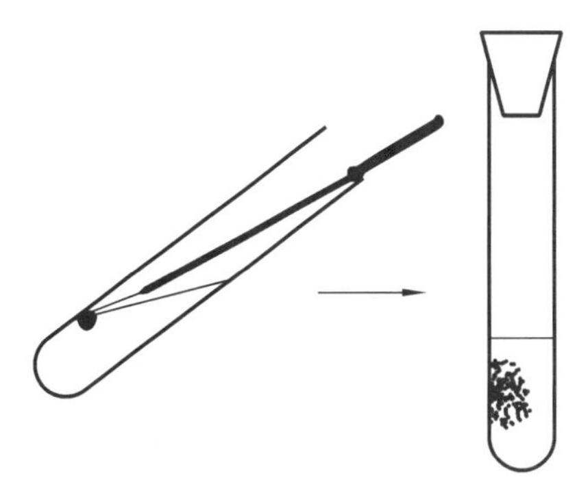

图1-10　液体接种法

图1-11　涂布接种法（细菌计数）

（2）用于药敏实验涂布待检菌：用无菌棉拭子蘸取已配制的标准菌液，在平板上划十字形后，向三个方向（每次旋转60°）依次做密而不重的Z字形划线，最后沿平板边缘划线1～2周，此法也称厚涂法。

6）倾注平板法　该法主要用于牛乳、饮水、尿液以及院内感染监测等标本的细菌计数。方法为先将标本适当稀释后，取1 mL或0.1 mL，置于无菌平皿内，倾入已灭菌并冷却至50 ℃左右的适合培养基15 mL，混匀，待凝固后，倒置平板，于35～37 ℃培养24～48 h后，计数培养基内菌落数，乘以稀释倍数，即可计算出被检物中的细菌数。

7）自动接种法　全自动接种仪采用环保设计，整个过程实现自动化操作。在电脑程序的控制下，根据不同标本自动选择相应的琼脂平板进行自动接种。与人工接种方法比较，操作过程更安全且标准化，适合大标本量的操作（见图1-12及文后彩图）。

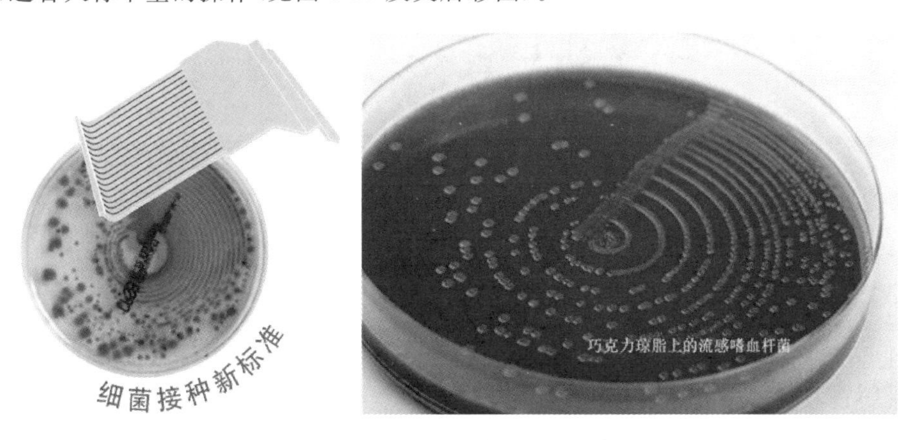

图1-12　全自动接种仪及接种效果

四、细菌培养及其生长现象观察

（一）实验目的要求

（1）掌握细菌需氧培养方法和二氧化碳培养方法。

（2）掌握细菌在各种培养基上的生长现象。

（3）熟悉微需氧和厌氧培养方法。

（二）器材、试剂和气体

1. 器材　恒温培养箱、二氧化碳培养箱、磨口玻璃干燥器、厌氧袋、厌氧罐、真空泵、厌氧培养

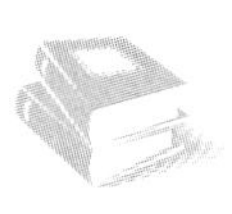
NOTE

箱等。

2. 试剂 各种培养基、碳酸氢钠、浓盐酸、钯粒、美蓝(亚甲蓝)等。

3. 气体 N_2、CO_2、H_2。

(三) 步骤和方法

1. 细菌培养方法 根据临床初步诊断及待检细菌的种类,可选用不同环境条件(气体、温度等)进行培养。常用的有需氧培养法、CO_2培养法、微需氧培养法和厌氧培养法。为了提高临床标本病原菌的检出率,同一标本常同时采用两种或三种不同的方法培养。

1) 需氧培养法 本法是细菌检验室最常用的常规培养方法,是指需氧菌或兼性厌氧菌在普通大气环境下的培养方法,又称为普通培养法。将已接种好的各种培养基置于35～37 ℃恒温培养箱内培养18～24 h,多数细菌可见生长现象;但少数生长缓慢的细菌,需培养3～7天,甚至1个月才能出现生长现象。因此培养生长缓慢的细菌时,为了防止培养基干裂,应接种于试管培养基,并用无菌液体石蜡或凡士林封住试管外口塞接合处。另外,要根据细菌种类不同及用途,调整适当的培养温度。如鼠疫耶尔森菌的最适生长温度为25～28 ℃,李斯特菌在4 ℃也能生长,铜绿假单胞菌在42 ℃仍可生长,可用于鉴定这些细菌。注意一般在培养箱内置一杯蒸馏水,使培养箱内保持一定湿度,有利于细菌生长繁殖。

2) CO_2培养法 有些细菌(如脑膜炎奈瑟菌、肺炎链球菌、嗜血杆菌等)初次分离培养时需提供5%～10% CO_2气体环境才能生长,可采用下列方法供给一定浓度的CO_2。

(1) CO_2培养箱法:是目前细菌检验室最常用的方法,通过CO_2培养箱自动调节CO_2气瓶中CO_2进入培养箱的量,并能自动控制湿度和温度,设定好CO_2浓度和温度即可使用,培养物置于培养箱中,即可获得CO_2培养环境(见图1-13及文后彩图)。

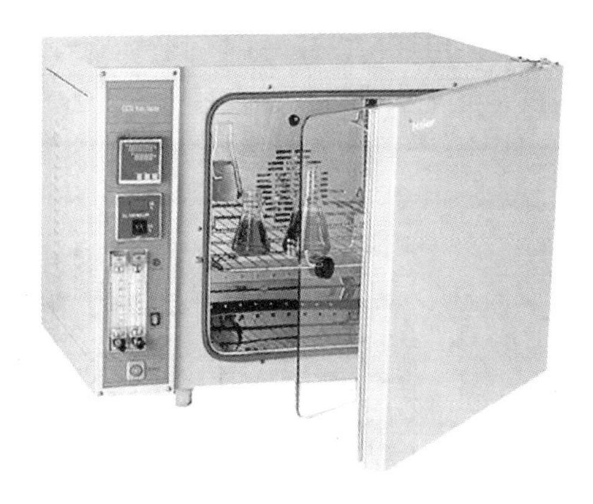

图1-13 CO_2**培养箱**

(2) 烛缸法:将已接种好细菌的培养基放入容量为2000 mL的磨口标本缸或干燥器内,为了隔绝空气,在缸盖口及缸口涂上凡士林,在缸内放置一段点燃的蜡烛,应稍高于培养物,不可靠近缸壁,加盖密闭,再用凡士林彻底密封外缘盖口(图1-14)。缸内燃烛于0.5～1 min后因缺氧自行熄灭,此时缸内CO_2含量为5%～10%,将烛缸置于35～37 ℃恒温箱中培养。

(3) 化学法:常用碳酸氢钠-盐酸法。按每升容积加入碳酸氢钠0.4 g和浓盐酸0.35 mL的比例,分别将两种试剂置于同一器皿内(如平皿),但不能使二者混合,连同已接种好标本的培养基一起置于磨口玻璃缸或干燥器内,同样缸盖口和缸口涂上凡士林,盖紧缸盖后倾斜容器,使浓盐酸与碳酸氢钠接触,生成CO_2以满足某些细菌培养所需(图1-14)。将玻璃缸置于35～37 ℃恒温箱培养箱中培养。

(4) 气袋法:选用无毒透明的塑料培养袋,将接种好标本的平板放入袋内,尽量去除袋内空气后将袋口密封。折断袋内已置的CO_2产气管使其产生CO_2,数分钟内即可获得需要的CO_2培养环境。将气袋置于35～37 ℃恒温培养箱培养。

3) 微需氧培养法 微需氧菌(如弯曲菌、幽门螺杆菌)在大气中及绝对无氧环境中均不能生

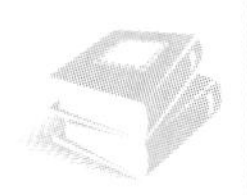

NOTE

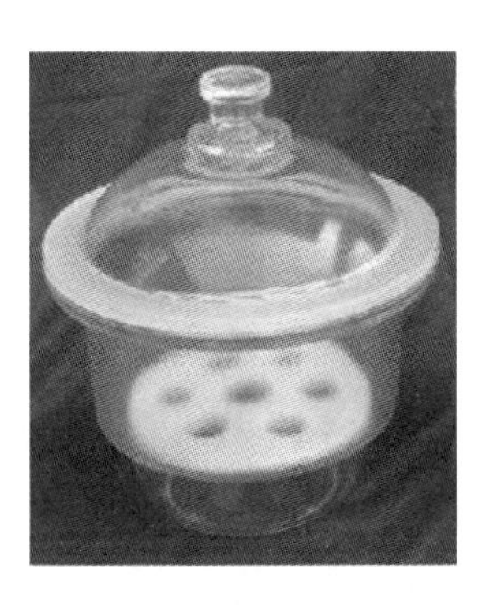

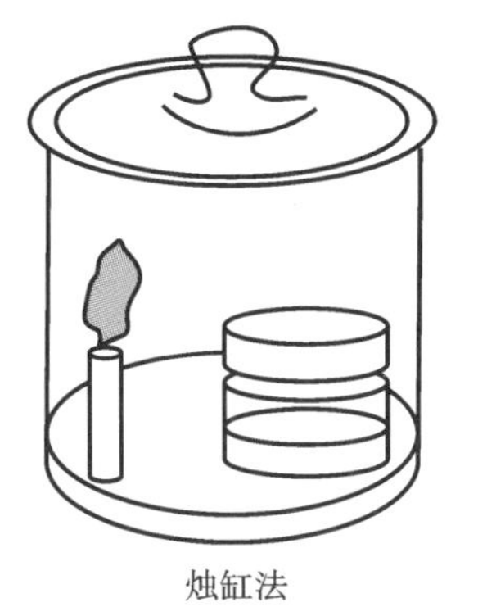

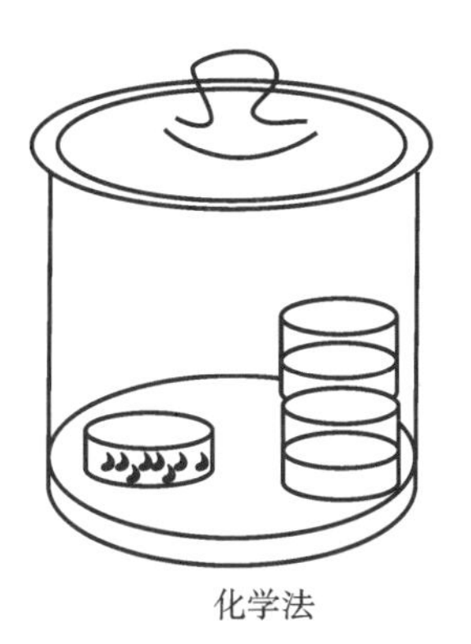

烛缸法　　化学法

图 1-14　烛缸法和化学法

长，在含有 5% O_2、10% CO_2和 85% N_2的气体环境中才可生长，将标本接种到培养基上，置于上述气体环境中，35～37 ℃进行培养即为微需氧培养法(有气罐法和气袋法)。

4) 厌氧培养法　培养厌氧菌时，须除去培养环境或培养基中的 O_2，或使用还原氧化型物质，以降低其氧化还原电势，厌氧菌才能生长。常用的厌氧培养法有以下几种。

(1) 庖肉培养基法：庖肉培养基中的肉渣含有不饱和脂肪酸及硫基等还原性物质，能吸收培养基中的 O_2和使氧化还原电势下降，同时在液面覆盖一层无菌凡士林或液体石蜡，以隔离空气中的 O_2继续进入培养基，形成良好的厌氧条件，并可借凡士林上移与否，指示该菌是否产气。方法是将庖肉培养基在水浴液中煮沸 10 min，冷却，接种厌氧菌于庖肉培养基内。于培养基液面上加灭菌的液体石蜡或溶化的凡士林 1～2 mL 隔绝空气。37 ℃培养 24～48 h，观察厌氧菌生长情况。观察细菌产气时应该用凡士林进行封盖。

(2) 厌氧袋法：厌氧袋是一种特制不透气的塑料袋(见图 1-15 及文后彩图)，袋中放有气体发生小管、催化剂小管(内放钯粒)和厌氧环境指示剂(美蓝)。将接种好的平板放入袋中，排出袋中气体，卷叠好袋口，用弹簧夹夹紧，然后折断气体发生小管中安瓿，使发生反应产生 CO_2和 H_2等。在催化剂钯粒的作用下，H_2与袋中剩余 O_2反应生成 H_2O，使袋内环境达到无氧。约半小时后，再折断含美蓝液安瓿管(美蓝在无氧环境中无色，在有氧环境中变成蓝色)，如指示剂不变蓝，表示袋内已成无氧环境，此时即可放于 35～37 ℃恒温箱培养 24～48 h 后，观察厌氧菌生长情况。

(3) 厌氧盒法：用透明硬塑料制成密闭的厌氧培养盒(见图 1-16 及文后彩图)，原理和方法同厌氧袋法。

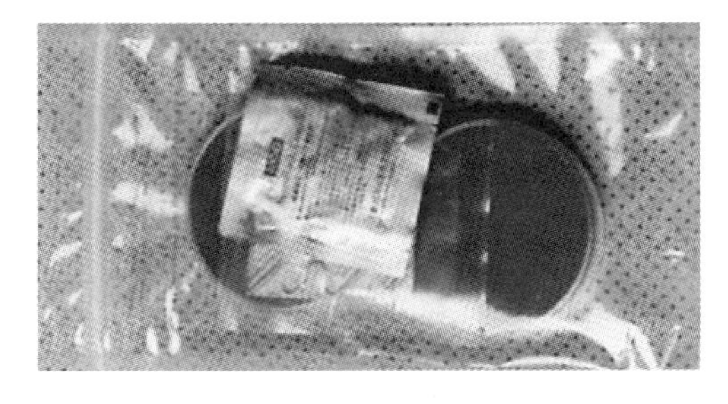

图 1-15　厌氧袋法

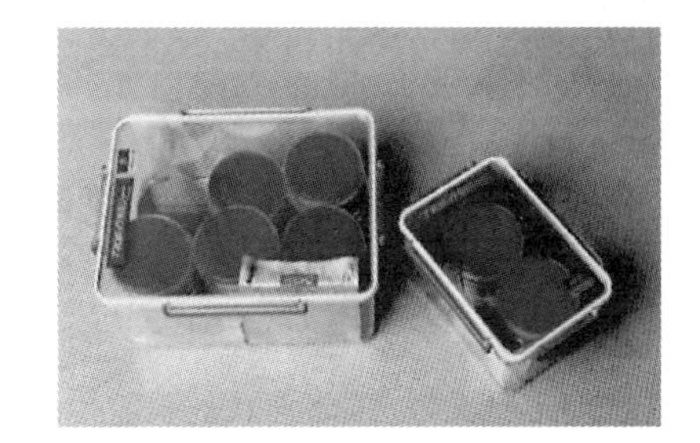

图 1-16　厌氧盒法

(4) 厌氧罐法：将接种标本的琼脂平板或试管置于带有活塞的密封缸内(见图 1-17 及文后彩图)。缸内同时放有冷触媒钯粒 10～20 粒、已煮沸去氧的美蓝指示剂 1 管。用真空泵通过活塞抽去缸内的空气，充入 N_2，反复 2～3 次，再充入 85% N_2、10% CO_2和 5% H_2的混合气体。置密封缸于 37 ℃培养 24～48 h 后，观察厌氧菌生长情况。

(5) 厌氧培养箱法：将厌氧培养的平板或试管置于厌氧培养箱内进行培养的方法。厌氧培养箱主要是利用密封、抽气、换气或化学等方法去除氧以形成厌氧环境，以利于厌氧菌的生长繁殖。厌氧培养箱首先必须外接含厌氧气体的气瓶，装有真空表、真空泵气阀、温度控制器、总电源指示

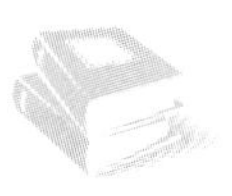

NOTE

灯、培养罐气阀。箱内装有远红外线加热器、需氧培养槽以及整个培养罐体。

(6) 厌氧手套箱法:此法分离厌氧菌效果最佳。用透明硬塑料制成密闭的厌氧手套箱,外接厌氧气瓶,箱内用抽气换气法保持厌氧状态。整个培养过程包括培养基制作、标本接种、培养、观察结果等,均通过箱上安装的橡皮手套在箱内操作和处理,使培养物始终处于无氧环境中,不与空气接触(见图 1-18 及文后彩图)。

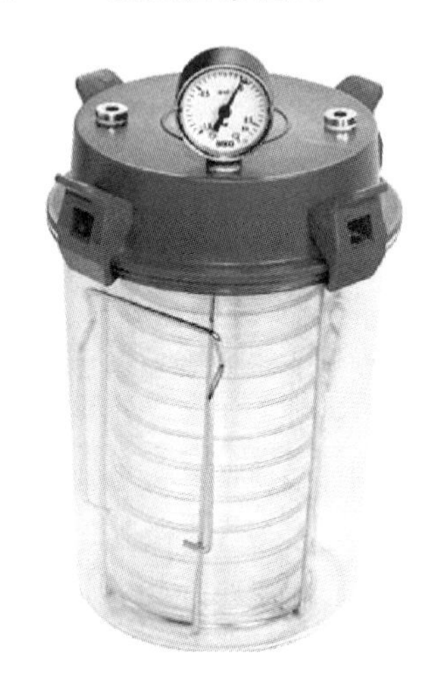

图 1-17　厌氧罐法

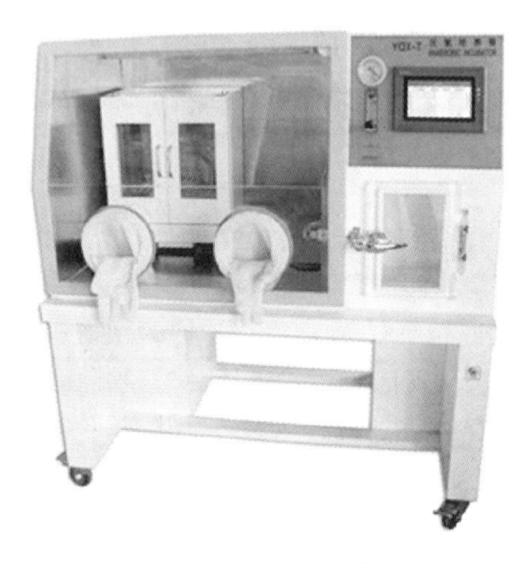

图 1-18　厌氧手套箱法

2. 细菌生长现象的观察　根据培养基物理性状的不同,细菌在固体培养基、半固体培养基和液体培养基上的生长现象也不同。

1) 固体培养基　细菌在固体培养基上生长的是菌落和菌苔,主要通过观察菌落特征来初步鉴别细菌。将标本或培养物划线接种于固体培养基表面,经适宜环境培养后,单个细菌分裂繁殖,形成一个肉眼可见的细菌集团,称为菌落(colony)。多个菌落堆积或连在一起形成线状或片状的更大细菌集团,称为菌苔(lawn)。不同细菌形成的菌落特征也不尽相同,表现在菌落形态、大小、溶血性、产生色素和气味等方面,依此可以初步鉴别细菌。

(1) 菌落形态:包括菌落形状(露滴状、圆形、菜花样、不规则等)、突起或扁平、凹陷、边缘(光滑、波形、锯齿状、卷发状等)、表面(光滑、粗糙等)、透明度(不透明、半透明、透明等)和黏度等。根据菌落表面特征不同,可将菌落分为 3 型:①光滑型菌落(S 型菌落):菌落表面光滑、湿润、半透明,边缘整齐,新分离的细菌大多呈 S 型菌落。②粗糙型菌落(R 型菌落):菌落表面粗糙、干燥、不透明,呈皱纹或颗粒状,边缘大多不整齐,R 型菌落多为 S 型细菌变异失去菌体表面多糖或蛋白质后形成,也有少数新分离的细菌毒力株就是 R 型,如炭疽芽孢杆菌、结核分枝杆菌等。③黏液型菌落(M 型菌落):菌落黏稠、有光泽、透明似水珠样,多见于有厚荚膜或丰富黏液层的细菌。

(2) 菌落大小:不同细菌在相同培养基、相同环境和相同的培养时间,其菌落大小各有差异。通常细菌的菌落有大菌落(菌落直径>2 mm)、中等菌落(菌落直径 1～2 mm)、小菌落(菌落直径 0.5～1 mm)或针尖样菌落(菌落直径<0.5 mm)。

(3) 菌落溶血性:在绵羊血或兔血琼脂平板上,细菌可以产生不同的溶血反应,一般分为 α、β、γ 溶血。①α 溶血:又称草绿色溶血、甲型溶血或不完全溶血,菌落周围出现草绿色溶血环(宽 1～2 mm),镜下可见残存的红细胞(如甲型链球菌、肺炎链球菌),注意有的细菌放置于冰箱才能出现草绿色溶血环。②β 溶血:又称完全溶血、乙型溶血或透明溶血,菌落周围有宽 2～4 mm、界限分明、完全透明的溶血环,镜下观察红细胞完全被溶解(如金黄色葡萄球菌)。③γ 溶血:用肉眼观察不到溶血现象,即不溶血。

注意溶血不仅仅发生在菌落周围,也可能出现在菌落下面,可用以下三种方法观察溶血特征。①将平板置于光源前面,让光源透过平板观察。②用接种环或无菌棉签移去菌落,观察长菌区域的溶血情况。③用显微镜观察溶血性。一般而言,在厌氧状态下细菌产生溶血较好,因此,常规工作

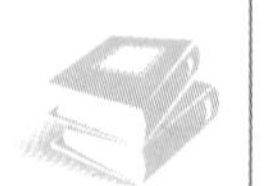

NOTE

中，接种时可将标本或细菌用接种针穿刺接种于血琼脂培养基内 2～3 mm 处，使细菌接种到培养基深处，35～37 ℃培养过夜，可以清晰地观察溶血情况。

(4) 产生色素：有些细菌可产生色素，使菌落或培养基出现颜色，色素可分为脂溶性色素和水溶性色素两种，水溶性色素可使菌落及其周围培养基出现颜色（如铜绿假单胞菌），脂溶性色素只在菌落中有颜色（如金黄色葡萄球菌等）。颜色有红色、白色、灰白色、黑色、绿色、黄色、金黄色、橙色、柠檬色、棕色、紫色等。不同细菌可产生不同的色素，大多数产色素的细菌只产生单一色素，少数细菌（如铜绿假单胞菌）可产生多种色素。有些细菌（如金黄色葡萄球菌、铅黄肠球菌等）的色素产生很稳定，有些细菌（如黏质沙雷菌）的色素产生很不稳定。

(5) 气味：某些细菌在培养基中生长繁殖后可产生特殊气味，如芳香产碱杆菌（浓烈的水果香味）、嗜血杆菌（"鼠穴"味）、厌氧梭菌（腐败的恶臭味）、某些芽孢杆菌（腐叶气味）等，另外个人嗅觉有差异，不能完全靠闻。

2) 半固体培养基　主要用于细菌动力实验，观察穿刺线是否清晰可见以及周围培养基混浊程度及运动轨迹。有鞭毛的细菌除了沿穿刺线生长外，在穿刺线两侧也可见羽毛状或云雾状混浊生长，为动力实验阳性。无鞭毛的细菌只能沿穿刺线呈明显的线状生长，穿刺线周围的培养基仍然澄清透明，为动力实验阴性（图 1-19）。

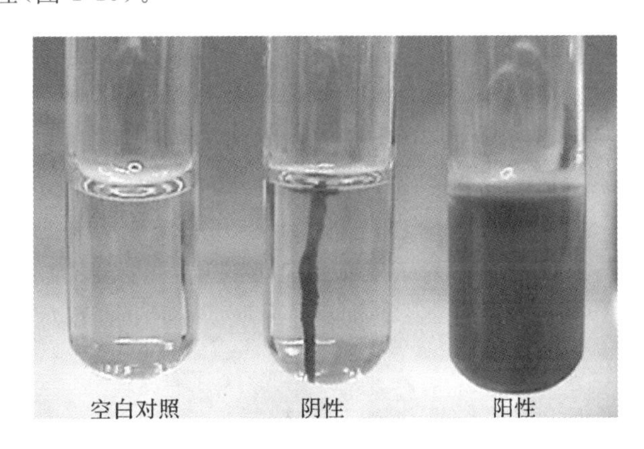

图 1-19　半固体培养基上细菌生长现象

3) 液体培养基　细菌在液体培养基中有均匀混浊式、菌膜式、沉淀式 3 种生长现象。大多数兼性厌氧菌（如大肠埃希菌、金黄色葡萄球菌）在液体培养基生长繁殖后呈均匀混浊式生长；专性需氧菌（如铜绿假单胞菌、结核分枝杆菌和诺卡菌等）一般呈表面生长，常形成菌膜，菌膜厚度不一；厌氧菌和链球菌多为沉淀式生长，培养基底部出现絮状沉淀物（图 1-20）。

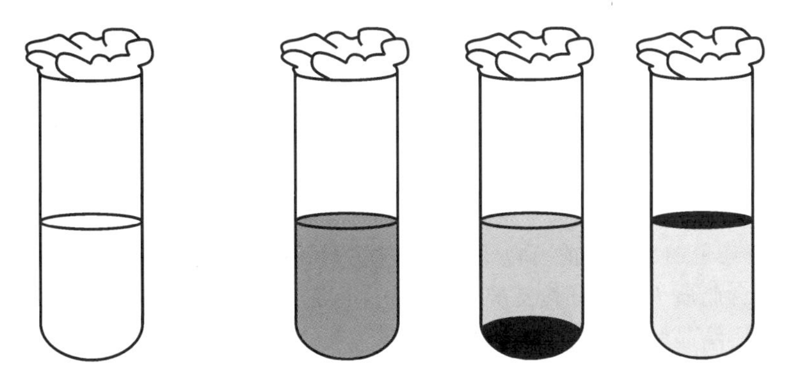

图 1-20　液体培养基生长现象（依次为透明、均匀混浊、沉淀、菌膜）

五、思考题

面对一份送检的装在常规无菌采集管中的标本，微生物检验工作者首先应该怎么做？其次应该用哪种物理性状的培养基进行分离？采用什么样的接种工具？采用哪种接种方法？如何进行无

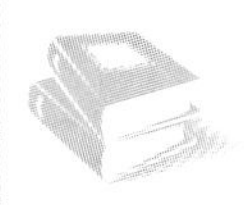
NOTE

菌操作？选用哪种培养环境？培养温度是多少？如何观察培养后培养基上的生长现象？

（张美英）

实验二　细菌的形态学检查

细菌的形态学检查是细菌检验中极其重要的手段之一，是细菌分类和鉴定的基础，通过显微镜观察，可以迅速了解样本中有无细菌及其大致的数量，以及细菌的形态、大小、排列、结构、染色特性和运动情况，为进一步鉴定提供参考依据。

由于细菌体积微小，其大小通常以 μm 为计算单位，因此，细菌形态学检查需要借助显微镜，对细菌形态、大小、排列、结构等直接进行观察。根据是否染色，形态学检查法分为两大类，即染色检查法和不染色检查法。

一、染色检查法

（一）临床意义

染色检查法是应用不同染色技术使细菌着色，再用显微镜观察。细菌着色后，细菌的可视性增加，因此在细菌的鉴别上较不染色法有更广泛的应用。细菌常用的染色法有单染色法、复染色法、特殊结构染色法以及荧光染色法等。标本染色后通过对细菌的形态、大小、排列、结构和染色特性的观察，不仅可验证培养物是否为纯种，而且是细菌分类和鉴定不可缺少的组成部分。此外，对细菌鞭毛、芽孢等特殊结构进行染色检查，对于鉴定细菌亦有重要的作用。

（二）目的要求

（1）掌握细菌涂片制作的方法。

（2）掌握革兰染色的原理、方法、结果判定及意义。

（3）熟悉抗酸染色法的原理和方法。

（4）了解细菌的鞭毛、芽孢和荚膜等特殊结构染色的方法。

（三）器材与试剂

1. 菌种　金黄色葡萄球菌、大肠埃希菌、结核分枝杆菌、普通变形杆菌、枯草芽孢杆菌、肺炎链球菌、金黄色葡萄球菌 L 型、白喉棒状杆菌。

2. 试剂　革兰染液、抗酸染液、细胞壁染液、芽孢染液、鞭毛染液、荚膜染液、异染颗粒染液、金胺 O 染液、吖啶橙染液、生理盐水等。

3. 其他　普通光学显微镜、载玻片、接种环、酒精灯、香柏油、蜡笔、擦镜纸、吸水纸、脱油剂等。

（四）步骤与方法

1. 革兰染色法

1）原理　革兰染色的原理目前有以下三种学说：①通透性学说：革兰阳性菌细胞壁结构较致密，肽聚糖层较厚，含脂质少，脱色时，乙醇不易进入，而且 95% 乙醇可使细胞壁脱水，细胞壁间隙缩小，通透性降低，阻碍结晶紫和碘复合物渗出。而革兰阴性菌细胞壁结构疏松，肽聚糖层较薄，含脂质多，易被乙醇溶解，致使细胞壁通透性增强，细胞内的结晶紫与碘复合物易被溶出而脱色。②等电点学说：革兰阳性菌的等电点（pI 2～3）比革兰阴性菌（pI 4～5）低，在同一 pH 条件下，革兰阳性菌带负电荷比革兰阴性菌要多，与带正电荷的碱性染料（结晶紫）结合牢固，不易脱色。③化学学说：革兰阳性菌含有大量的核糖核酸镁盐，与进入胞质内的结晶紫和碘牢固结合成大分子复合物，不易被 95% 乙醇脱色；而革兰阴性菌含此种物质少，故易被乙醇脱色。

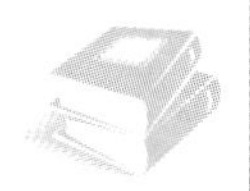

NOTE

2）操作步骤

（1）细菌标本片的制备：

①涂片：取清洁无油迹的载玻片1张，用蜡笔画线将其分成左右两格。用接种环先挑取生理盐水1～2环于载玻片每格中央，再分别挑取大肠埃希菌和金黄色葡萄球菌少许菌落与生理盐水轻轻研匀，涂成直径约1.5 cm的菌膜。

②干燥：让涂片自然干燥，也可在酒精灯火焰较远处微微加热烘干，但切勿靠近火焰。

③固定：干燥后的标本片在酒精灯外焰上以钟摆速度来回通过3次，冷却后染色。

固定的目的在于杀死细菌，并使菌膜与载玻片牢固黏附，避免染色过程中被水冲洗掉；通过固定还可凝固菌体蛋白，改变细菌对染料的通透性，有利于染料进入细胞内，使细菌易与染料结合而着色；还可以尽可能地保持细菌原有的形态和结构。

（2）染色：

①初染：在载玻片的菌膜上滴加结晶紫染液1～2滴，室温染色1 min后，用细流水从载玻片的一端将未与细菌结合的染料冲洗掉。

②媒染：然后滴加卢戈碘液，室温染色1 min后，流水冲洗。

③脱色：再滴加95%乙醇，轻轻左右晃动载玻片，可补充脱色液，直至无紫色液体流出为止，时间约30 s，流水冲洗。

④复染：最后滴加稀释复红（或沙黄）染液室温染色1 min后，流水冲洗。烘干（或用吸水纸吸干）载玻片水分。

（3）显微镜观察：用低倍镜找到视野后，滴加香柏油，转换油镜，观察细菌的颜色、形态、大小及排列方式。

3）结果　革兰阳性菌染成紫色，革兰阴性菌染成红色。

2. 萋-尼抗酸染色法

1）原理　抗酸菌的细胞壁内含有大量的脂质，主要是分枝菌酸，它包围在肽聚糖的外面，所以抗酸菌一般不易着色，要经过加热和延长染色时间来促使其着色。但分枝菌酸与染料一旦结合，就很难被酸性脱色剂脱色，故抗酸菌能保持复红的颜色。而非抗酸菌染色后容易被盐酸-乙醇溶液脱色，最后被复染成蓝色。

2）操作步骤

（1）制片：同革兰染色法。

（2）初染：在载玻片的菌膜上滴加苯酚复红染液1～2滴，慢慢加热至有蒸汽冒出，切不可沸腾，并随时添加染液，染色3～5 min，冷却后水洗。

（3）脱色：再滴加3%盐酸-乙醇溶液，轻轻左右晃动载玻片，并补充3%盐酸-乙醇溶液，直至流过菌膜的盐酸-乙醇溶液无红色流出，流水冲洗。

（4）复染：最后滴加吕氏美蓝染液室温染色0.5～1 min，流水冲洗。干后镜检。

3）结果　抗酸菌呈红色，非抗酸菌呈蓝色。

3. 细胞壁染色法

1）原理　组成细菌细胞壁的主要化学成分是肽聚糖，它与染料结合的能力差，不易着色，在细菌的染色过程中，一般情况下染料都是通过细胞壁的渗透、扩散等作用而进入细胞，细胞壁本身并未染色。鞣酸和磷钼酸均可起媒染作用，使细胞壁形成可着色的复合物，而细胞质不易被染色，媒染剂处理后用结晶紫等染料染色，便可在普通光学显微镜下观察到细胞壁。细菌L型为细胞壁缺陷型，可通过细胞壁染色来鉴别。

2）操作步骤

（1）涂片、干燥：同革兰染色法。

（2）滴加100 g/L鞣酸固定标本15 min，水洗。

（3）滴加5 g/L结晶紫染液染色3～5 min，水洗，干后镜检。

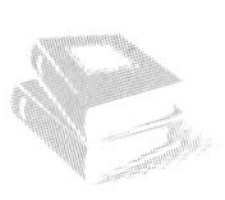

NOTE

3）结果　有细胞壁的细菌仅菌体周边染成紫色，菌体内部无色；无细胞壁的细菌（如细菌 L 型）整个菌体都染成紫色。

4. 芽孢染色法（苯酚复红法）

1）原理　细菌芽孢壁较厚，着色较困难，而一旦着色又难以脱色。可通过加热促进染料进入芽孢和菌体，然后用乙醇使进入菌体的染料脱色，菌体被染成复染剂的颜色；但乙醇不能脱去进入芽孢的染料，用复染剂染色后芽孢仍然保留初染剂的颜色，于是菌体和芽孢分别呈现不同颜色，易于区分。

2）操作步骤

（1）制片：同革兰染色法。

（2）初染：在菌膜上加苯酚复红染液，用微火加热使染液冒蒸汽 5 min，注意不能煮沸或烧干，加热过程中应随时添加染液，冷却后水洗。

（3）脱色：用 95％乙醇脱色 1～2 min，水洗。

（4）复染：用碱性美蓝染色 1 min，水洗，干后镜检。

3）结果　菌体呈蓝色，芽孢呈红色。

5. 鞭毛染色法

1）原理　鞭毛形态细长且十分脆弱，需在电镜下才能观察到，若用特殊染料使鞭毛增粗并着色，则在普通光学显微镜下也能观察到。鞭毛染色的方法很多，但基本原理相似，即采用不稳定的胶体溶液作为媒染剂，并使其沉淀于细菌鞭毛上而使鞭毛加粗，再进行染色后可在油镜下观察。根据染色剂的不同，分为碱性复红法、副品红法、结晶紫法、维多利亚蓝 B 法、镀银染色法和荧光蛋白染色法等。

2）操作步骤

（1）改良 Ryu 法：

①鞭毛染色可从平板上直接挑取菌落，也可从斜面培养基上刮取菌苔涂片，必须注意动作尽量轻，以免鞭毛脱落。培养基应为营养较好的琼脂平板（如血琼脂平板、营养琼脂平板等），不可用含抑制剂的选择培养基（如 SS、中国蓝、MAC 培养基等）。

②要求用新的载玻片，用前在 95％乙醇中浸泡 24 h 以上，用时从乙醇中取出，用干净的纱布擦干使用。若水滴向周围流散而不形成水珠表示载玻片处理良好。

③在载玻片上加蒸馏水 1 滴，用接种针蘸取菌落少许，将细菌点在蒸馏水滴的顶部（一般只需点一下，仅允许极少量细菌进入水滴），使其自然流散成薄膜，不可搅动，以免鞭毛脱落。

④室温自然干燥，不可在火焰上烘干。

⑤滴加 Ryu 染液，染色 10～15 min 后，将载玻片微倾斜，将蒸馏水缓慢滴加在载玻片顶端无菌膜处洗去染液，注意洗净染液表面的金属光泽液膜。

⑥载玻片自然干燥后镜检。观察时应从细菌较少的地方寻找鞭毛。

（2）鞭毛镀银染色法：

①制片同上。

②在制好的菌膜上滴加甲液（鞣酸染液）染 3～5 min，蒸馏水洗。

③用乙液（氨银染液）冲去残留蒸馏水，加乙液，并在火焰上方稍加热 0.5～1 min，待有蒸汽冒起时用蒸馏水冲洗，干后镜检。

3）结果　改良 Ryu 法菌体呈红色，鞭毛呈淡红色；鞭毛镀银染色法菌体呈深褐色，鞭毛呈浅褐色。

6. 荚膜染色法

1）原理　荚膜是细菌体外的一层黏液性多糖物质，与染料的亲和力弱，不易着色。通常采用负染色法，即使菌体和背景着色而荚膜不着色的染色方法，荚膜在菌体周围呈一透明圈。Hiss 硫酸铜染色法是用结晶紫初染，使荚膜和菌体均被染成紫色，由于荚膜与结晶紫结合不牢，经硫酸铜

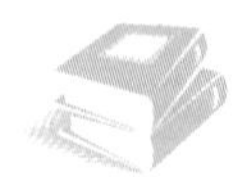

NOTE

冲洗时荚膜被洗脱去结晶紫而与硫酸铜结合，故荚膜被染成蓝色。墨汁负染色法则采用墨汁，因墨汁带负电荷，故菌体不着色，只能使背景着色。实际工作中还可用墨汁负染色法配合单染色法（如美蓝）检查细菌的荚膜，镜下可见黑色背景中，蓝色菌体周围包绕一层无色透明的荚膜。

2）操作步骤

（1）Hiss 硫酸铜染色法：

①涂片，自然干燥，加热固定。

②滴加 1%结晶紫染液，在火焰上微微加热至染液冒蒸汽为止。

③用 20%硫酸铜溶液将载玻片上的染液洗去（注：切勿水洗），自然干燥后镜检。

（2）墨汁负染色法：

①加 1 滴墨汁于洁净的载玻片上，取少量细菌与其充分混匀。

②用镊子夹一张盖玻片，倾斜盖玻片使其一边接触菌液边缘，菌液沿着盖玻片边缘扩散，然后缓慢放下盖玻片。

3）结果　Hiss 硫酸铜染色法菌体及背景均呈紫色，荚膜呈淡紫色或无色；墨汁负染色法背景呈灰色，菌体较暗，荚膜在菌体周围呈一明亮的透明圈。

7. Albert 异染颗粒染色法

1）原理　该法常用于白喉棒状杆菌异染颗粒的染色，白喉棒状杆菌异染颗粒主要成分是核糖核酸和多磷酸盐，经染色后与菌体着染颜色不同，故称为异染颗粒。

2）操作步骤

（1）细菌经涂片、干燥，火焰固定。

（2）滴加甲苯胺蓝染液（甲液）染色 3～5 min，水洗。

（3）滴加 Albert 碘液（乙液）染色 1 min，水洗，干后镜检。

3）结果　菌体呈蓝绿色，异染颗粒呈蓝黑色。

8. 荧光染色法

1）原理　荧光染色一般采用能够发荧光的物质对标本进行染色，在荧光显微镜下观察发荧光的细菌。常用的荧光染料有金胺 O、吖啶橙等。金胺 O 染色法临床上主要用于结核分枝杆菌、麻风分枝杆菌等抗酸菌的检测，染色原理与萋-尼抗酸染色法相似。吖啶橙染色法则是利用该染料具有膜通透性，能透过细胞膜，与细菌或真菌的 DNA 结合后发绿色荧光，与细菌或真菌的 RNA 结合后发橙色荧光。

2）操作步骤

（1）金胺 O 染色法：

①制片：涂片，自然干燥，甲醇固定 1～2 min 或加热固定。

②初染：在玻片菌膜上滴加金胺 O 荧光染液，室温避光染色 10～15 min，流水冲洗。

③脱色：滴加 3%盐酸-乙醇溶液脱色 3～5 min，轻轻左右晃动载玻片，并补充盐酸-乙醇溶液，直至流过菌膜的盐酸-乙醇溶液无黄色，流水冲洗。

④复染：最后滴加 0.5%高锰酸钾溶液室温染色 2～3 min，流水冲洗。干后荧光显微镜镜检。

（2）吖啶橙染色法：

①涂片，自然干燥，甲醇固定 1～2 min。

②滴加吖啶橙染液，避光染色 2 min，流水冲洗，干后荧光显微镜镜检。

3）结果　金胺 O 染色法抗酸菌呈亮黄色或橘黄色荧光，非抗酸菌、细胞、背景呈暗黄色；吖啶橙染色法菌体细胞核的 DNA 呈黄色或黄绿色均匀荧光，细胞质和核仁的 RNA 呈橘黄或橘红荧光。

（五）注意事项

（1）制片时涂片厚薄要适宜，以菌膜刚好能透过字迹为宜（半透明）。在火焰上固定时要掌握火候，既要杀死细菌，又不能破坏细菌原有形态。

（2）革兰染色脱色时间长短要适宜，如果涂层较厚，应相应延长脱色时间，如涂层较薄，则相应

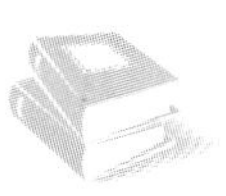
NOTE

缩短脱色时间，脱色时应不断旋转载玻片摇匀，使其充分均匀脱色，通常脱到乙醇中没有紫色流下即可。

(3) 抗酸染色中若未见到染成红色的菌体，可能是标本中结核分枝杆菌过少，制片过程中未取到菌；也可能是在初染过程中时间短或加热不得当，而使结核分枝杆菌未着色。

(4) 在芽孢染色中，初染加热至产生蒸汽，不可煮沸，不可干涸，否则芽孢着色效果不好。

(5) 在鞭毛染色中，载玻片一定要洁净无油污，以免影响菌体形态；涂片时要尽量使细菌自由分散于蒸馏水中，切勿搅动和研磨，以免鞭毛脱落；菌膜要自然干燥，以免破坏鞭毛的形态。

(6) 在荚膜染色过程中，一般不加热固定，以免荚膜皱缩变形。

(7) 金胺 O、吖啶橙荧光易衰减，尽量避光操作。

(六) 思考题

(1) 革兰染色的原理是什么？哪些因素会影响革兰染色的结果？

(2) 细菌涂片时固定的目的是什么？

(3) 革兰染色最关键的步骤是哪一步？为什么？

(4) 鞭毛和荚膜染色过程中为什么不加热固定？

二、不染色检查法

(一) 临床意义

不染色检查法就是直接用显微镜观察活体细菌的形态、大小及运动方式的一种方法，主要用于观察细菌的动力，常用的方法有悬滴法和压滴法等。

(二) 目的要求

(1) 掌握细菌不染色标本片的制备及细菌动力的显微镜观察方法。

(2) 了解不染色检查的临床意义。

(三) 器材与试剂

1. 菌种　普通变形杆菌、金黄色葡萄球菌。

2. 试剂　生理盐水、凡士林等。

3. 其他　普通光学显微镜、载玻片、凹玻片、盖玻片、镊子、接种环、酒精灯、蜡笔、擦镜纸、吸水纸等。

(四) 步骤与方法

1) 原理　不染色标本一般可用于观察细菌形态、动力及运动情况。细菌未染色时为无色透明，在显微镜下主要靠细菌的折光率与周围环境的不同来进行观察。有鞭毛的细菌运动活泼，无鞭毛的细菌则呈不规则布朗运动。梅毒苍白密螺旋体、钩端螺旋体、弯曲杆菌等的活菌各有特征鲜明的形态和运动方式，具有诊断意义。常用的方法有悬滴法、压滴法和毛细管法等。

2) 操作步骤

(1) 悬滴法：在盖玻片中央滴加菌液，取特制凹玻片，于凹窝四周涂抹少许凡士林，并将凹窝对准盖玻片菌液处扣下，让凡士林贴封四周后迅速翻转玻片，使盖玻片朝上，菌液悬于盖玻片下。静置片刻后，置于显微镜载物台中央，将集光器下降缩小光圈，用低倍镜找到悬滴的边缘后，再换高倍镜观察。

(2) 压滴法：在载玻片上滴加菌液后，用镊子夹好盖玻片，使之一边接触菌液，然后缓缓放下，以不产生气泡为佳。先用低倍镜找好位置，再用高倍镜或油镜观察。

3) 结果　有鞭毛的细菌动力阳性，运动活泼，镜下可见细菌从一端快速移动到另一端；无鞭毛细菌则动力阴性，呈不规则布朗运动。

(五) 注意事项

(1) 不染色检查法观察细菌动力时，应选用新鲜的幼龄细菌培养物，观察时应在 20 ℃ 以上的室温中进行。

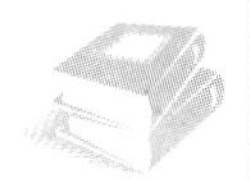

NOTE

(2) 应注意区别细菌发生的真正运动和布朗运动，有鞭毛的细菌发生的定向位移为真正运动，无鞭毛的细菌在液体中受水分子的撞击而呈现的颤动则为布朗运动(即分子运动)。

(3) 不染色标本的观察注意调节显微镜的光线，稍暗的视野有利于观察菌体运动。

(六) 思考题

细菌的动力除了使用不染色检查法外，还可以通过什么方法来检查?

(杨晶艳)

实验三 细菌药物敏感性实验

药物敏感性实验(简称药敏实验)是指测定病原微生物在体外有无抑菌或杀菌作用的方法，目的是检测可能引起感染的细菌对一种或多种抗菌药物的敏感性，对指导临床用药和防止滥用抗菌药物有重要意义。目前倡导药敏实验操作规程标准化，最常见的有美国临床和实验室标准协会(Clinical and Laboratory Standards Institute，CLSI)标准和欧洲抗菌药物敏感性实验委员会(European Committee on Antimicrobial Susceptibility Testing，EUCAST)标准，我国是以 CLSI 标准作为药敏实验的标准化指南，主要遵循 M02-A10 纸片扩散法药敏实验规程、M07-A8 稀释法(即 MIC 法)药敏实验规程和 M100 药敏实验执行标准。主要方法包括纸片扩散法、稀释法(肉汤稀释法和琼脂稀释法)、浓度梯度法(E 实验法)和微量棋盘稀释法联合药敏实验。

一、纸片扩散法

纸片扩散法又称 Kirby-Bauer(K-B)法，通过测量药敏纸片的抑菌环直径的大小区分敏感度，由于纸片扩散法在抗菌药物的选择上具有灵活性，且花费低廉，被 WHO 推荐为定性药敏实验的基本方法而广泛应用。

(一) 目的要求

(1) 掌握纸片扩散法(K-B 法)药敏实验原理、方法和结果判定。

(2) 熟悉纸片扩散法药敏实验的质量控制(简称质控)。

(二) 器材与试剂

1. 菌株 非苛养型细菌临床分离株和相应的质控标准菌株。

2. 培养基与试剂 水解酪蛋白(M-H)琼脂平板、无菌生理盐水、药敏纸片等。

3. 器材 超净工作台、恒温培养箱、0.5 麦氏标准比浊管、游标卡尺或带刻度直尺、无菌棉拭子、无菌小镊子、接种环、酒精灯等。

(三) 原理

将含有定量抗菌药物的纸片贴在已接种测试菌的琼脂平板上，纸片中所含的药物吸收琼脂中水分溶解后不断向纸片周围扩散形成递减的梯度浓度，在纸片周围抑菌浓度范围内测试菌的生长被抑制，从而形成透明圈即为抑菌环。抑菌环直径的大小反映测试菌对测定药物的敏感程度，并与该药对测试菌的最低抑菌浓度(MIC)呈负相关，即抑菌环直径越大，MIC 越小。

(四) 步骤与方法

1. 培养基制备 水解酪蛋白(M-H)培养基是 CLSI 推荐采用的兼性厌氧菌和需氧菌药敏实验标准培养基，pH 为 7.2～7.4，对那些营养要求高的细菌如流感嗜血杆菌、淋病奈瑟菌、链球菌等需加入补充物质。琼脂平板厚度为 4 mm，配制灭菌后的 M-H 琼脂平板当天使用或置于塑料密封袋中 4 ℃保存，使用前应将平板置于 35 ℃温箱孵育 15 min，使其表面干燥。

2. 抗菌药物纸片制备 选择直径为 6.35 mm，吸水量为 20 μL 的专用药敏纸片，用逐片加样

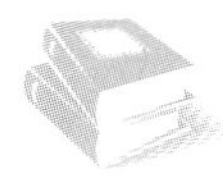
NOTE

或浸泡方法使每片含药量达规定所示。药敏纸片密封储存于2～8 ℃或－20 ℃冰箱，β-内酰胺类药敏纸片应于－20 ℃冷冻储存，使用前将药敏纸片储存瓶移至室温平衡1～2 h，避免开启储存瓶时产生冷凝水。

3. 菌悬液制备 挑取培养16～24 h的细菌纯培养物（实验菌株或质控标准菌株）置于无菌生理盐水管中，充分研磨并混匀后校正浓度至0.5麦氏标准（含菌量约为1.5×10^8 CFU/mL）。

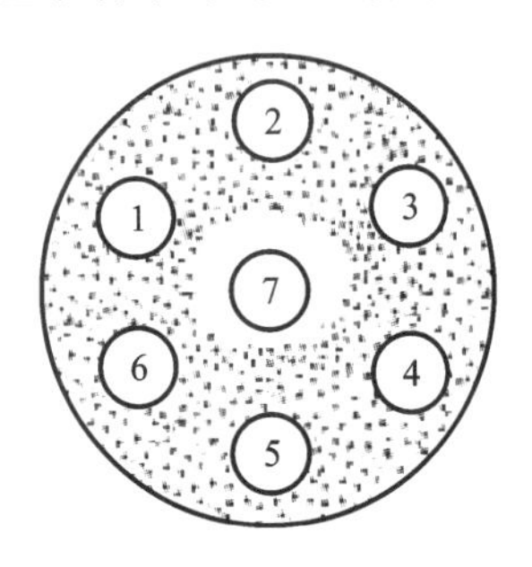

图3-1 药敏实验（纸片扩散法）

4. 接种与培养 用无菌棉拭子蘸取菌液，在试管内壁将多余菌液旋转除去后，在M-H琼脂平板（测试链球菌时需应用加脱纤维血的M-H琼脂平板）表面均匀涂抹接种3次。每次旋转平板60°，最后沿平板内缘涂抹1周，确保涂布均匀。平板置室温下干燥3～5 min，参照CLSI标准选择已平衡至室温并在保质有效期内的药敏纸片，用无菌镊子将其紧贴于琼脂表面，镊尖轻压一下纸片，使其贴平。各纸片中心距离应大于24 mm，纸片的中心距平板内缘大于15 mm，直径90 mm的平板最多贴7张药敏纸片（见图3-1），纸片贴上后不可再移动，因为抗菌药物会自动扩散到培养基内。将贴好药敏纸片的平板倒置于35 ℃恒温培养箱18～24 h后阅读结果，对甲氧西林和万古霉素敏感实验应孵育24 h以上。

5. 结果判断和报告 用游标卡尺或带刻度直尺量取抑菌环直径（抑菌环的边缘应是无明显细菌生长的区域），先量取质控标准菌株的抑菌环直径，以判断质控是否合格。然后量取实验菌株的抑菌环直径。根据CLSI标准，对照细菌对抗生素敏感度判断表（表3-1）做出"敏感""耐药"和"中介"的判断。敏感（susceptible，S）是指所分离菌株能被测试药物使用推荐剂量在感染部位通常可达到的抗菌药物浓度所抑制；耐药（resistant，R）是指所分离菌株不被测试药物常规剂量可达到的药物浓度所抑制，提示分离菌株可能存在某些特定的耐药机制，或药物对分离菌株的临床疗效不可靠；中介（intermediate，I）是指抗菌药物在生理浓集的部位具有临床效果，还代表敏感与耐药之间的缓冲区，以避免微小的、不能控制的技术因素造成重大结果解释失误。

表3-1 常用药敏实验药敏纸片判断标准与其相应的MIC近似值

抗菌药物	药敏纸片含药量	抑菌环直径/mm			对应MIC值/(μg/mL)	
		耐药	中介	敏感	耐药	敏感
青霉素						
葡萄球菌	10单位	≤20	21～28	≥29	≥0.2	≤0.1
其他细菌	10单位	≤11	12～21	≥22	≥32	≤1.5
链霉素	10 μg	≤11	12～14	≥15	≥15	≤6
氯霉素	30 μg	≤12	13～17	≥18	≥25	≤12.5
红霉素	15 μg	≤13	14～17	≥18	≥8	≤2
庆大霉素	10 μg	≤12	13～14	≥15	≥8	≤4
卡那霉素	30 μg	≤13	14～17	≥18	≥25	≤6
四环素	30 μg	≤14	15～18	≥19	≥12	≤4
多黏菌素B	300单位	≤8	9～11	≥12	≥50单位	—
磺胺	300 μg	≤12	13～16	≥17	≥350	≤100
甲氧苯青霉素	5 μg	≤9	10～13	≥14	—	≤3
奈啶酸	30 μg	≤13	14～18	≥19	≥32	≤12

注：MIC表示最低抑菌浓度。

6. 质控

1）质控意义 质控标准菌株随标本一起进行药敏实验，测定质控标准菌株的抑菌环。只有质控菌株的抑菌环在CLSI规定的标准菌株药敏实验判断折点允许范围内，才说明药敏实验质控

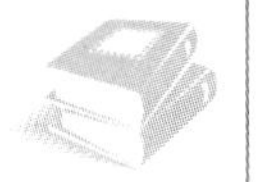
NOTE

合格。

2）质控频率 连续30天质控合格，每周可做1～2次，若发现有失控的情况，就必须每日做1次，寻找失控的原因并予以纠正。若连续30天失控少于3次，则可以恢复每周1次。

3）质控菌株和培养条件

（1）对于肠杆菌科细菌，质控标准菌株推荐为大肠埃希菌ATCC25922、大肠埃希菌ATCC35218（为监控β-内酰胺酶/β-内酰胺酶抑制剂纸片用），培养16～18 h，观察结果。

（2）对于铜绿假单胞菌，质控标准菌株推荐为大肠埃希菌ATCC25922、铜绿假单胞菌ATCC27853、大肠埃希菌ATCC35218（为监控β-内酰胺酶/β-内酰胺酶抑制剂纸片用），培养16～18 h，观察结果。

（3）对于不动杆菌属细菌、嗜麦芽窄食单胞菌和洋葱伯克霍尔德菌，质控标准菌株为大肠埃希菌ATCC25922、铜绿假单胞菌ATCC27853、大肠埃希菌ATCC35218（为监控β-内酰胺酶/β-内酰胺酶抑制剂纸片用），培养20～24 h，观察结果。

（4）对于葡萄球菌属细菌，16～18 h观察结果，测对苯唑西林、甲氧西林、奈夫西林和万古霉素需24 h，实验温度超过35 ℃不能检测耐甲氧西林葡萄球菌，推荐质控菌株为金黄色葡萄球菌ATCC25923、大肠埃希菌ATCC35218（为监控β-内酰胺酶/β-内酰胺酶抑制剂纸片用）。

（5）对于肠球菌属细菌，培养16～18 h，观察结果，测万古霉素需24 h。推荐质控标准菌株为粪肠球菌ATCC29212。

（6）对于流感嗜血杆菌和副流感嗜血杆菌，推荐质控菌株为流感嗜血杆菌ATCC49247、流感嗜血杆菌ATCC49766、大肠埃希菌ATCC35218（测阿莫西林/克拉维酸时），5%CO_2培养16～18 h，观察结果。

（7）对于淋病奈瑟菌，培养基为GC琼脂+1%特定的生长补充品，36±1 ℃，不超过37 ℃，5%CO_2培养20～24 h，观察结果，推荐质控标准菌株为淋病奈瑟菌ATCC49226。

（8）对于肺炎链球菌和肺炎链球菌之外的其他链球菌，培养基为M-H琼脂+5%脱纤维羊血，质控标准菌株为肺炎链球菌ATCC49619，5%CO_2培养20～24 h，观察结果。

（五）注意事项

1. 培养基成分 培养基的成分对药敏实验结果影响很大，蛋白胨中含有氨基苯甲酸，可中和磺胺类药物的作用。培养基中如含有胸腺嘧啶可使甲氧苄啶失去活性。

2. 培养基pH M-H培养基必须符合实验要求，以pH 7.2～7.4适宜。

3. 培养基厚度 培养基厚度为4 mm，整体厚薄要均匀一致。

4. 培养基中琼脂浓度 标准为17 g/L，琼脂浓度主要影响抗菌药物扩散速率。

5. 菌液浓度 标准为1.5×10^8 CFU/mL，菌液浓度是引起纸片扩散法药敏实验误差的主要因素之一。对0.5麦氏标准比浊管应定期纠正或配制。

6. 纸片含药量 纸片含药量也是影响药敏实验结果的重要因素之一。应定期进行质控。

7. 接种时间 校正浓度后的菌液应在15 min内接种完毕。

8. 平板培养时正确摆放 平板在培养时最好单独摆放，不应数个叠在一起，以免影响温度的均衡而影响结果判断。

9. 抑菌圈判定 抑菌圈边缘借助放大镜才能观察到的小菌落生长可忽略不计。变形杆菌由于迁徙生长出现的内圈云雾样生长同样可以忽略。甲氧苄啶和磺胺类药物抑菌圈内会出现微弱生长，应量取抑菌圈外缘。葡萄球菌对苯唑西林的药敏实验或肠球菌对万古霉素的药敏实验，围绕纸片周围只要有极少细菌生长均提示为耐药。清晰的抑菌圈内如有独立的菌落生长，则可能为接种物不纯，或者出现耐药突变株，需要重新进行分离鉴定和药敏实验。

（六）思考题

简单阐述纸片扩散法的注意事项。

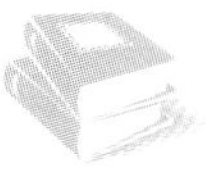

NOTE

二、稀释法

稀释法药敏实验可用于定量测定抗菌药物对细菌的体外抑菌活性，分为肉汤稀释法和琼脂稀释法。肉汤稀释法根据肉汤使用量分为宏量肉汤稀释法和微量肉汤稀释法，前者肉汤量每管≥1.0 mL(通常 2 mL)，后者肉汤量每孔 0.1 mL，商品化的微量稀释板上含有多种经对倍稀释的冻干抗菌药物，操作方便，广泛应用于临床。

稀释法多用于抗菌药物抗菌效力的测定和新药研发。目前临床的自动化或半自动化的药敏实验多采用与此类似的微量稀释法。

(一) 目的要求

(1) 掌握微量肉汤稀释法的原理、操作方法与结果判定。

(2) 熟悉稀释法药敏实验的质控。

(二) 器材与试剂

1. 菌株　非苛养型细菌临床分离株和相应的质控标准菌株。

2. 培养基与试剂　离子校正的水解酪蛋白(M-H)肉汤、M-H 琼脂、无菌生理盐水、蒸馏水、0.1 mol/L 磷酸盐缓冲液(PBS)(pH 6.0)、药敏纸片等。

3. 器材　超净工作台、恒温培养箱、0.5 麦氏标准比浊管、微量加样枪、无菌 96 孔聚苯乙烯培养板、多头接种器、无菌枪头、湿盒、接种环等。

(三) 原理

1. 肉汤稀释法原理　以 M-H 肉汤将抗菌药物进行不同浓度的稀释，再接种待检细菌。定量测定抗菌药物的最低抑菌浓度(MIC)。

2. 琼脂稀释法原理　将不同剂量的抗菌药物加入溶化并冷却到 50 ℃左右的定量 M-H 琼脂中，制成含药物浓度递减的平板。接种待检细菌，35 ℃培养 16～24 h，无细菌生长的最低药物浓度为待检菌的 MIC。

(四) 步骤与方法

1. 培养基　使用 M-H 肉汤或 M-H 琼脂培养基，需氧菌、兼性厌氧菌在此培养基中生长良好。在 M-H 肉汤中加入补充成分可促进流感嗜血杆菌、链球菌生长。M-H 肉汤或 M-H 琼脂培养基制备完毕后应校正 pH 为 7.2～7.4(25 ℃)。离子校正的 M-H 肉汤(cation-adjusted Mueller-Hinton broth，CAMHB)为目前推荐的药敏实验培养液。

2. 抗菌药物原液制备　抗菌药物应使用标准品，直接购自厂商或相关机构，所需的溶液量或粉剂量可根据以下公式进行计算：

药物称量(mg)＝溶剂量(mL)×原液浓度(μg /mL)/药物效价(μg /mg)

加入溶剂量(mL)＝实称药物量(mg)×药物效价(μg /mg)/原液浓度(μg /mL)

一般原液浓度为测定最高浓度的 10 倍，肉汤稀释法常用的原液浓度为 1280 μg/mL，琼脂稀释法常用的原液浓度为 5120 μg/mL。配制各种抗菌药物的溶剂根据药物性能选择蒸馏水，pH 6.0、0.1 mol/L 磷酸盐缓冲液等。配制好的药物原液应储存于－60 ℃以下环境，保存时间不超过 6 个月。

3. 抗菌药物稀释　微量肉汤稀释法可将抗菌药物原液稀释至 2 倍终末所需各浓度梯度，备用；琼脂稀释法可将原液稀释至 10 倍终末所需各浓度梯度，备用。

4. 菌液制备　挑取培养 18～24 h 细菌纯培养物于 M-H 肉汤增菌 4～6 h，制成 0.5 麦氏标准的菌悬液，再以 M-H 肉汤稀释，使含菌量至 10^7 CFU/mL。

5. 接种

1) 微量稀释法　在聚苯乙烯微孔板一排各孔中加入某种递减浓度的抗菌药物，每排一种抗菌药物或一个浓度的抗菌药物，每孔 100 μL，随后等量加入 100 μL 10^7 CFU/mL 菌悬液。

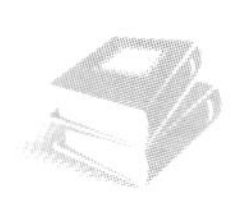

为防止蒸发，接种好的微孔板要盖好盖子，置于 35 ℃培养箱中，大气环境培养 16～20 h，对可能的耐甲氧西林的葡萄球菌（MRS）、耐万古霉素的肠球菌（VRE）培养时间应满 24 h。

2）琼脂稀释法

（1）含抗菌药物琼脂制备：将已稀释的抗菌药物按 1∶9（抗菌药物 2 mL∶溶化琼脂 18 mL）加入在 45～50 ℃水浴中平衡溶化的 M-H 琼脂中，充分混合后倾入平皿，边加边轻轻摇晃平板，使抗菌药物与培养基充分混合。室温凝固后的含药平板装入密闭塑料袋中，置于 2～8 ℃保存，储存 5 天。对易降解药物如头孢克洛，在使用前 48 h 内制备平板，临用前应在室温中平衡，放于 35 ℃培养箱中30 min使琼脂表面干燥。

（2）接种培养：以多头接种器吸取备好的菌悬液（1～2 μL），接种于琼脂表面，稀释菌悬液应于 15 min 内接种完毕，接种后置于 35 ℃培养 16～20 h，MRS、VRE 孵育时间需满 24 h。奈瑟菌属、链球菌属细菌置于 5%CO_2 中培养，幽门螺杆菌需置于微需氧环境中培养。多头接种器一次可接种 36～52 个菌株，接种量为 1～2 μL。

6. 结果判断与报告

1）微量稀释法　以抑制待检菌肉眼可见生长的最低药物浓度为该药对检验菌的 MIC。在读取和报告所测菌株的 MIC 前，应先检查生长质控管或孔（不含抗菌药物）的细菌生长情况，同时还应检查接种物的传代培养情况，以确定其是否被污染及接种量是否合适，质控菌株的 MIC 值应处于合适的质控范围。

2）琼脂稀释法　平皿置于暗色、无反光物体表面判定实验终点，以抑制细菌生长的最低药物浓度为 MIC。接种处出现单个菌落或模糊薄雾状可忽略不计。在含甲氧苄啶或磺胺琼脂平板上可见轻微细菌生长，与生长对照比较抑制 80%以上细菌生长的最低药物浓度作为 MIC。MIC 单位为 μg/mL，根据 CLSI 标准报告相应的敏感、中介或耐药。

7. 质控　对于常见需氧菌和兼性厌氧菌，M-H 琼脂、孵育时间、环境、质控菌株同纸片扩散法。每次实验应选用金黄色葡萄球菌 ATCC25923、大肠埃希菌 ATCC25922、粪肠球菌 ATCC29212 和铜绿假单胞菌 ATCC27853 等标准菌株在相同条件下做平行实验。如果标准菌株的实验结果超过或低于预期值一个稀释度以上，不应发出临床报告，而应找出差错的原因。

（五）注意事项

（1）培养基、接种菌量、蛋白质结合率、抗菌药物的配制、结果观察的时间等因素均能影响本实验的结果。此外，液体稀释法不适用于做磺胺药物等抑菌剂的药敏实验，可用琼脂稀释法进行实验。

（2）抗菌药物的质量须保证，应为直接购自厂商或相关机构的原料药或标准品。实际浓度需根据原料说明书的纯度进行换算。

（3）肉汤稀释法如果出现单一的跳孔或跳管现象，应记录抑制细菌生长的最高药物浓度；若出现多处跳孔或跳管，或琼脂稀释法出现低浓度药物琼脂平板不生长而高浓度生长现象，应检查培养物纯度或重复实验。

（4）为减少抗菌药物的蒸发和变质，试管应盖紧并于 4～8 ℃保存，稀释好的抗菌药物溶液应在 5 天内使用。含药的微量稀释盘应用塑料袋密封包装并立即置于不高于－20 ℃（最好不高于－60 ℃）保存至需要时，在－20 ℃大多数抗菌药物原液可保存三个月，而在 4 ℃下只能保存一周，但某些不稳定的抗菌药物除外，如亚胺培南、头孢克洛、克拉维酸等。解冻的抗菌药物溶液不能重新冷冻，因反复冻融会加速某些抗菌药物，特别是β-内酰胺类药物的降解。

（六）思考题

（1）请分析稀释法设立质控的意义。

（2）比较稀释法和纸片扩散法的区别。

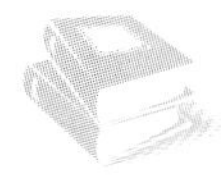

NOTE

三、E 实验法

E 实验法(epsilometer test,E-test)是一种结合稀释法和扩散法原理对抗菌药物直接定量的药敏实验技术。

(一)目的要求

(1) 掌握 E-test 的原理、操作方法、结果判定。

(2) 熟悉 E-test 的质控。

(二)器材与试剂

1. 菌种 金黄色葡萄球菌、铜绿假单胞菌或大肠埃希菌。

2. 试剂 无菌生理盐水、E-test 试条、M-H 琼脂等。

3. 器材 无菌棉拭子、接种环、试条置放器或镊子、比浊仪等。

(三)原理

E-test 试条是一条 5 mm×50 mm 无孔试剂载体,一面固定有一系列预先制备的浓度呈连续指数增长的抗菌药物,另一面用数字标出所含该药物的浓度(μg/mL),抗菌药物的梯度可覆盖有 20 个 MIC 对倍稀释浓度的宽度范围,其斜率和浓度范围对判别有临床意义的 MIC 范围和折点具有较好的关联。E-test 结合了稀释法和扩散法的原理和特点,操作简便同扩散法,但可以像稀释法一样直接定量测出抗菌药物对测试菌的 MIC,结果准确,重复性好。

(四)步骤与方法

1. 方法 菌液制备及接种均同纸片扩散法,特别强调在涂布细菌后要等琼脂表面干燥后才可用 E-test 加样枪或镊子贴加试条,试条全长应与琼脂平板紧密接触,试条 MIC 刻度面朝上,浓度最大处靠平板边缘。90 mm M-H 琼脂平板可放 E-test 试条 1～2 条,140 mm 的 M-H 琼脂平板可放 6 条。孵育温度及时间同纸片扩散法。质控同稀释法。

2. 结果判定 经 16～24 h 孵育后围绕试条可形成一个椭圆形的抑菌圈,抑菌圈边缘和试条的横向相交处的刻度读数即是该抗菌药物对测试菌的 MIC。MIC 单位为 μg/mL,根据 MIC 值,参照 CLSI 标准,报告相应的敏感或耐药。

(五)注意事项

(1) 贴 E-test 试条时,应刻度面朝上,不得贴反,一旦药面接触琼脂后绝对不能再移动,因为抗菌药物会在数秒内渗入琼脂中。

(2) 贴试条时应注意下面是否压有气泡,气泡会影响药物的均匀扩散,影响实验结果,可用挤压的方法赶出气泡。

(3) 如果抑菌圈位于上、下刻度之间或两侧相交处不一致时,应读取较高一侧所示的读数。

(4) 出现双抑菌圈时,应读生长被完全抑制的部分与 E-test 试条相交处的读数。

(六)思考题

E-test 的原理是什么?哪些因素会影响实验结果?

四、微量棋盘稀释法联合药敏实验

(一)目的要求

(1) 熟悉微量棋盘稀释法联合药敏实验的原理、操作方法和结果判定。

(2) 了解微量棋盘稀释法联合药敏实验 FIC 指数计算和判断。

(二)器材与试剂

同微量液体稀释法。

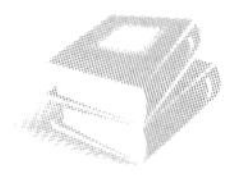
NOTE

(三) 原理

棋盘稀释法是目前临床实验室常用的定量方法，利用肉汤稀释法原理，计算部分抑菌浓度(fractional inhibitory concentration，FIC)指数，根据FIC指数评估测定细菌对联合药物的敏感度。

(四) 步骤与方法

1. 方法 首先分别测定拟联合的抗菌药物A和B对待检菌的MIC，根据抗菌药物A和B的MIC确定药物联合测定的稀释度，一般选择6～8个稀释度；每种抗菌药物的最高浓度为其MIC的2倍，采用棋盘稀释法，假设A菌的MIC=32 μg/mL，B菌的MIC=8 μg/mL，其棋盘稀释法操作示意，见表3-2。

具体操作时，微量棋盘稀释法同微量液体稀释法，琼脂棋盘稀释法同琼脂稀释法。

表3-2 棋盘稀释法示意表

	←				药物A稀释	
	16/2	16/4	16/8	16/16	16/32	16/64
↓	8/2	8/4	8/8	8/16	8/32	8/64
药物B稀释	4/2	4/4	4/8	4/16	4/32	4/64
	2/2	2/4	2/8	2/16	2/32	2/64
	1/2	1/4	1/8	1/16	1/32	1/64
	0.5/2	0.5/4	0.5/8	0.5/16	0.5/32	0.5/64

2. 结果判定 根据生长对照孔的细菌生长情况进行比较判断。无肉眼可见生长的最低药物浓度为测定药物对测试菌的MIC。根据以下公式计算FIC指数：

FIC指数=A药联合时的MIC/A药单测MIC+B药联合时的MIC/B药单测MIC

判断标准：FIC指数<0.5为协同作用；0.5～1为相加作用；1～2为无关作用；>2为拮抗作用。

(五) 思考题

(1) 试述联合药物敏感实验的意义。

(2) 微量棋盘稀释法联合药敏实验的四种结果包括什么？与FIC指数的关系如何？

(李秀真)

实验四 医院感染的微生物监测

一、常用消毒剂消毒效果的监测

(一) 目的要求

掌握常用消毒剂消毒效果的监测方法及结果评价。

(二) 器材与试剂

(1) 恒温培养箱、酒精灯。

(2) 无菌吸管、无菌试管、中和剂、营养琼脂培养基等。

(三) 常用消毒剂消毒效果的监测

1. 方法

1) 采样方法 用无菌吸管按无菌操作方法吸取1 mL被检消毒液，加入9 mL中和剂混匀。醇

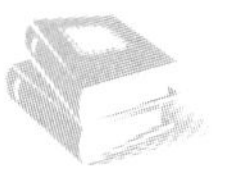

类与酚类消毒剂用普通营养肉汤中和;含氯消毒剂、含碘消毒剂和过氧化物消毒剂用含 0.1%～0.3%硫代硫酸钠中和剂;洗必泰、季铵盐类消毒剂用含 0.3%吐温-80 和 0.3%卵磷脂中和剂;醛类消毒剂用含 0.3%甘氨酸中和剂;含有表面活性剂的各种复方消毒剂可在中和剂中加入吐温-80,也可使用该消毒剂消毒效果检测的中和剂鉴定实验确定的中和剂。

2) 检测方法　用无菌吸管吸取一定稀释比例的中和后混合液 1.0 mL 接种平皿,将冷却至 40～45 ℃的溶化营养琼脂培养基每皿倾注 15～20 mL,(36±1) ℃恒温箱培养 72 h,计数菌落数;怀疑与医院感染暴发有关时,进行目标微生物的检测。

3) 结果计算方法

消毒液染菌量(CFU/mL)=平均每皿菌落数×10×稀释倍数

2. 结果判断

使用中灭菌用消毒液:无菌生长。

使用中皮肤黏膜消毒液染菌量:≤10 CFU/mL。

其他使用中消毒液染菌量≤100 CFU/mL。

3. 注意事项　采样后 4 h 内检测。

二、手、空气、物体表面等消毒效果的监测

(一) 目的要求

(1) 掌握手消毒效果的监测方法及结果评价。

(2) 掌握空气消毒效果的监测方法及结果评价。

(3) 掌握物体表面消毒效果的监测方法及结果评价。

(二) 器材与试剂

(1) 恒温培养箱、酒精灯。

(2) 无菌吸管、无菌试管、无菌棉签、中和剂、洗脱液、标准灭菌规格板、营养琼脂培养基等。

(三) 手卫生的监测

1. 方法

1) 采样方法　被检人员洗手消毒后,五指并拢。将棉拭子浸泡在含有相应中和剂的无菌洗脱液中。用棉拭子从双手指屈面从指跟到指端往返涂擦 2 次(一只手涂擦面积约 30 cm^2),并随之转动采样棉拭子。剪去操作者手接触部位,将棉拭子投入 10 mL 含有相应中和剂的无菌洗脱液试管内,立即送检。

2) 检测方法　将采样管在混匀器上振荡 20 s 或用力振打 80 次。

用无菌吸管吸取 1 mL 待检样本接种于无菌平皿。每一样本接种于 2 个平皿,再加入已经溶化的 45～48 ℃的营养琼脂 15～18 mL,边倾注边摇匀,待琼脂凝固。将平皿置于(36±1) ℃恒温培养箱培养 48 h,计数菌落数。

3) 结果计算方法

$$\text{细菌菌落总数}(\mathrm{CFU/cm^2})=\frac{\text{平板上菌落数}\times\text{稀释倍数}}{\text{采样面积}(\mathrm{cm^2})}$$

2. 结果判断

Ⅰ类和Ⅱ类区域医务人员的手卫生要求为细菌总数≤5 CFU/cm^2。Ⅰ类和Ⅱ类区域包括层流洁净手术室、层流洁净病房、普通手术室、产房、普通保护性隔离室、供应室洁净区、烧伤病房、重症监护病房等。

Ⅲ类区域医务人员的手卫生要求为细菌总数≤10 CFU/cm^2。Ⅲ类区域包括儿科病房、妇产科检查室、注射室、换药室、治疗室、供应室清洁区、急诊室、化验室及各类普通病房和房间等。

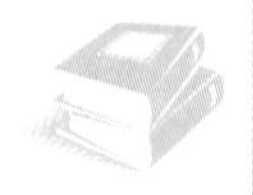

Ⅳ类区域医务人员的手卫生要求为细菌总数≤15 CFU/cm^2。Ⅳ类区域包括感染性疾病科、传染病科及病房。

NOTE

各类区域医务人员的手均不得检出致病微生物。

（四）空气效果的监测

1. 方法

1）布点方法　洁净手术部（室）及其他洁净用房可选择沉降法或浮游菌法，参照《医院洁净手术部建筑技术规范》（GB50333—2013）要求进行监测。浮游菌法可选择六级撞击式空气采样器或其他经验证的空气采样器。监测时将采样器置于室内中央 0.8～1.5 m 高度，按采样器使用说明书操作，每次采样时间不应超过 30 min。房内面积＞10 m^2者，每增加 10 m^2增设一个采样点。

未采用洁净技术净化空气的房间采用沉降法：室内面积≤30 m^2，设内、中、外对角线 3 点，内、外布点部位距离墙壁 1 m 处；室内面积＞30 m^2，设四角及中央 5 点，四角的布点部位距离墙壁1 m 处。

2）采样方法　将普通营养琼脂平板（直径为 9 cm）放在室内各采样点，采样高度为距离地面 0.8～1.5 m；采样时将平板盖打开，扣放于平板旁，暴露规定时间后盖上平皿盖及时送检。

3）检测方法　将送检平皿置于（36±1）℃恒温培养箱培养 48 h 计数菌落数。若怀疑与医院感染暴发有关时，进行目标微生物的检测。

4）结果计算方法

沉降法按平均每皿的菌落数报告，单位为 CFU/（皿·暴露时间）。

2. 结果判断　洁净手术部（室）和其他洁净场所，空气中的细菌菌落总数要求应遵循《医院洁净手术部建筑技术规范》（GB50333—2013）。

非洁净手术部（室）、非洁净骨髓移植病房、产房、导管室、新生儿室、器官移植病房、烧伤病房、重症监护病房、血液病病区空气中的细菌菌落总数≤4 CFU/（15 min·直径 9 cm 平皿）。

儿科病房、母婴同室、妇产科检查室、人流室、治疗室、注射室、换药室、输血科、消毒供应中心、血液透析中心（室）、急诊室、化验室、各类普通病室、感染疾病科门诊及其病房空气中的细菌菌落总数≤4 CFU/（5 min·直径 9 cm 平皿）。

3. 注意事项

（1）采样前，关好门、窗，在无人走动的情况下，静止 10 min 后进行采样。

（2）操作过程中手不可触及培养皿内壁。

（3）平皿应新鲜透亮，当天领取使用。

（4）如为空气采样机采样，按照操作说明进行。

（五）物体表面消毒效果的监测

1. 方法

1）采样方法　用 5 cm×5 cm 的标准灭菌规格板，放在被检物体表面。用浸有无菌 0.03% mol/L 磷酸盐缓冲液（PBS）或生理盐水采样液的棉拭子 1 支，在规格板内横竖往返各涂抹 5 次，并随之转动棉拭子，连续采样 4 个规格板面积，被采表面＜100 cm^2，取全部表面；被采表面≥100 cm^2，取 100 cm^2。剪去手接触部位后，将棉拭子放入 10 mL 无菌检验用洗脱液的试管中送检。门把手等小型物体则采用棉拭子直接涂抹物体表面采样。采样物体表面有消毒剂残留时，采样液应含相应中和剂。

2）检测方法　充分振荡采样管后，取不同稀释倍数的洗脱液 1 mL 接种平皿，向冷却至40～45 ℃的溶化营养琼脂培养基每皿倾注 15～20 mL，（36±1）℃恒温箱培养 48 h 计数菌落。怀疑与医院感染暴发有关时，进行目标微生物的检测。

3）结果计算方法

$$\text{物体表面菌落总数}(\mathrm{CFU/cm^2})=\frac{\text{平均每皿菌落数}\times\text{稀释倍数}}{\text{采样面积}(\mathrm{cm^2})}$$

小型物体表面的结果计算，用 CFU/件表示。

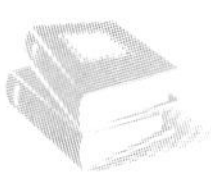

2. 结果判断　洁净手术部（室）、其他洁净场所、非洁净手术部（室）、非洁净骨髓移植病房、产

NOTE

房、导管室、新生儿室、器官移植病房、烧伤病房、重症监护病房、血液病病区等，物体表面细菌菌落总数≤5 CFU/cm²。

儿科病房、母婴同室、妇产科检查室、人流室、治疗室、注射室、换药室、输血科、消毒供应中心、血液透析中心(室)、急诊室、化验室、各类普通病室、感染疾病科门诊及其病房等，物体表面细菌菌落总数≤10 CFU/cm²。

三、血液透析液的监测

(一) 目的要求

掌握血液透析液的监测方法及结果评价。

(二) 器材与试剂

(1) 恒温培养箱、酒精灯。

(2) 无菌吸管、无菌试管、胰化蛋白胨葡萄糖培养基(TGEA)或 R2A 营养琼脂培养基等。

(三) 血液透析液的监测

1. 方法

1) 采样方法　用无菌吸管按无菌操作方法吸取 1.0 mL 透析液放入密闭无菌容器送检。

2) 检测方法　用无菌吸管吸取 1.0 mL 透析液接种平皿，向冷至 40～45 ℃的溶化培养基每皿倾注 15～20 mL，17～23 ℃恒温箱培养 18 h，计数菌落数。

2. 结果判断　透析液的细菌总数应不超过 100 CFU/mL。

3. 注意事项　样本应在收集后 4 h 内进行检测，或立即冷藏，并在收集后 24 h 内检测。

培养基宜选用胰化蛋白胨葡萄糖培养基、R2A 营养琼脂培养基或其他确认能提供相同结果的培养基，不能使用血琼脂培养基和巧克力琼脂培养基。

推荐使用 17～23 ℃的培养温度和 18 h(7 天)的培养时间。

四、无菌用品的监测

(一) 目的要求

掌握无菌用品的监测方法及结果评价。

(二) 器材与试剂

(1) 恒温培养箱、酒精灯。

(2) 无菌吸管、无菌试管、无菌棉签、中和剂、洗脱液、需-厌氧培养管、真菌培养管等。

(三) 无菌用品的监测

1. 方法

(1) 阳性对照管菌液制备。

①在实验前一天取金黄色葡萄球菌 CMCC(B)26003 的普通琼脂斜面新鲜培养物 1 接种环至需-厌氧培养基内，30～35 ℃培养 16～18 h 后，用 0.9%无菌氯化钠溶液稀释至 10～100 CFU/mL。

②取生孢梭菌 CMCC(B)64941 的需氧菌、厌氧菌培养基新鲜培养物 1 接种环，接种于相同培养基内，30～35 ℃培养 18～24 h 后，用 0.9%无菌氯化钠溶液稀释至 10～100 CFU/mL。

③取白色念珠菌 CMCC(F)98001 真菌琼脂培养基斜面新鲜培养物 1 接种环，接种于相同培养基内，20～25 ℃培养 24 h 后，用 0.9%无菌氯化钠溶液稀释至 10～100 CFU/mL。

(2) 采样方法：

①取缝合针、针头、刀片等小件医疗器械 5 件，直接浸入 6 管需-厌氧培养管(其中 1 管作阳性对照)与 4 管真菌培养管。培养基用量为 15 毫升/管。

NOTE

②取 5 副注射器，在 5 mL 洗脱液中反复抽吸 5 次，洗下管内细菌，混合后接种需-厌氧菌培养

管(共 6 管,其中 1 管作阳性对照)与真菌培养管(共 4 管)。

接种量:1 mL 注射器为 0.5 mL,2 mL 注射器为 1 mL,5～10 mL 注射器为 2 mL,20～50 mL 注射器为 5 mL。

培养基用量:接种量在 2 mL 以下时培养基用量为 15 毫升/管,接种量为 5 mL 时培养基用量为 40 毫升/管。

③手术钳、镊子等大件医疗器械取 2 件,用蘸有无菌洗脱液的棉拭子反复涂抹采样,将棉拭子投入 5 mL 无菌洗脱液中,将采样液混匀,接种于需-厌氧培养管(共 6 管,其中 1 管作阳性对照)与真菌培养基(共 4 管)。接种量为 1 毫升/管,培养基用量为 15 毫升/管。

(3) 培养:在待检样本的需-厌氧培养管中,接种预先准备的金黄色葡萄球菌阳性对照管液 1 mL(1∶1000 稀释),将需-厌氧培养管以及阳性与阴性对照管均于 30～35 ℃培养 5 天,真菌培养管与阴性对照管于 20～25 ℃培养 7 天,培养期间逐日检查是否有菌生长。如培养基出现混浊或沉淀,经培养后不能从外观上判断时,可取培养液转种入另一支相同的培养基中或斜面培养基上,培养48～72 h 后,观察是否再现混浊或在斜面上有无菌落生长,并在转种的同时,取培养液少量,涂片染色,用显微镜观察是否有菌生长。

2. 结果判断 阳性对照在 24 h 内应有菌生长,阴性对照在培养期间应无菌生长,如需-厌氧菌及真菌培养管内均为澄清或虽混浊但经证明并非有菌生长,判为灭菌合格;如需-厌氧菌及真菌培养管中任何 1 管为混浊并证实有菌生长,应重新取样,分别同法复试 2 次,除阳性对照外,其他各管均不得有菌生长,否则判为灭菌不合格。

3. 注意事项 洗脱液与培养基无菌实验:无菌实验前 3 天,于需-厌氧培养基与真菌培养基内各接种 1 mL 洗脱液,分别置于 30～35 ℃与 20～25 ℃培养 72 h,应无菌生长。

送检时间不得超过 6 h,若样本保存于 0～4 ℃,则不得超过 24 h。

被采样本表面积＜100 cm^2,取全部表面;被采样本表面积≥100 cm^2,取 100 cm^2。

若消毒试剂为化学消毒剂,采样液中应加入相应中和剂。

(陶元勇)

NOTE

第三章 临床常见细菌的培养与鉴定

实验五 球 菌

球菌包括革兰阳性球菌和革兰阴性球菌，它们通常引起化脓性感染，临床常见的革兰阳性球菌主要包括葡萄球菌属、链球菌属、肠球菌属的细菌等；常见的革兰阴性球菌主要包括奈瑟菌属和莫拉菌属细菌等，本节主要介绍葡萄球菌属、链球菌属、肠球菌属、奈瑟菌属和莫拉菌属细菌的实验室检验。

一、葡萄球菌属

（一）临床意义

葡萄球菌属在自然界广泛分布，也可存在于人和动物的皮肤黏膜表面而成为正常菌群中的成员。目前临床上根据凝固酶不同分为凝固酶阳性葡萄球菌和凝固酶阴性葡萄球菌，其中凝固酶阳性的金黄色葡萄球菌是人类重要的致病菌，临床常见的感染有疖、痈、创伤、手术切口等局部化脓性感染和骨髓炎、化脓性关节炎、心内膜炎、肺炎、菌血症等全身性感染，尤其是金黄色葡萄球菌所致的坏死性肺炎、脓毒血症或葡萄球菌烫伤样皮肤综合征（SSSS综合征），病死率较高。此外，金黄色葡萄球菌还可引起食物中毒等其他疾病。目前金黄色葡萄球菌已成为致病性最强、临床检出率最高的革兰阳性球菌。

（二）金黄色葡萄球菌的检验程序

金黄色葡萄球菌的感染常以急性、化脓性为特征，如果未得到有效治疗，感染可扩散至周围组织或经菌血症转移至其他器官而引起重度感染，如坏死性肺炎等病情进展迅速，病症凶险，因此如何快速检验、报告、尽早评估、及时有效地抗感染治疗，是治疗成功的关键。金黄色葡萄球菌的检验程序见图5-1。不同的临床样本，分别采取相应的处理方式。

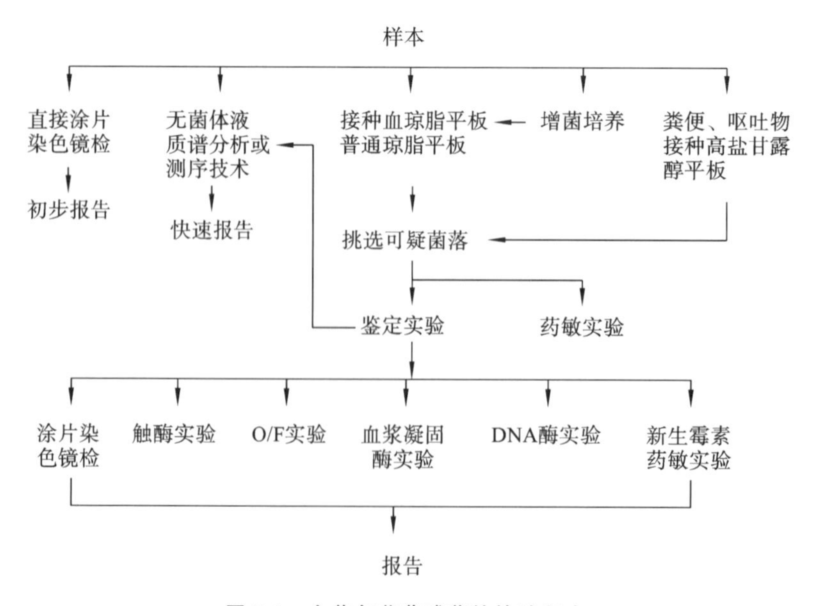

图5-1 金黄色葡萄球菌的检验程序

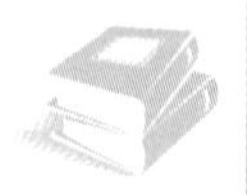
NOTE

（三）目的要求

1. 掌握 金黄色葡萄球菌的检验程序，检验方法。

2. 熟悉 葡萄球菌属的鉴定与鉴别要点。

3. 应用 临床标本中金黄色葡萄球菌的鉴定，培养学生实际检验能力。

（四）器材与试剂

1. 菌种 金黄色葡萄球菌、表皮葡萄球菌、腐生葡萄球菌等。

2. 培养基 普通琼脂平板、血琼脂平板、高盐甘露醇平板、M-H 琼脂平板、DNA 酶平板、O/F 培养基、甘露醇发酵管等生化微量管。

3. 试剂 3%过氧化氢溶液、革兰染液、EDTA-K_2抗凝新鲜血浆、1 mol/L 盐酸、生理盐水、无菌液体石蜡、新生霉素药敏纸片等。

4. 其他 比浊仪和 0.5 麦氏标准比浊管、培养箱、光学显微镜和油镜、载玻片、毫米尺或游标卡尺、小镊子、接种环、接种针、酒精灯、无菌棉拭子、小试管、无菌吸管、记号笔等。

（五）步骤与方法

1. 分离培养 将上述样本以分区划线方式分别接种于血琼脂平板、高盐甘露醇平板、普通琼脂平板，置于 35 ℃培养箱中孵育 18～24 h 后观察细菌菌落特征。表皮葡萄球菌、腐生葡萄球菌在普通培养基上形成直径为 2～3 mm 不透明的圆形、凸起、光滑菌落，表皮葡萄球菌呈灰白色菌落，腐生葡萄球菌呈微黄色不溶血菌落。金黄色葡萄球菌为直径 2～3 mm 的圆形、凸起、边缘光滑菌落，并产生金黄色非水溶性色素，典型菌落在血琼脂平板上能产生 β 溶血环，在高盐甘露醇平板上为黄色菌落。

2. 涂片染色镜检 菌落经涂片、固定、革兰染色，镜下呈单个、成双、短链或葡萄状排列，关键是呈葡萄串状的排列方式，是葡萄球属的镜下特点，尤其是金黄色葡萄球菌，其菌体镜下较小，大小较均匀一致，且排列多呈葡萄串状而显得较为“秀气”。

3. 生化反应

1）触酶实验

(1) 原理：具有触酶的细菌能催化过氧化氢释放出初生态氧，继而形成氧分子而产生气泡。

(2) 方法：挑取平板上的菌落，置于洁净的玻片上，滴加新鲜配制的 3%过氧化氢溶液 1～2 滴，静置，在 1 min 内观察结果。

(3) 结果判断：1 min 内出现明显气泡者为阳性，无气泡产生者为阴性，葡萄球菌属触酶实验阳性。

2）O/F 实验

(1) 原理：又称氧化/发酵实验，观察细菌分解葡萄糖过程中是利用分子氧（氧化型）还是无氧酵解（发酵型），或不分解葡萄糖（产碱型）。

(2) 方法：分别将金黄色葡萄球菌、表皮葡萄球菌、藤黄微球菌各接种两支 O/F 培养基生化管，其中一支加入无菌液体石蜡，加至培养基液面 0.3～0.5 cm 高度。置于 35 ℃培养箱中孵育 18～24 h后观察结果。

(3) 结果判断：仅开放管产酸为氧化型，两管都产酸为发酵型，两管均不变为产碱型。葡萄球菌属为发酵型，以此与微球菌属相鉴别。

3）血浆凝固酶实验

(1) 原理：金黄色葡萄球菌能产生两种凝固酶，一种是结合凝固酶或凝集因子，是结合在菌体细胞壁上的凝固酶，能与血浆中的纤维蛋白原交联而使菌体快速凝集，可用玻片法测出；另一种是游离凝固酶，是菌体生成后分泌至菌体外的凝固酶，能使凝血酶原变成凝血酶类物质，使纤维蛋白原转变成纤维蛋白，而使血浆凝固，可用试管法测出。

(2) 方法：分为玻片法和试管法。

①玻片法：取一滴生理盐水于洁净的玻片上，用接种环挑取待检菌 2～3 个涂于生理盐水中，制

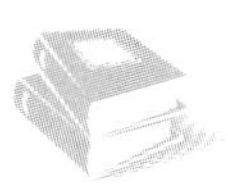

成浓的菌悬液，无自凝现象。然后加一环 EDTA 抗凝兔血浆混合，10 s 内观察结果。实验同时应做阳性、阴性对照。

②试管法：准备 EDTA 抗凝兔血浆，取 0.5 mL 于无菌小试管内，然后挑取 3～5 个待检菌的菌落于稀释的血浆中混匀，置于 35 ℃培养箱中孵育 3～4 h 后读取结果（若结果不明显可继续观察至 24 h）。实验同时应做阳性、阴性对照。

（3）结果判断：玻片法测定结合凝固酶，试管法测定游离凝固酶。玻片法在 10 s 内能看到玻片上菌悬液内有明显凝集现象为阳性，无凝集现象者为阴性；试管法凝固酶阳性时能看到试管内产生淡黄色胶胨状物质，无胶胨状物质形成者为阴性。金黄色葡萄球菌玻片法、试管法凝固酶均呈阳性反应。表皮葡萄球菌、溶血葡萄球菌等玻片法、试管法凝固酶均呈阴性反应。

4）DNA 酶实验

（1）原理：金黄色葡萄球菌能产生细胞外 DNA 酶，DNA 酶可水解 DNA 长链而形成寡核苷酸链。DNA 长链可被酸沉淀，而水解后形成的寡核苷酸链可溶于酸，当培养后的菌落平板上加入酸后，若菌落周围出现透明环，表明有寡核苷酸链形成，从而反推出该菌能产生 DNA 酶。

（2）方法：用接种针挑取待检菌点种在 DNA 酶琼脂平板上，并在平板上分别点种 DNA 酶阳性菌株（如沙雷菌或变形杆菌或卡他布兰汉菌）和阴性菌株做对照，将 DNA 酶琼脂平板置于 35 ℃培养箱中孵育 18～24 h 后，快速将 1 mol/L 盐酸 8～10 滴滴在 DNA 酶琼脂平板上，覆盖待检菌和阴、阳性对照菌（使菌落浸没），1～2 min 后观察结果，并应于 10 min 内观察完毕。

（3）结果判断：待检菌菌落周围出现透明圈者为阳性，未出现透明圈者为阴性（图 5-2）。金黄色葡萄球菌 DNA 酶阳性，其他葡萄球菌 DNA 酶阴性或微弱阳性。

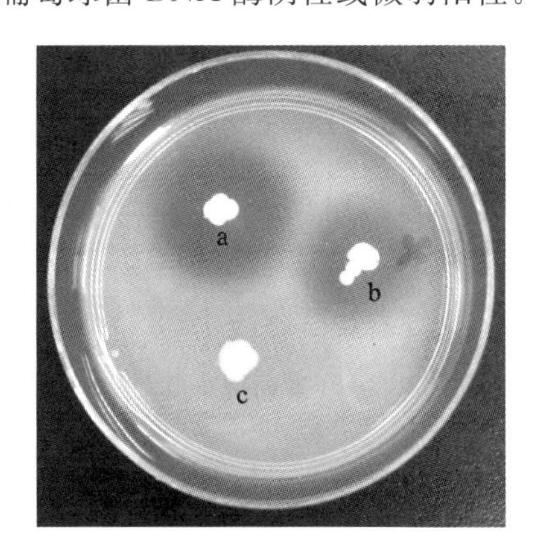

图 5-2　金黄色葡萄球菌 DNA 酶实验

注：a 表示待检菌 DNA 酶阳性；b 表示 DNA 酶阳性对照；c 表示 DNA 酶阴性对照。

5）甘露醇发酵实验

（1）原理：有些细菌能发酵分解甘露醇，产酸，使培养基变为黄色。

（2）方法：分别将金黄色葡萄球菌、表皮葡萄球菌、腐生葡萄球菌接种于甘露醇微量发酵管，置于 35 ℃培养箱中孵育 18～24 h 后观察结果。

（3）结果判断：培养基变为黄色为阳性，不变色为阴性。金黄色葡萄球菌甘露醇发酵实验阳性；表皮葡萄球菌、腐生葡萄球菌甘露醇发酵实验阴性。

6）新生霉素药敏实验

（1）原理：利用某些葡萄球菌对新生霉素的敏感度不同进行实验。

（2）方法：分别制备 0.5 麦氏浊度的金黄色葡萄球菌、表皮葡萄球菌、腐生葡萄球菌菌悬液，将菌悬液均匀涂于 M-H 琼脂平板，贴上每片含 5 μg 的新生霉素纸片，35 ℃孵育 16～20 h 后观察结果。

（3）结果判断：金黄色葡萄球菌、表皮葡萄球菌对新生霉素敏感（抑菌圈直径＞12 mm），腐生葡萄球菌对新生霉素耐药。

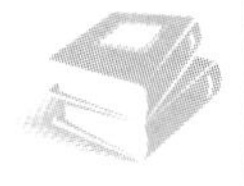
NOTE

7）诊断血清凝集实验

(1) 原理：用金黄色葡萄球菌的诊断血清与待检菌及生理盐水在载玻片上混合，若出现肉眼可见的特异性凝集块，表示该菌即为金黄色葡萄球菌。

(2) 方法：取一洁净载玻片，用接种环挑取待检菌分别与诊断血清及生理盐水混匀，摇动玻片约 10 s，1～3 min 后观察结果。

(3) 结果判断：待检菌与诊断血清混合后明显凝集，而与生理盐水混合后呈均匀混浊者为阳性，可鉴定为金黄色葡萄球菌。待检菌与诊断血清、生理盐水混合后都呈均匀混浊者为阴性。待检菌与诊断血清、生理盐水混合后均凝集者为自凝现象。

葡萄球菌属内各常见菌种鉴定方法如表 5-1 所示。

表 5-1　临床常见葡萄球菌菌种鉴别

菌种	菌落色素	凝固酶	凝集因子	耐热核酸酶	碱性磷酸酶	吡咯芳胺酶	鸟氨酸脱羧酶	脲酶	β-半乳糖苷酶	3-羟基丁酮	新生霉素抵抗	多黏菌素抵抗	蕈糖	甘露醇	甘露糖	松二糖	木糖	纤维二糖	麦芽糖	蔗糖
金黄色葡萄球菌	+	+	+	+	+	−	−	d	−	+	−	+	+	+	+	+	−	−	+	+
表皮葡萄球菌	−	−	−	−	+	−	(d)	+	−	+	−	+	−	−	(+)	(d)	−	−	+	+
溶血葡萄球菌	d	−	−	−	−	+	−	−	−	+	−	−	+	d	−	(d)	−	−	+	+
里昂葡萄球菌	d	−	(+)	−	−	+	+	d	−	+	−	d	+	−	+	(d)	−	−	+	+
施氏葡萄球菌	−	−	+	+	+	+	+	−	−	(+)	−	−	d	−	+	−	−	−	−	−
腐生葡萄球菌	d	−	−	−	−	−	−	+	+	+	+	−	+	d	−	+	−	−	+	+
中间葡萄球菌	−	+	d	+	+	+	−	+	+	−	−	−	+	(d)	+	d	−	−	(±)	+
猪葡萄球菌	−	d	−	+	+	−	−	d	−	−	−	+	+	−	+	−	−	−	−	+
沃氏葡萄球菌	d	−	−	−	−	−	−	+	−	+	−	−	+	d	−	(d)	−	−	(+)	+

注：“±”表示迟缓弱阳性；“d”表示 21%～79%阳性；“(d)”表示不确定阳性；“(+)”表示有时阳性不明显。

（六）注意事项

(1) 触酶实验不宜用金属环挑菌后直接在过氧化氢溶液中涂抹，也不宜直接在血琼脂平板上进行触酶实验，以免出现假阳性；因红细胞内含有触酶，故不宜挑取血琼脂平板上菌落底层的细菌做触酶实验。细菌要求新鲜，所用的过氧化氢溶液应新鲜配制或密封保存；每次实验时，应用阳性和阴性菌株做对照。

(2) 若有少量气泡生成使触酶实验结果不确定时，可采用替代方式：先在玻片上滴 1 滴 3%过氧化氢溶液，用无菌滤纸挑取非血琼脂平板上菌落，点在过氧化氢溶液中，有气泡者为触酶阳性，无气泡者为触酶阴性。

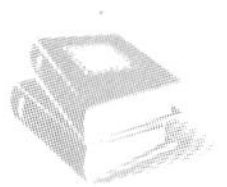
NOTE

(3) 玻片法凝固酶实验不可用高盐培养基上的菌落，否则可能出现细菌自凝现象，造成假阳性。玻片法凝固酶实验的菌悬液浓度宜大，结果应在 10 s 内观察。

(4) 观察试管法凝固酶实验结果时，应轻轻倾斜试管，不要用力振摇试管，以防凝块迅速收缩或被破坏。

(5) 某些菌株产生的葡激酶在延长孵育时间后可使胶胨状物质溶解使之产生假阴性，因此做试管法凝固酶实验时，试管置于 37 ℃孵育 4 h 必须观察 1 次结果，阴性者应继续孵育至 24 h，因有些金黄色葡萄球菌产生的凝固酶量少，需培养 24 h 后才能观察到凝固酶活性。培养 24 h 仍未见胶胨状物质者，才能判断为试管法凝固酶实验阴性。

(6) 玻片法可作为快速筛选实验，而试管法为凝固酶实验的金标准，但耗时稍长，所以玻片法阴性或不确定时需用试管法证实。另外，少数金黄色葡萄球菌玻片法阴性，试管法阳性，因该金黄色葡萄球菌无结合凝固酶，有游离凝固酶，应引起注意。

(7) 有条件的实验室可通过质谱分析或测序技术进行菌种鉴定。

(8) 所有操作应在超净工作台或生物安全柜中进行。

(七) 思考题

(1) 试述金黄色葡萄球菌的菌落、镜下特点和主要的生化反应结果。

(2) 填写下表，试述三种葡萄球菌的主要生化反应鉴别要点(表 5-2)。

表 5-2 三种葡萄球菌的主要生化反应鉴别要点

菌种	触酶实验	O/F 实验	DNA 酶实验	凝固酶实验		新生霉素实验
				玻片法	试管法	
金黄色葡萄球菌						
表皮葡萄球菌						
腐生葡萄球菌						

二、链球菌属

(一) 临床意义

链球菌属细菌种类多，分布广，有的作为正常菌群寄居于人体的上呼吸道、消化道、泌尿生殖道，有的是皮肤上的过路菌，还有某些菌种为毒力强的致病菌。引起人类致病的主要是 A 群链球菌，可引起急性咽炎、呼吸道感染、丹毒、脓疱病、软组织感染、心内膜炎和脑膜炎等，还可引起猩红热以及感染后的变态反应性疾病如急性肾小球肾炎、风湿热等。无乳链球菌是新生儿菌血症和脑膜炎的常见菌，该菌还可引起孕妇胎膜早破，对成人主要引起肾盂肾炎、子宫内膜炎等；C、G 群 β 溶血性链球菌主要通过手术和创伤引起感染；肺炎链球菌主要引起支气管炎、大叶性肺炎、中耳炎、鼻窦炎、脑膜炎和菌血症，是社区获得性肺炎的主要病原菌之一，临床较为常见；草绿色链球菌可引起心脏瓣膜异常患者亚急性细菌性心内膜炎，血液链球菌、温和链球菌、口腔链球菌、中间型链球菌等常分离自深部脓肿，特别是肝和脑的脓肿。

(二) 链球菌属的检验程序

链球菌属检验程序见图 5-3。不同的临床样本，分别采取相应的处理方式。

(三) 目的要求

1. 掌握 链球菌属的形态及培养特性，A、B 群链球菌和肺炎链球菌的鉴定方法。

2. 熟悉 链球菌属的鉴定依据。

(四) 器材与试剂

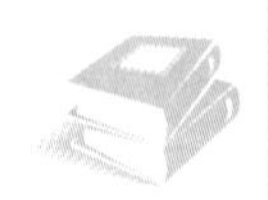
NOTE

1. 菌种 A 群链球菌、B 群链球菌、D 群链球菌、肺炎链球菌与甲型链球菌等。

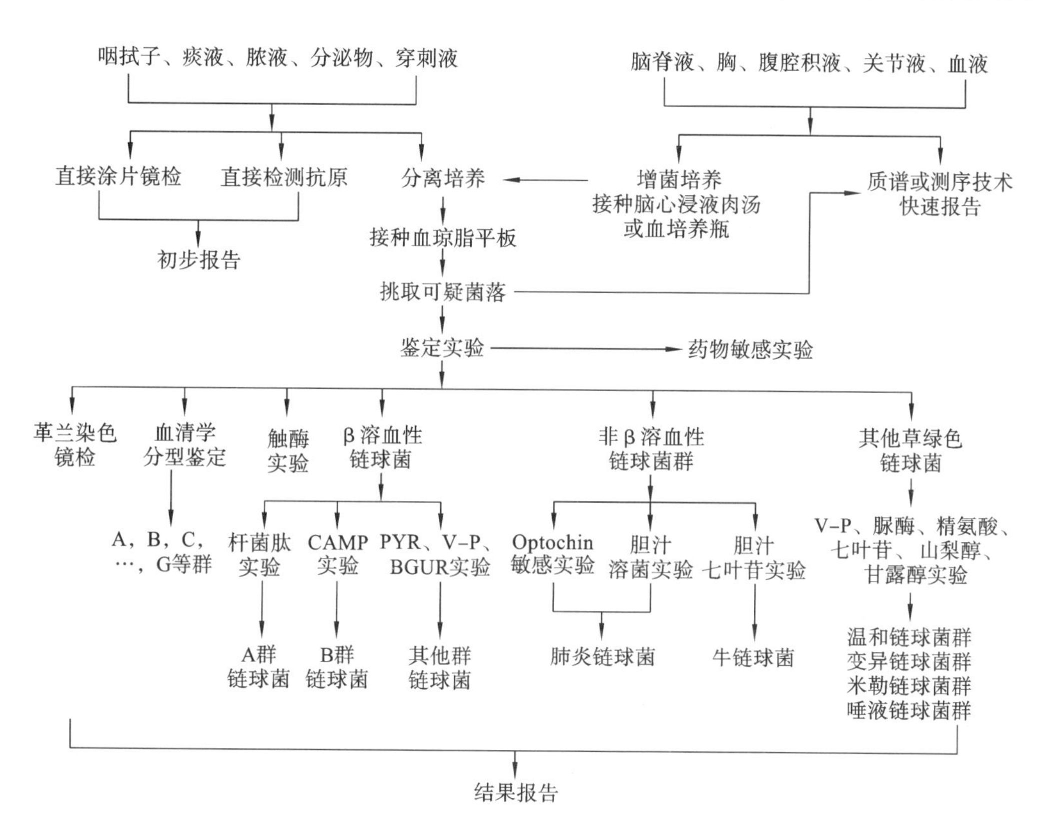

图 5-3 链球菌属检验程序

2. 培养基 血琼脂平板，血清肉汤、胆汁七叶苷、6.5%氯化钠肉汤、M-H 血琼脂平板等。

3. 试剂 新鲜血浆、3%过氧化氢溶液、10%去氧胆酸钠溶液、革兰染色试剂、链球菌胶乳凝集实验试剂(A,B,C,D,…,G 群)，杆菌肽药敏纸片、Optochin 药敏纸片等。

4. 其他 接种环、载玻片、黑色玻璃板、加样枪、无菌枪头、游标卡尺、酒精灯、光学显微镜、生物安全柜、培养箱等。

(五) 步骤与方法

1. 分离培养

(1) 平板分离培养：分别将 A、B、D 群链球菌，肺炎链球菌，草绿色链球菌分区划线接种于血琼脂平板，置于 5%～10% CO_2 环境，35 ℃培养箱中孵育18～24 h。注意链球菌的营养要求高，须在培养基中加入血液、血清才能生长，肺炎链球菌和草绿色链球菌某些种的培养需要 CO_2。链球菌在血琼脂平板上形成灰白色小菌落，不同菌种的菌落可形成 α、β、γ 三种特征性溶血现象，A、B 群链球菌为灰白色、圆形、凸起、直径约 1 mm、呈 β 溶血的菌落。肺炎链球菌为微绿色、扁平、光滑的呈 α 溶血的菌落，中心可有下陷感，培养 48 h 后呈"脐窝状"菌落，见图 5-4 及文后彩图。D 群链球菌、草绿色链球菌菌落稍小，呈 α 溶血。

图 5-4 链球菌肺炎链球菌"脐窝状"菌落

(2) 血清肉汤培养：分别将 A、B、D 群链球菌，肺炎链球菌，草绿色链球菌接种于血清肉汤中，置于 5%～10% CO_2 环境，35 ℃培养箱中孵育 18～24 h。链球菌在液体培养基中表现为絮状和颗粒沉淀。

2. 涂片染色镜检 分别取 A、B、D 群链球菌，草绿色链球菌培养物进行涂片、染色、镜检。链球菌镜下呈单个、成双、成链状或短链状排列的圆形、革兰阳性球菌。在尿液、脓液、胸腔积液、腹腔积液、血液标本及肉汤中直接涂片，革兰染色镜检中链球菌排列可呈长链状。肺炎链球菌多呈矛头状、宽端相对尖端向外、成双排列的革兰阳性球菌，在液体标本涂片染色中菌体周围可见荚膜。

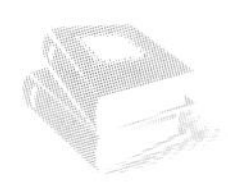
NOTE

3. 生化反应

1) 触酶实验　挑取链球菌的培养物进行触酶实验，具体操作及结果判断见上一节葡萄球菌属中相关内容。链球菌属触酶实验阴性。

2) 杆菌肽敏感实验

(1) 原理：A群链球菌对杆菌肽几乎100%敏感，而其他群链球菌对杆菌肽通常耐药。

(2) 方法：将待检链球菌分别密集划线于MH血琼脂平板上，粘贴0.04 U杆菌肽药敏纸片，35 ℃培养箱中孵育18～24 h后观察。

(3) 结果判断：杆菌肽周围出现抑菌圈为敏感，则推断被检菌为A群链球菌。无抑菌圈者为阴性。

3) CAMP实验

(1) 原理：B群链球菌能产生CAMP因子，可促进金黄色葡萄球菌β溶血素活性。在血琼脂平板上2种细菌交界处溶血能力增强，形成箭头状的透明溶血区。

(2) 方法：在血琼脂平板上，用金黄色葡萄球菌ATCC25923划线接种一条直线，再分别将待检链球菌在距金黄色葡萄球菌接种线3～10 mm处呈垂直直线方式接种一条短直线，用同样的方法接种阴性、阳性对照菌，35 ℃、5%～10%二氧化碳培养箱中孵育18～24 h后观察。

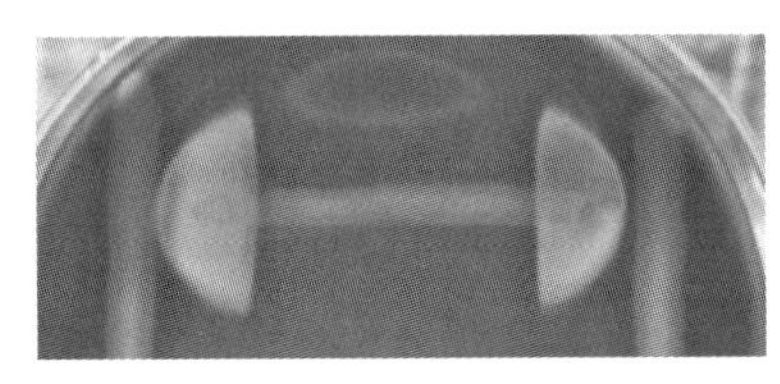

图5-5　B群链球菌CAMP实验

(3) 结果判断：2接种线之间出现箭头状的扩大透明溶血区者为阳性。未出现扩大溶血区者为阴性，B群链球菌CAMP实验阳性，见图5-5。

4) Optochin敏感实验

(1) 原理：Optochin(即乙基氢化去甲奎宁)对肺炎链球菌有特异抑制作用，可干扰肺炎链球菌叶酸的生物合成，抑制该菌生长，而使肺炎链球菌对其敏感；Optochin对其他链球菌无抑制作用，故其他链球菌表现为耐药。

(2) 方法：将肺炎链球菌、草绿色链球菌分别密集划线于血琼脂平板上，粘贴5 μg Optochin药敏纸片，35 ℃、5%～10%二氧化碳培养箱中孵育18～24 h后观察结果。

(3) 结果判断：Optochin抑菌圈直径≥14 mm为敏感，<14 mm为阴性。

5) 胆汁溶菌实验

(1) 原理：肺炎链球菌能产生自溶酶，胆汁或胆盐可加速肺炎链球菌本身自溶过程，促使菌体发生自溶，溶解肺炎链球菌而使菌落消失。

(2) 方法：①平板法：直接将10%去氧胆酸钠溶液滴在菌落上，置于35 ℃孵育30 min后观察结果。②试管法：直接将20%去氧胆酸钠溶液0.1 mL滴入1 mL血清肉汤培养物中，摇匀后置于35 ℃培养箱中孵育，30～60 min后观察。

(3) 结果判断：平板法以菌落消失为阳性；试管法以加胆盐的培养物变澄清、透明者为阳性，而对照管仍混浊为阴性。

6) 七叶苷分解实验

(1) 原理：有的细菌可将七叶苷分解成葡萄糖和七叶素，七叶素与培养基中枸橼酸铁的二价铁离子反应，生成黑色的化合物，使培养基呈黑色。

(2) 方法：将待检链球菌接种于七叶苷生化微管培养基中，35 ℃培养箱中孵育18～24 h后观察。

(3) 结果判断：生化微管中培养基变为黑色或棕褐色者为阳性，不变色者为阴性。D群链球菌和肠球菌属七叶苷分解实验阳性。

7) 吡咯烷酮芳基酰胺酶(PYR)实验

(1) 原理：有些细菌能产生吡咯烷酮芳基酰胺酶，能水解吡咯烷酮β-萘酚酰胺(PYR)基质，释放出β-萘酚酰胺，后者与N,N-二甲氨基肉桂醛反应，产生桃红色者为阳性。

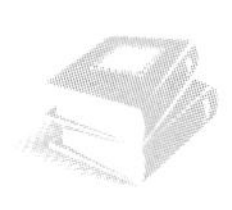

NOTE

(2) 方法：直接取新鲜培养的菌落，涂布于含有 PYR 的试纸上，置于 35 ℃培养箱中孵育 5 min，滴加显色剂后观察结果。

(3) 结果判断：滴加显色剂 1 min 后若阳性则显红色，无颜色变化者为阴性。A 群链球菌和肠球菌 PYR 实验阳性。

8) 链球菌快速胶乳凝集实验

(1) 原理：用已知的 A、B 等各群抗原的免疫血清分别致敏的胶乳颗粒，与待检链球菌进行间接胶乳凝集反应，该菌与相对应的群的胶乳颗粒能产生肉眼可见的凝集现象。

(2) 方法：挑取 2～3 个待检菌落混悬于已加入 0.4 mL 提取酶的试管中，并使其乳化均匀，置于 35 ℃水浴 10～15 min。在水浴的同时在卡片的相应区域各加 1 滴 A,B,C,…,G 群抗体致敏胶乳液，然后分别加入提取酶已处理完成的菌悬液各 1 滴，混匀，轻轻摇动卡片，观察结果。

(3) 结果判断：在 2～10 min 内发生胶乳凝集者为阳性。待检菌与哪群抗体致敏的胶乳颗粒凝集，就表明该菌为相应血清群的链球菌。

9) 肺炎链球菌胶乳凝集实验

(1) 原理：肺炎链球菌与肺炎链球菌胶乳混合能产生特异性的抗原抗体反应，产生肉眼可见的凝集现象。

(2) 方法：在两片干燥、洁净的载玻片上各加 1 滴生理盐水并加入待检菌，研磨均匀制得菌悬液；在一片载玻片上加 1 滴抗肺炎链球菌胶乳，在另一载玻片上加 1 滴质控胶乳，分别搅拌混匀后轻轻摇动载玻片，于 2 min 内读取结果。

(3) 结果判断：2 min 内待检菌与抗肺炎链球菌胶乳出现反应，产生清晰可见的凝集，而不与质控胶乳发生凝集者为阳性，与两个试剂均不产生凝集者为阴性。

10) 荚膜肿胀实验

(1) 原理：特异抗血清和相应荚膜细菌相互作用，使细菌的荚膜明显增大，细菌的周围有较宽的环状带。

(2) 方法：取洁净载玻片两侧各加待检菌 1～2 接种环，一侧加抗细菌荚膜血清，另一侧加正常血清各 1～2 接种环，混匀；两侧各加 1%美蓝溶液 1 接种环，混匀，分别加盖玻片，放置于湿盒中 5～10 min，镜检。

结果判断：阳性：镜下观察在蓝色细菌周围可见厚薄不等、边界清晰的无色环状物，而在对照侧则无此现象。阴性：实验和对照物侧均不产生无色环状物。肺炎链球菌荚膜肿胀实验阳性。

11) 其他　有条件的实验室可进行质谱分析或测序技术进行菌种鉴定。

链球菌属内的鉴定实验见表 5-3。

表 5-3　β 溶血性链球菌属内鉴定实验

Lancefield 抗原群	菌落大小/mm	菌种名	PYR	V-P	CAMP	BGUR
A	＞0.5	化脓性链球菌	+	−	−	
A	＜0.5	米勒链球菌	−	+	−	
B		无乳链球菌	−		+	
C	＞0.5	马链球菌	−	−	−	+
C	＜0.5	米勒链球菌	−	+	−	−
F	＜0.5	米勒链球菌	−	+	−	
G	＞0.5	似马链球菌	−	−	−	+
G	＜0.5	米勒链球菌	−	+	−	−
未分群	＜0.5	米勒链球菌	−	+	−	

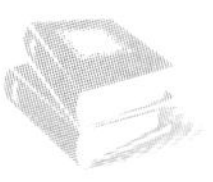
NOTE

(六) 注意事项与小结

(1) 杆菌肽敏感实验时,已接种待检菌并粘贴了杆菌肽药敏纸片的 M-H 血琼脂平板,应置于 35 ℃普通培养箱中孵育,而不能放入 5%~10%二氧化碳培养箱中,否则影响结果判读。

(2) 进行胆盐溶菌实验时,应仔细观察消失的菌落是溶菌还是被试剂冲走移位。

(3) 链球菌快速胶乳凝集实验时,待检菌必须为纯培养物,且实验的菌量需足够,如果待检菌的菌量不够,可能出现假阴性结果。

(4) 自凝菌株不能用链球菌快速胶乳凝集实验分群;若所有的胶乳试剂都出现凝集,必须重做实验。

(5) 非溶血菌株可以与 A、B、C、F 或 G 群胶乳悬液反应,需用生化方法进行鉴定;α 溶血或非溶血性菌株的血清学实验不明显,也需要进行生化实验以鉴定分离株。

(6) 链球菌快速胶乳凝集实验时,一些 D 群链球菌也可以和 G 群发生凝集反应,因此应以生化反应为金标准。

(7) 肺炎链球菌胶乳试剂在使用前应将试剂盒置于室温(18~25 ℃)中平衡 20 min,使用时混匀胶乳试剂,并防止滴瓶中泡沫滴至实验玻片上。

(8) 所有实验应注意无菌操作并注意生物安全防护。

(七) 思考题

(1) 链球菌鉴定与鉴别常用实验有哪些?

(2) 简述 A 群链球菌、肺炎链球菌的分离培养和鉴定要点。

(3) 填写下表,试述下列链球菌的主要鉴别要点(表 5-4)。

表 5-4 链球菌的主要鉴别实验

菌种	杆菌肽实验	CAMP 实验	Optochin 敏感实验	胆汁溶菌实验	胆汁七叶苷实验
A 群链球菌					
B 群链球菌					
肺炎链球菌					
牛链球菌					

三、肠球菌属

(一) 临床意义

肠球菌广泛分布于自然界,是人、动物肠道的正常菌群,也可栖居于女性生殖道。肠球菌所致感染最多见于泌尿道感染,多与泌尿道器械操作、留置导尿、尿路结构异常及抗菌药物不规范使用有关,是重要的医院感染病原菌,腹腔和盆腔感染及肛周脓肿时也是常见的感染菌,但如果标本留取不合格时,它也是常见的污染菌,因此在临床诊断前应认真评估分离菌的临床意义。医院内肠球菌属感染的标本中分离最多的是粪肠球菌,其次是屎肠球菌,属内其他种分离率较低。

(二) 肠球菌属的检验程序

肠球菌属检验程序见图 5-6。不同的临床样本,分别采取相应的处理方式。

(三) 目的要求

1. 掌握 肠球菌属的形态及培养特性。

2. 掌握 肠球菌属的主要鉴定依据,尤其是粪肠球菌和屎肠球菌的鉴定。

3. 应用 用于临床各类标本中肠球菌的分离与鉴定。

(四) 器材与试剂

1. 菌种 粪肠球菌、D 群链球菌等。

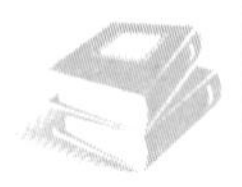
NOTE

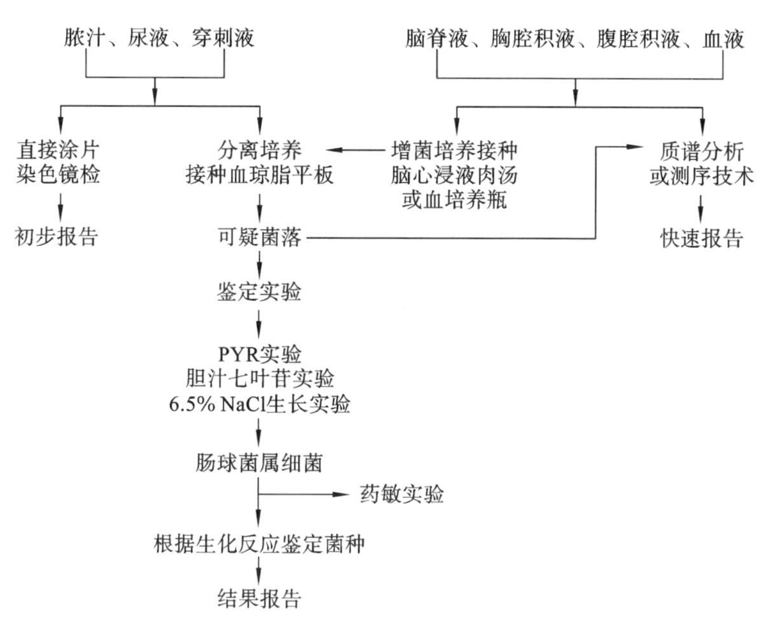

图 5-6 肠球菌属检验程序

2. 培养基 血琼脂平板、血清肉汤、胆汁七叶苷、6.5%氯化钠肉汤、M-H 琼脂平板等。

3. 试剂 3%过氧化氢溶液、革兰染色试剂、PYR 试剂。

4. 其他 接种环、载玻片、加样枪、无菌枪头、酒精灯、光学显微镜、生物安全柜、培养箱等。

（五）步骤与方法

1. 分离培养 将上述样本以分区划线方式分别接种于血琼脂平板及中国蓝琼脂平板上，置于 35 ℃、5%～10%二氧化碳培养箱中培养 24～48 h，观察、记录细菌生长情况及菌落形态特征。

肠球菌在血琼脂平板上菌落光滑，为灰白色、圆形、稍凸起、不透明的菌落，多呈 α 溶血，也可呈 β 溶血或不溶血。肠球菌属在中国蓝琼脂平板上不生长。

2. 涂片染色镜检 将上述菌落涂片，革兰染色，油镜下观察细菌的染色性及形态特征并记录。肠球菌镜下呈单个、成双、短链或成簇排列的卵圆形、革兰阳性球菌。用尿液、脓液、胸腔积液、腹腔积液、血液标本直接涂片，革兰染色镜检中肠球菌较链球菌稍大，排列可呈中长链状。

3. 生化反应

1）触酶实验 挑取肠球菌的培养物进行触酶实验，原理、方法及结果判断见葡萄球菌属中相关内容。肠球菌属触酶实验阴性。

2）胆汁七叶苷实验

（1）原理：有的细菌可在胆盐中生长并分解七叶苷，生成黑色或棕褐色的化合物。

（2）方法：分别将肠球菌、D 群链球菌接种于胆汁七叶苷生化反应微管中，35 ℃培养箱中孵育 18～24 h 后观察结果。

（3）结果判断：生化微管中培养基变为黑色或棕褐色为阳性，不变色者为阴性。肠球菌属胆汁七叶苷实验阳性。

3）6.5% NaCl 生长实验

（1）原理：有的细菌能在 6.5% NaCl 中生长，使培养基变混浊，若培养基中已加入溴甲酚紫指示剂，可使培养基中葡萄糖分解产酸，而使培养基变为黄色。

（2）方法：将待检菌接种于 6.5% NaCl 生化反应微管中，35 ℃培养箱中孵育 18～24 h 后观察结果。

（3）结果判断：生化微管中培养基变混浊，或已加入溴甲酚紫指示剂的培养基变为黄色者为阳性，不变色者为阴性。肠球菌属能在 6.5% NaCl 中生长。

4）PYR 实验 挑取肠球菌的新鲜培养物进行 PYR 实验，原理、方法及结果判断见链球菌属中

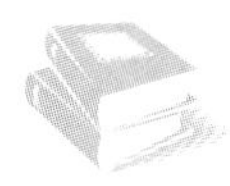
NOTE

相关内容。肠球菌属 PYR 实验阳性。

临床常见肠球菌的主要鉴定特征见表 5-5。

表 5-5 常见肠球菌属种间鉴定

菌种	甘露醇	山梨糖	精氨酸	阿拉伯糖	山梨醇	棉籽糖	亚硝酸盐	动力	色素	蔗糖	丙酮酸盐
粪肠球菌	+	−	+	−	+	+	+	+	−	+	+
屎肠球菌	+	−	+	+	V	V	−	−	−	+	−
铅黄肠球菌	+	−	+	+	V	+	−	+	+	+	V
鹑鸡肠球菌	+	−	+	+	−	+	−	+	−	+	−
坚韧肠球菌	−	−	+	−	−	−	−	−	−	−	−
鸟肠球菌	+	+	−	+	+	−	−	−	−	+	+

注：V 表示反应不定。

（六）注意事项与小结

(1) 进行胆汁七叶苷实验和 6.5% NaCl 生长实验时，培养基中接种菌量不能太小，否则易致假阴性。若接种量太大，细菌不需要生长而足以造成七叶苷分解或使葡萄糖产酸，导致假阳性结果。因此，以接种 2～4 个菌落为宜。

(2) 有条件的实验室可通过质谱分析或测序技术进行菌种鉴定。

（七）思考题

(1) 肠球菌鉴定与鉴别常用实验有哪些?

(2) 粪肠球菌和屎肠球菌的鉴定要点有哪些?

四、奈瑟菌属

（一）临床意义

人体内有多种奈瑟菌寄生在鼻咽腔和口腔中，均为正常菌群中的成员，对人体不致病，多为定植的腐生菌。但淋病奈瑟菌、脑膜炎奈瑟菌对人致病。脑膜炎奈瑟菌能引起流行性脑脊髓膜炎，即流脑，于冬末春初发病，多为学龄儿童、青少年，侵袭性脑膜炎奈瑟菌感染多为新近感染，急性发病，可出现严重的临床症状如高热、头痛、明显脑膜刺激症状，甚至休克和 DIC 等；约半数患者出现皮下淤斑。脑膜炎奈瑟菌可寄居于人的鼻咽腔、口腔黏膜上，通过呼吸道分泌物或空气微粒传播。淋病奈瑟菌是引起淋病的病原菌，也可引起盆腔炎、结膜炎、口咽部和肛门直肠淋病，淋病奈瑟菌主要通过性接触传播，也可在分娩时通过产道感染新生儿。

（二）奈瑟菌属的检验程序

(1) 脑膜炎奈瑟菌的检验程序见图 5-7。对于不同的临床样本，分别采取相应的处理方式。

(2) 淋病奈瑟菌检验程序见图 5-8。对于不同的临床样本，分别采取相应的处理方式。

（三）目的要求

(1) 掌握淋病奈瑟菌和脑膜炎奈瑟菌所致疾病的特点和培养特性。

(2) 掌握淋病奈瑟菌和脑膜炎奈瑟菌的鉴定要点。

（四）器材与试剂

1. 菌种　淋病奈瑟菌，脑膜炎奈瑟菌。

2. 培养基　巧克力琼脂平板，血琼脂平板，中国蓝琼脂平板，葡萄糖发酵管，麦芽糖发酵管，蔗糖发酵管，硝酸盐培养基，DNA 酶琼脂平板等。

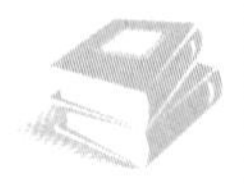
NOTE

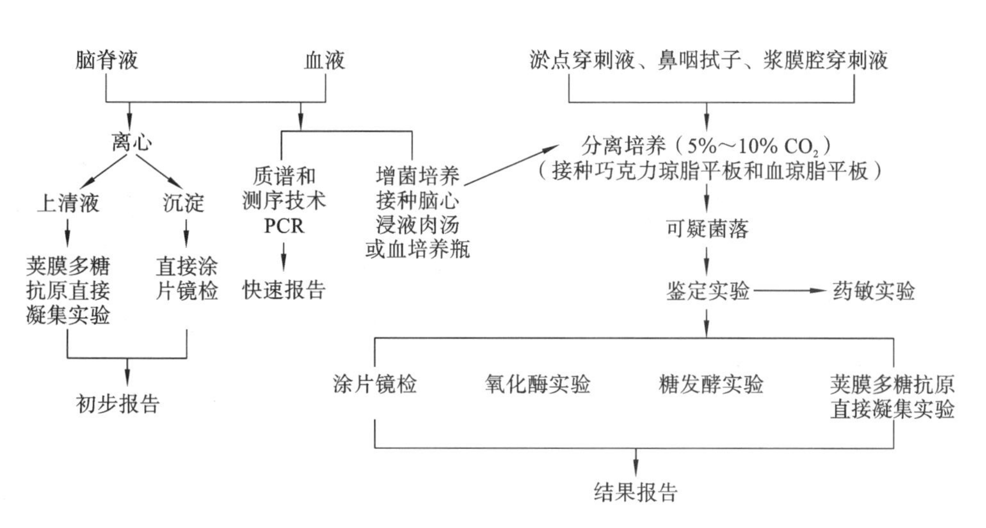

图 5-7　脑膜炎奈瑟菌检验程序

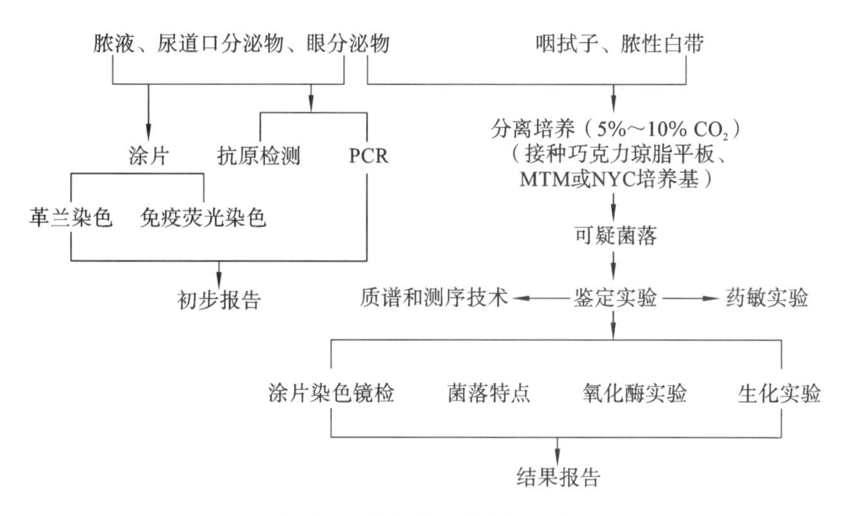

图 5-8　淋病奈瑟菌检验程序

3. 试剂　革兰染液，氧化酶试剂，硝酸盐还原试剂，1 mol/L 盐酸等。

4. 其他　二氧化碳培养箱、光学显微镜和油镜、载玻片、接种环、接种针、酒精灯、无菌棉拭子、无菌吸管、记号笔等。

（五）步骤与方法

1. 分离培养　将上述样本以分区划线方式分别接种于血琼脂平板上、巧克力琼脂平板及中国蓝琼脂平板上，置于 35 ℃、5%～10%二氧化碳培养箱中培养 24～48 h，观察、记录细菌生长情况及菌落形态特征，有条件的情况下，可将两种菌落进行对比分析。

淋病奈瑟菌在巧克力琼脂平板上呈凸起、透明或半透明、露珠样或微呈灰白色、圆形、边缘稍有不整齐似要长角样、直径为 0.5～1.0 mm 的小菌落；在普通血琼脂平板上多生长不良；但可以在营养丰富的哥伦比亚血琼脂平板上生长良好，形态、大小与巧克力琼脂平板上所生长的菌落相似，见图 5-9 及文后彩图。淋病奈瑟菌和脑膜炎奈瑟菌在中国蓝琼脂平板上不生长。

脑膜炎奈瑟菌在血琼脂平板上不溶血、不产生色素，在血琼脂平板和巧克力琼脂平板上培养 24 h的菌落直径为 1～2 mm，呈圆形、扁平、光滑湿润、透明或半透明、灰白色、边缘整齐的菌落，见图 5-10 及文后彩图；有荚膜的菌株菌落外观呈黏液样。

2. 涂片染色镜检　将上述菌落涂片，革兰染色，油镜下观察细菌的染色性及形态特征并记录。淋病奈瑟菌和脑膜炎奈瑟菌均为革兰阴性球菌，菌体呈肾形或咖啡豆形，成双排列，凹面相对。在急性感染的临床标本涂片染色中，可见淋病奈瑟菌或脑膜炎奈瑟菌多存在于吞噬细胞内，少数菌体也可

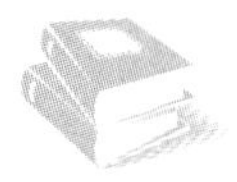
NOTE

图 5-9 淋病奈瑟菌在营养丰富的哥伦比亚血琼脂平板上的菌落形态

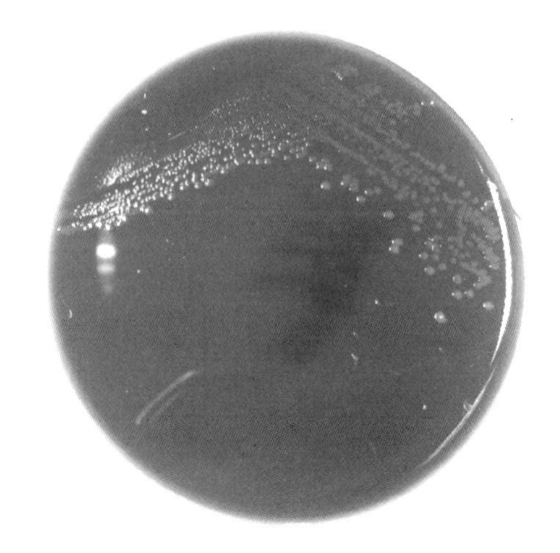

图 5-10 脑膜炎奈瑟菌在血琼脂平板上的菌落形态

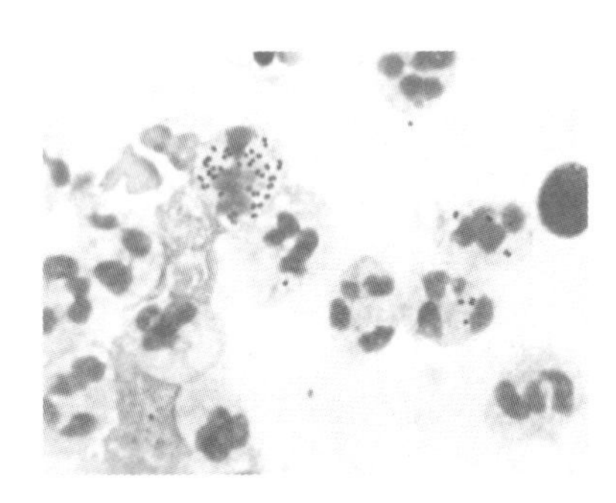

图 5-11 淋病奈瑟菌在脓性分泌物中的菌体形态

在细胞外。淋病奈瑟菌在脓性分泌物中的菌体形态见图 5-11。

3. 生化反应

1）氧化酶实验

（1）原理：氧化酶是细胞色素呼吸酶系统的酶。具有氧化酶的细菌，首先使细胞色素 C 氧化，再由氧化型细胞色素 C 使对苯二胺氧化，生成有色的醌类化合物。若指示剂为 N，N，N′，N′-四甲基对苯二胺盐酸盐则显蓝色；若指示剂为盐酸二甲基对苯二胺盐则显粉红色或紫红色。

（2）方法：①取无菌滤纸条蘸取待检菌菌落后，在菌落边缘滴加氧化酶试剂 1 滴，观察菌落边缘颜色变化。②将氧化酶试剂直接滴加至纯化的新鲜菌落上，观察菌落颜色变化。

（3）结果判断：滴加 N，N，N′，N′-四甲基对苯二胺盐酸盐作为氧化酶试剂的滤纸条在 30 s 内菌落边缘变为深蓝色或蓝紫色者为强阳性；60 s 内变为蓝色者为阳性；2 min 内不变色者为阴性。滴加盐酸二甲基对苯二胺盐的滤纸条在 10 s 内菌落边缘变成粉红色者为阳性，或在 60 s 内菌落边缘变成紫红色者为阳性，不变色者为阴性。奈瑟菌属氧化酶实验强阳性。

2）糖发酵实验

（1）原理：有些细菌含有发酵葡萄糖、麦芽糖、蔗糖或乳糖的酶，能分解葡萄糖、麦芽糖、蔗糖或乳糖产酸，使培养基中指示剂由蓝色变为黄色。

（2）方法：挑取可疑菌落做葡萄糖、麦芽糖、蔗糖或乳糖发酵实验，将已接种待检菌的生化发酵微管放入 35 ℃培养箱中培养过夜，第二天观察实验结果并记录。

（3）结果判断：生化发酵微管中培养基变为黄色者为阳性，不变色者为阴性。

常见奈瑟菌的糖发酵实验区别见表 5-6。

表 5-6 鉴别常见奈瑟菌的关键性实验

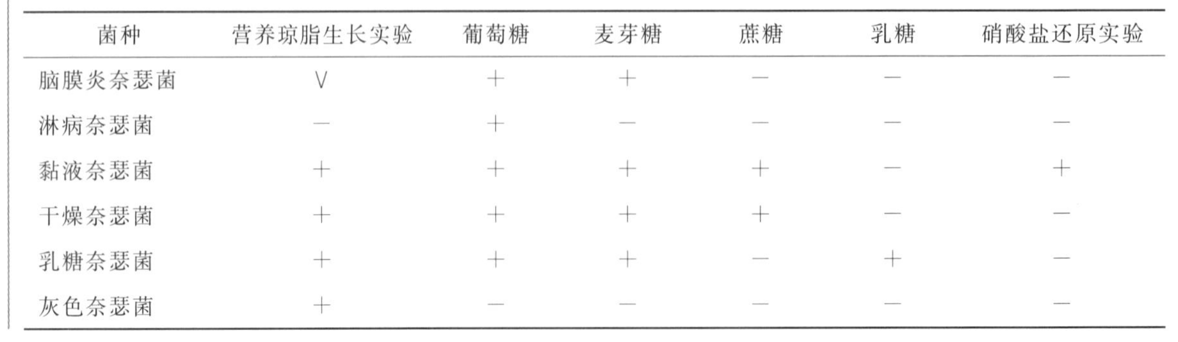

菌种	营养琼脂生长实验	葡萄糖	麦芽糖	蔗糖	乳糖	硝酸盐还原实验
脑膜炎奈瑟菌	V	+	+	−	−	−
淋病奈瑟菌	−	+	−	−	−	−
黏液奈瑟菌	+	+	+	+	−	+
干燥奈瑟菌	+	+	+	+	−	−
乳糖奈瑟菌	+	+	+	−	+	−
灰色奈瑟菌	+	−	−	−	−	−

NOTE

续表

菌种	营养琼脂生长实验	葡萄糖	麦芽糖	蔗糖	乳糖	硝酸盐还原实验
微黄色奈瑟菌	+	+	+	V	−	−
浅黄色奈瑟菌	+	−	−	−	−	−

注：V表示反应不定。

3）硝酸盐还原实验

（1）原理：硝酸盐培养基中的硝酸盐可被某些细菌还原为亚硝酸盐，亚硝酸盐与乙酸作用生成亚硝酸，亚硝酸与对氨基苯磺酸作用，形成偶氮苯磺酸，再与 α 萘胺结合成红色的 N-α 萘胺偶氮苯磺酸。

（2）方法：将待检菌接种于硝酸盐培养基，置于 35 ℃培养箱中培养 24～48 h，加入试剂Ⅰ液（乙酸和对氨基苯磺酸）和Ⅱ液（α 萘胺和乙酸）各 2 滴，1 min 后观察结果。

（3）结果判断：呈红色者为阳性，若不呈红色，再加入少许锌粉，仍不变为红色者为阳性，表示培养基中硝酸盐已被细菌还原为亚硝酸盐，进而分解为氨和氮。加锌粉后变为红色者为阴性，表示硝酸盐未被细菌还原，红色反应是因被锌粉还原所致。淋病奈瑟菌和脑膜炎奈瑟菌硝酸盐还原实验均为阴性，黏液奈瑟菌硝酸盐还原实验为阳性。

淋病奈瑟菌只分解葡萄糖，不发酵其他糖类。脑膜炎奈瑟菌发酵葡萄糖和麦芽糖而不发酵蔗糖。

4）荚膜多糖抗原直接凝集实验　挑取待检菌进行荚膜多糖抗原直接凝集实验，具体原理、方法及结果判断类同于葡萄球菌属中血清凝集实验相关内容，脑膜炎奈瑟菌荚膜多糖抗原直接凝集实验为阳性。

5）菌种鉴定　有条件的实验室可进行质谱分析或测序技术进行菌种鉴定。

（六）注意事项与小结

（1）奈瑟菌属细菌抵抗力不强，标本须尽早送检，同时需要保温、保湿，避免 4 ℃保存，最好床边接种。

（2）污染标本如尿道分泌物等需要用选择性培养基进行分离培养并分区划线接种。

（3）淋病奈瑟菌和脑膜炎奈瑟菌在平板上培养 48 h 后可出现自溶，应及时转种。

（4）观察急性感染的临床标本的革兰染色涂片中，淋病奈瑟菌和脑膜炎奈瑟菌多位于吞噬细胞内，少数在吞噬细胞外，但慢性感染患者标本中细菌多位于吞噬细胞外。

（5）氧化酶实验采用 N,N,N′,N′-四甲基对苯二胺盐酸盐作为指示剂较盐酸二甲基对苯二胺盐结果更易辨别。市面上有已吸附了盐酸二甲基对苯二胺盐的干滤纸片销售，用其进行氧化酶实验结果判读时，应以 60 s 内菌落边缘变成粉红色者为阳性。

（6）将氧化酶试剂直接滴加至纯化的新鲜菌落上进行氧化酶实验时，所用的平板不能是血琼脂平板，否则易致假阳性。

（7）所有操作应在超净工作台或生物安全柜中进行。

（七）思考题

（1）试述淋病奈瑟菌和脑膜炎奈瑟菌主要鉴别要点。

（2）试述淋病奈瑟菌和脑膜炎奈瑟菌所需的培养生长条件。

五、莫拉菌属

（一）临床意义

莫拉菌属细菌可引起结膜炎、中耳炎、鼻窦炎、支气管炎、心内膜炎、肺炎、脑膜炎、菌血症等，其中最常见的菌种是卡他莫拉菌，卡他莫拉菌可存在于健康人群的上呼吸道，对人体不致病，也可导致中耳炎、鼻窦炎、慢性阻塞性肺炎，在免疫抑制和 ICU 的患者可导致菌血症，是社区获得性肺炎的主要病原体之一。

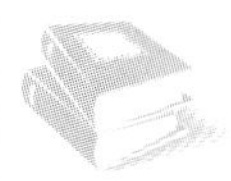
NOTE

（二）莫拉菌属的检验程序

可以从痰、分泌物、鼻咽拭子、脑脊液、血液等标本中找到莫拉菌属，莫拉菌属的检验程序见图 5-12。对于不同的临床样本，分别采取相应的处理方式。

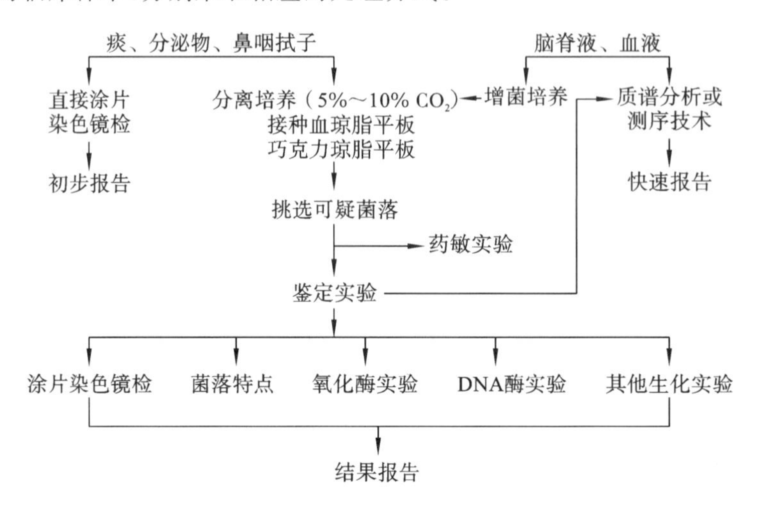

图 5-12 莫拉菌属的检验程序

（三）目的要求

（1）掌握卡他莫拉菌的鉴定要点。

（2）熟悉莫拉菌属的形态和培养特性。

（四）器材与试剂

（1）菌种：卡他莫拉菌。

（2）培养基：巧克力琼脂平板，血琼脂平板，葡萄糖发酵管，麦芽糖发酵管，蔗糖发酵管，硝酸盐培养基，DNA 酶琼脂平板等。

（3）试剂：革兰染液，氧化酶试剂，硝酸盐还原剂，1 mol/L 盐酸等。

（4）其他：二氧化碳培养箱、光学显微镜和镜油、载玻片、接种环、接种针、酒精灯、无菌棉拭子、无菌吸管、记号笔等。

（五）步骤与方法

1. 分离培养 将上述样本以分区划线方式分别接种于血琼脂平板上、巧克力琼脂平板及中国蓝琼脂平板上，置于 35 ℃、5%～10%二氧化碳培养箱中培养 24～48 h，观察、记录细菌生长情况及菌落形态特征。

卡他莫拉菌在血琼脂平板和巧克力琼脂平板上为珍珠色、光滑、圆形、凸起、直径为 1～1.5 mm 的不透明的偏干燥菌落(图 5-13)，在中国蓝琼脂平板上不生长。如用接种环从卡他莫拉菌菌落边缘向前推移菌落，整个菌落可在平板表面完整移动，似推桌球样。用接种环从卡他莫拉菌菌落中央向下压菌落，可将菌落压成不规则的几小块，该菌极易乳化。

2. 涂片染色镜检 将菌落涂片，革兰染色，油镜下观察细菌的染色性及形态特征并记录。

卡他莫拉菌为革兰阴性双球菌，菌体呈双肾形或咖啡豆形，多成双排列，凹面相对，见图 5-14。与淋球菌的菌落形态相似：湿润、透明，但菌落边缘光滑，不像淋球菌似要长“角”样，且较淋球菌菌落稍大。

3. 生化反应

1）氧化酶实验 挑取待检菌进行氧化酶实验，具体原理、方法及结果判断见奈瑟菌属中相关内容，莫拉菌属氧化酶阳性。

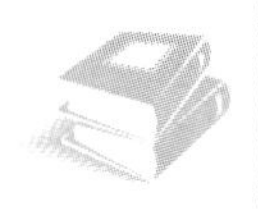
NOTE

2）DNA 酶实验 挑取待检菌进行 DNA 酶实验，具体原理、操作方法及结果判断见葡萄球菌属中相关内容。卡他莫拉菌 DNA 酶实验为阳性，其他莫拉菌属 DNA 酶实验为阴性。

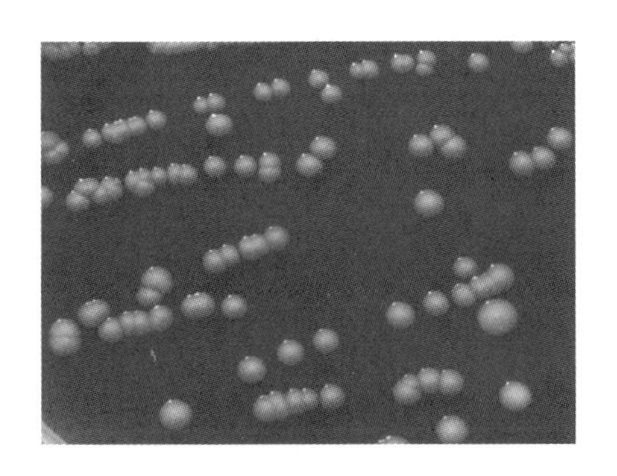
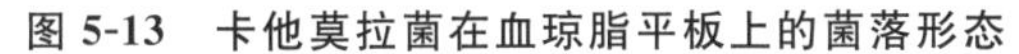

图 5-13　卡他莫拉菌在血琼脂平板上的菌落形态

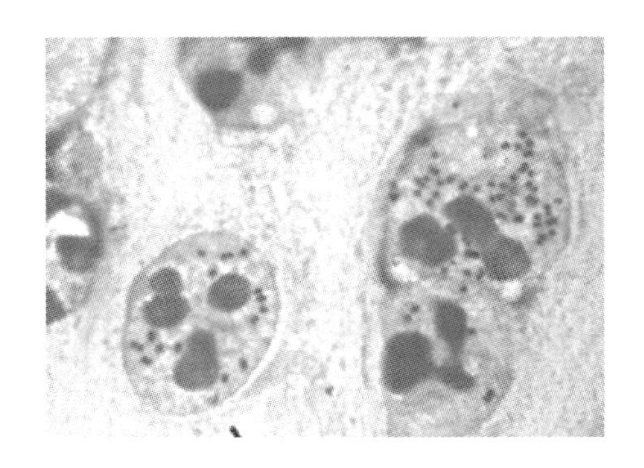

图 5-14　卡他莫拉菌在痰涂片革兰染色中形态

3）硝酸盐还原实验　挑取待检菌进行硝酸盐还原实验，具体原理、操作方法及结果判断见奈瑟菌属中相关内容。卡他莫拉菌硝酸盐还原实验为阳性。

4）葡萄糖、麦芽糖、蔗糖发酵实验

（1）原理：不同细菌含有发酵不同糖类的酶，分解糖的能力各不相同，产生的代谢产物也随细菌种类而异。观察细菌能否分解各类糖，是否产酸而使培养基变色。

（2）方法：挑取可疑菌落做葡萄糖、麦芽糖、蔗糖发酵实验，将葡萄糖、麦芽糖、蔗糖生化发酵微管放入 35 ℃培养箱中培养过夜，第二天观察实验结果并记录。

（3）结果判断：若细菌能分解糖类产酸，则指示剂呈酸性变化，如发酵葡萄糖、麦芽糖、蔗糖则使培养基变为黄色者为阳性，不变色者为阴性。莫拉菌属不分解糖类。

卡他莫拉菌和脑膜炎奈瑟菌、淋病奈瑟菌的主要生化反应鉴别要点见表 5-7。

表 5-7　卡他莫拉菌和奈瑟菌的主要生化反应

菌种	氧化酶	葡萄糖	麦芽糖	蔗糖	DNA 酶	硝酸盐还原实验
卡他莫拉菌	+	−	−	−	+	+
脑膜炎奈瑟菌	+	+	+	−	−	−
淋病奈瑟菌	+	+	−	−	−	−

（六）注意事项与小结

（1）呼吸道标本、鼻咽拭子等标本需要用选择性培养基进行分离培养，并以分区划线方式接种。

（2）挑取待检菌进行氧化酶实验时，其注意事项见奈瑟菌属中相关内容。

（3）所有操作应在超净工作台或生物安全柜中进行。

（七）思考题

（1）卡他莫拉菌的鉴定要点有哪些?

（2）卡他莫拉菌与脑膜炎奈瑟菌、淋病奈瑟菌的主要鉴别要点有哪些?

（帅丽华）

实验六　肠杆菌科

一、大肠埃希菌

（一）临床意义

大肠埃希菌是肠杆菌科细菌的重要成员，为条件致病菌，常引起多种肠外感染，如泌尿系统感

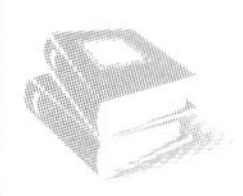
NOTE

染、胆囊炎、手术伤口感染、腹膜炎等。致病性的大肠埃希菌可引起肠道内感染。

（二）大肠埃希菌的检验程序

大肠埃希菌的检验程序见图 6-1。

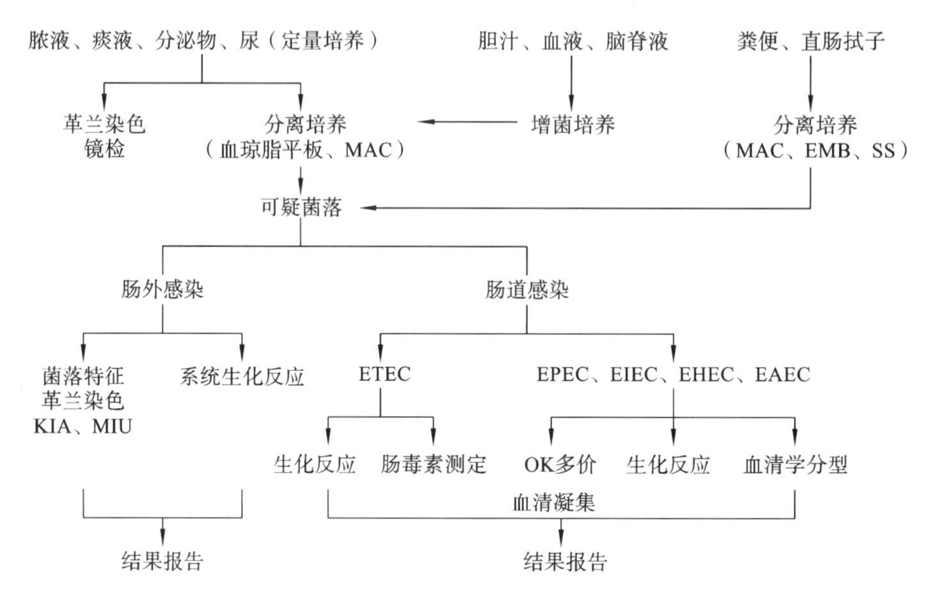

图 6-1　大肠埃希菌的检验程序

（三）目的要求

（1）掌握大肠埃希菌的形态、染色特点、培养特性、生化反应、常见类型及鉴定依据。

（2）熟悉大肠埃希菌的血清学鉴定。

（四）器材与试剂

（1）菌种：普通大肠埃希菌、致病性大肠埃希菌(EPEC、ETEC、EIEC、EHEC、EAEC)。

（2）培养基：克氏双糖铁(KIA)培养基、动力-吲哚-尿素(MIU)培养基、葡萄糖蛋白胨水、枸橼酸盐琼脂斜面、硝酸盐培养基、SS 琼脂培养基、MAC 琼脂培养基或 SMAC 琼脂培养基。

（3）试剂：EPEC 多价诊断血清、单价诊断血清、EIEC OK 多价Ⅰ、Ⅱ两组诊断血清和单价诊断血清、氧化酶试剂、甲基红试剂、40%KOH 溶液、3%过氧化氢溶液、革兰染液。

（五）步骤与方法

1. 分离培养　取普通大肠埃希菌及 EPEC、ETEC、EIEC、EHEC、EAEC 分别接种在 SS 琼脂平板、MAC 琼脂平板及 SMAC 琼脂平板上，于 35 ℃下培养 24 h 观察结果。

SS 琼脂平板：菌落较小、红色、圆形、光滑、凸起、边缘整齐。

MAC 琼脂平板：不透明、粉红色或红色菌落，少数呈黏稠状菌落。

SMAC 琼脂平板：大肠埃希菌 O157:H7 菌落呈圆形、无色、中等大小、光滑凸起。

2. 涂片、革兰染色、镜检　大肠埃希菌为革兰阴性短杆状、两端钝圆的杆菌，多呈单个分散存在。

3. 生化反应

（1）原理及方法见前面的实验。

（2）其他生化反应：将大肠埃希菌分别接种在 KIA 培养基、MIU 培养基、葡萄糖蛋白胨水、枸橼酸盐琼脂斜面、硝酸盐培养基管中，35 ℃培养 18～24 h 后观察结果，并进一步做触酶实验(表 6-1)。

表 6-1　大肠埃希菌的初步鉴定

KIA				MIU			甲基红	V-P	C	氧化酶	硝酸盐还原
斜面	底层	产气	硫化氢	动力	吲哚	脲酶					
A	A	+/−	−	+/−	+	−	+	−	−	−	+

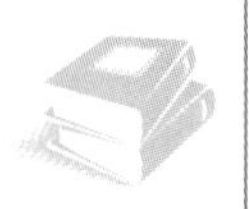

NOTE

续表

KIA				MIU			甲基红	V-P	C	氧化酶	硝酸盐还原
斜面	底层	产气	硫化氢	动力	吲哚	脲酶					
K	A	+	−/+	+	−	−	+	−	−	−	+
K	A	+	+	+	−	−	+	−	−	−	+

注：A 表示酸；K 表示碱；C 表示枸橼酸盐利用实验。

4. 血清学鉴定

(1) EPEC 的鉴定：凡生化反应符合大肠埃希菌特征，怀疑为 EPEC 感染者，取 KIA 培养基上的培养物分别与 EPEC OK 多价Ⅰ、Ⅱ、Ⅲ组诊断血清做玻片凝集实验。如与其中某一组多价血清凝集则继续与该组单价分型血清做玻片凝集实验，若发生凝集，表示细菌具有某型 EPEC 的 K 抗原，需进一步鉴定其 O 抗原型别。先将菌液加热 100 ℃、1 h，再与该分型血清进行玻片凝集实验，以确定 O 抗原型别。根据 O、K 抗原鉴定结果可判断 EPEC 的血清型。

(2) EIEC 的鉴定：血清学鉴定方法与 EPEC 相同，血清学分型为 O152 和 O124。因与志贺菌的抗血清有交叉反应，且生化反应与临床表现相似，需注意鉴别，主要鉴别实验：醋酸盐、葡萄糖铵利用实验，黏质酸盐产酸实验，EIEC 均为(+)，志贺菌为(−)。

(3) EHEC(O157:H7)鉴定：挑选 MAC 琼脂平板上的无色、中等大小菌落，且生化反应符合标准大肠埃希菌生化反应，用 O157 抗血清做胶乳凝集实验，检测其 O157 抗原。

(4) ETEC 的鉴定：通过分离培养、生化反应、血清学分型和肠毒素测定等做出鉴定。

(5) EAEC：采用液体培养凝集实验，通过检测细菌对 HEP-2 细胞或 Hela 细胞的黏附性进行鉴定。

(六) 注意事项

(1) 氧化酶实验遇铁时易出现假阳性，所以，应避免接触含铁物质。氧化酶试剂(盐酸二甲基对苯二胺或盐酸四甲基对苯二胺)在空气中易被氧化，应经常更换新鲜配制的试剂，或配制时试剂内加入 0.1%维生素 C 以减少自身氧化。另外，实验观察时间过长也会导致假阳性。

不宜采用含葡萄糖培养基上的菌落，因葡萄糖发酵可抑制氧化酶活性，影响实验结果的准确性。

由于 SS 琼脂中化学成分和生化反应复杂，故对肠道杆菌进行触酶和氧化酶实验时，应从营养琼脂平板上取菌进行实验，方能正确反映实验结果。

(2) 大肠埃希菌各血清型间的抗原关系十分密切，特别是 O 抗原。玻片凝集实验仅用于阴性标本筛选，确定实验须做定量凝集实验。

(七) 思考题

(1) 卫生细菌学检验有哪些指标？各有何意义？

(2) 肠杆菌科细菌的共同生物学特性及检验要点有哪些？

二、肺炎克雷伯菌

(一) 临床意义

肺炎克雷伯菌是克雷伯菌属中重要的条件致病菌，可存在于人类鼻咽部和肠道内。好发于免疫力低下的人群，在临床上可致多部位、多脏器的感染，常见的有肺炎、支气管炎、泌尿道和创伤感染等，有时还可引起严重的败血症、脑膜炎、腹膜炎等。

(二) 肺炎克雷伯菌的检验程序

肺炎克雷伯菌的检验程序见图 6-2。

(三) 目的要求

(1) 掌握肺炎克雷伯菌的生物学特性及其培养鉴定法。

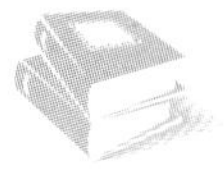

NOTE

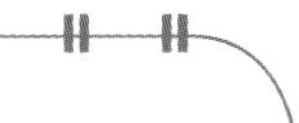

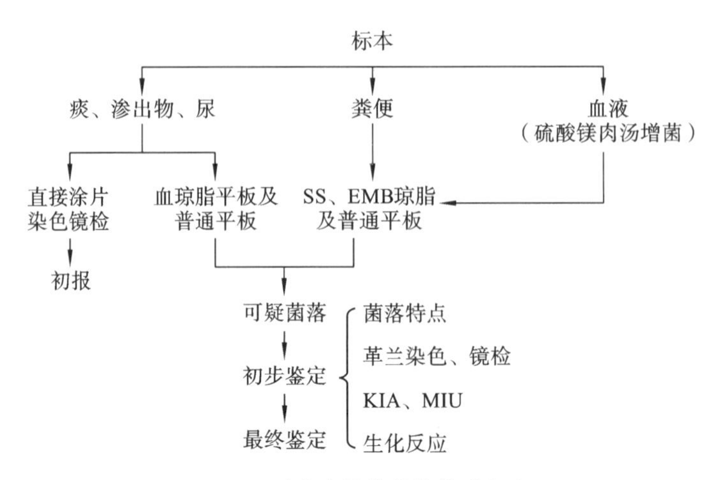

图 6-2 肺炎克雷伯菌的检验程序

(2) 熟悉肺炎克雷伯菌检验的报告方法。

(四) 器材与试剂

(1) 示教片 肺炎克雷伯菌荚膜染色片。

(2) 菌种 肺炎克雷伯菌。

(3) 培养基 血琼脂平板、EMB 琼脂平板、KIA 及 MIU 培养基、蛋白胨水、葡萄糖蛋白胨水、枸橼酸盐、尿素培养基等。

(4) 试剂 革兰染液、靛基质试剂、甲基红试剂、V-P 试剂、生理盐水等。

(5) 其他 载玻片、接种环、酒精灯、显微镜等。

(五) 步骤与方法

1. 分离培养 将肺炎克雷伯菌接种于血琼脂平板和 MAC 等肠道选择鉴别培养基，经 37 ℃ 18～24 h 孵育，取血琼脂平板上灰白色大而黏稠的菌落涂片、染色镜检，然后移种于 KIA、MIU、IMViC 培养基及其他生化反应培养基。

2. 涂片染色镜检 取培养物菌落涂片、革兰染色镜检，可见革兰阴性短杆菌，有明显的荚膜。

3. 生化反应 氧化酶阴性，KIA：AA＋－。IMViC：－－＋＋。MIU：－－＋。苯丙氨酸脱氨酶、鸟氨酸脱羧酶均为阴性。

4. 荚膜肿胀实验 方法是将该菌接种于促进荚膜生长的华-佛（Worfel-Ferguson）液体培养基，经 37 ℃ 18～24 h 孵育后，取 1 滴培养物于载玻片上，向其上加墨汁或美蓝染液 1 滴，再加 1 接种环特异性抗血清，混合后加盖玻片，于油镜下观察。同时用不加抗血清的做空白对照。加抗血清者菌体周围空白圈明显大于空白对照者为阳性。

(六) 注意事项

(1) 培养基中的蛋白胨可影响甲基红实验的结果，每批蛋白胨使用之前要用已知甲基红实验阳性菌株和阴性菌株做质量检测。甲基红反应并不因增加葡萄糖的浓度而加快，孵育时间不得少于 48 h，过早判断结果可造成假阴性。

(2)克雷伯菌属与邻近菌属的鉴别主要是动力实验和鸟氨酸脱羧酶实验。临床上区别肺炎克雷伯菌与产酸克雷伯菌二者的实验为吲哚实验，前者为阴性，后者为阳性。

(七) 思考题

(1) 肺炎克雷伯菌的亚种及其临床意义是什么？

(2) 肺炎克雷伯菌的菌落特点是什么？

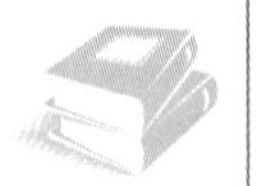

三、奇异变形杆菌

（一）临床意义

变形杆菌属的细菌是肠道的正常菌群，广泛分布于自然界，为条件致病菌。临床分离率最高的是奇异变形杆菌，多引起泌尿系感染，也可引起软组织、血流及呼吸道等部位感染。

（二）奇异变形杆菌的检验程序

奇异变形杆菌的检验程序见图 6-3。

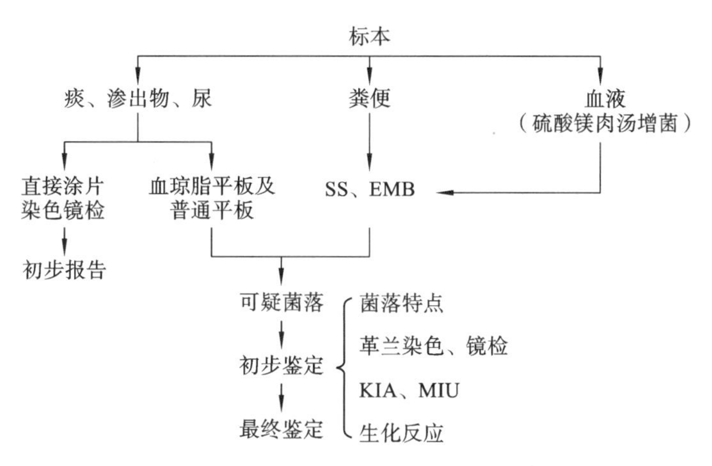

图 6-3　奇异变形杆菌的检验程序

（三）目的要求

（1）掌握变形杆菌属细菌的生物学特性及其培养特性。

（2）熟悉奇异变形杆菌生化反应及鉴定依据。

（四）器材与试剂

1. 示教片　变形杆菌鞭毛染色片。

2. 菌种　普通变形杆菌、奇异变形杆菌。

3. 培养基　普通平板、血琼脂平板、SS 琼脂平板、MAC 琼脂平板、KIA 及 MIU 培养基、蛋白胨水、葡萄糖蛋白胨水、枸橼酸盐、尿素培养基等。

4. 试剂　革兰染液、鞭毛染液、V-P 试剂(甲液、乙液)、10%三氯化铁溶液。

5. 其他　载玻片、接种环、酒精灯、显微镜等。

（五）步骤与方法

1. 分离培养　将奇异变形杆菌分别接种于 MAC 琼脂平板、SS 琼脂平板、血琼脂平板、普通平板，在血琼脂平板、普通平板上，经 35～37 ℃培养 18～24 h，可观察到变形杆菌的迁徙生长现象。在 SS 琼脂平板上形成中等大小、圆形不发酵乳糖的无色菌落，产硫化氢者菌落中心为黑色；在 MAC 琼脂平板上形成圆形、扁平、无色半透明菌落。

2. 涂片染色镜检

（1）革兰染色：奇异变形杆菌为革兰阴性杆菌，两端钝圆，有明显多形性，在一定条件下可形成球杆状或丝状，无芽孢和荚膜。

（2）取奇异变形杆菌进行鞭毛染色，油镜下观察可见有周身鞭毛。

3. 生化反应　将普通变形杆菌和奇异变形杆菌分别接种于 KIA 培养基、MIU 培养基、血琼脂平板、苯丙氨酸培养基、鸟氨酸培养基、七叶苷培养基、葡萄糖蛋白胨水中，经 35～37 ℃培养 18～24 h，观察实验结果，结果见表 6-2。

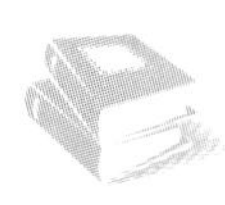
NOTE

表 6-2 普通变形杆菌和奇异变形杆菌的主要生化反应结果

菌种	氧化酶	KIA				MIU			苯丙氨酸脱氨酶	鸟氨酸脱羧酶	七叶苷	水杨苷	V-P
		斜面	底层	产气	硫化氢	动力	吲哚	脲酶					
普通变形杆菌	−	K	A	+	+	+	+	+	+	−	+	+	−
奇异变形杆菌	−	K	A	+	+	+	−	+	+	+	−	−	−/+

注:A 表示酸;K 表示碱。

(六) 注意事项

进行苯丙氨酸酶实验时接种细菌量要多,否则易出现假阴性反应。加入三氯化铁后产生的绿色会很快褪去,必须在 5 min 内做出判断。

(七) 思考题

(1) 试述变形杆菌的迁徙生长现象。

(2) 简述外-斐反应的原理。

四、沙门菌属

(一) 临床意义

沙门菌属中对人致病的为伤寒沙门菌和副伤寒沙门菌,其余多为人和动物共患病的病原菌。人类因食用患病或带菌动物的肉、乳、蛋或被病畜排泄物污染的食物而感染。沙门菌是引起消化道感染的常见病原菌,可致伤寒、副伤寒、败血症、食物中毒。

(二) 伤寒沙门菌的检验程序

伤寒沙门菌的检验程序见图 6-4。

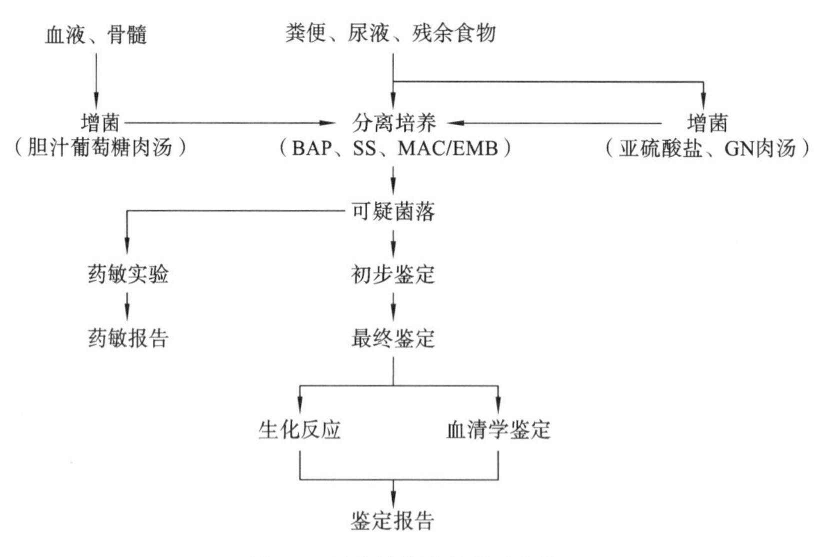

图 6-4 伤寒沙门菌的检验程序

(三) 目的要求

(1) 掌握沙门菌属的检验程序和检验方法。

(2) 熟悉沙门菌属检验的报告方法。

(四) 器材与试剂

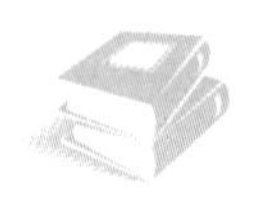

1. 菌种 伤寒沙门菌,甲、乙副伤寒沙门菌。

2. 培养基 SS 培养基、EMB 培养基或 MAC 培养基、KIA 培养基、MIU 培养基、O/F 培养基、蛋白胨水、葡萄糖蛋白胨水、枸橼酸盐培养基、硝酸盐培养基等。

3. 试剂 靛基质试剂、甲基红试剂、V-P 试剂、氧化酶试剂、肥达反应试剂、沙门菌属诊断血清、3%过氧化氢溶液、革兰染液等。

4. 其他 显微镜、载玻片、接种环、酒精灯、生理盐水、试管、吸管等。

(五) 步骤与方法

1. 分离培养 将沙门菌属细菌分别接种在 SS、EMB 等肠道选择培养基上，35 ℃培养 18～24 h观察结果。由于本菌不发酵乳糖，故在 SS、EMB 琼脂平板上为无色、半透明光滑型小菌落，产生硫化氢的细菌可在 SS 琼脂平板上形成中心带黑褐色的小菌落。

2. 涂片染色镜检 取沙门菌属细菌培养物涂片、革兰染色镜检，为 G^- 杆菌，鞭毛染色标本，镜下可见周鞭毛。

3. 生化反应 从 SS 琼脂平板上挑取单个菌落分别接种于 O/F、KIA、MIU 及硝酸盐培养基等 35 ℃培养 18～24 h 观察结果，同时做氧化酶实验，触酶实验，靛基质、甲基红及 V-P 实验，观察并记录结果，最终鉴定需做全面生化反应及血清学鉴定。

4. 血清学鉴定 用沙门菌诊断血清与待检菌做玻片凝集实验。

(1) 先用 A-F 多价 O 血清与待检菌做玻片凝集实验，如凝集，则分别用群特异性 O 血清($O_{2、4、7、9……}$)与待检菌做玻片凝集实验，确定并记录 O 抗原型别以定群。

(2) 用该群内 H 抗原第 1 相抗血清与待检菌做玻片凝集实验，确定凝集后记录 H 抗原的第 1 相抗原型别以定型(种)。

(3) 根据记录的 O、H 抗原型别，查沙门菌属抗原组成表，以确定待检菌的血清型和菌名。

(4) 如果沙门菌属的抗原组成表有 2 种以上的血清型抗原与本次实验的分离株相同，则需凝集第 2 相 H 抗原，确定凝集，记录结果，查沙门菌属抗原组成表，以确定待检菌的血清型和菌名。

(5) 如果仍有 2 种以上的血清型抗原组成相同，则需参照抗原组成表中推荐的补充生化反应进行鉴定。

(6) 若生化反应典型，但与 A-F 多价 O 血清不凝集，则待检菌可能有 Vi 抗原存在，需刮取菌苔用生理盐水配成浓菌液，100 ℃水浴加热 30 min，再重复步骤(1)～(5)，以确定菌株的血清型和菌名，如果仍然与 A-F 多价 O 血清不凝集，则可能为非 A-F 群沙门菌。

(六) 注意事项

(1) 临床菌落观察应仔细，不要漏检靠近发酵乳糖型菌落周边的可疑菌落。

(2) 生化反应典型而不与 A-F 多价 O 血清凝集者，要考虑 Vi 抗原的存在。

(3) 如血清学鉴定能定群，但又不能用单因子血清定型者，要想到鞭毛变异的可能性。

(吕厚东　李秀真)

五、综合性实验：肠杆菌科细菌的分离鉴定

(一) 临床意义

临床标本中常见的肠杆菌科细菌包括埃希菌属、志贺菌属、沙门菌属、变形杆菌属等，它们的形态及在普通培养基上的生长情况无鉴别意义。通常是根据各菌在鉴别或选择培养基上的菌落特点及生化反应等进行初步鉴定，然后，再根据各类菌的抗原特异性血清学实验进行型别鉴定，必要时开展毒素鉴定和药敏实验。

肠杆菌科细菌中致病性大肠埃希菌、志贺菌属、沙门菌属常经外源性感染途径侵入肠道，引起肠道病理改变，主要表现为腹泻，病原体随粪便排出，粪便标本的分离培养鉴定有助于肠道感染性疾病的病原学诊断，本章综合性实验主要探讨粪便中致病性肠杆菌科细菌的分离鉴定。

(二) 粪便标本中肠杆菌科细菌的检验程序

粪便标本中肠杆菌科细菌的检验程序见图 6-5。

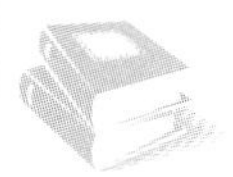
NOTE

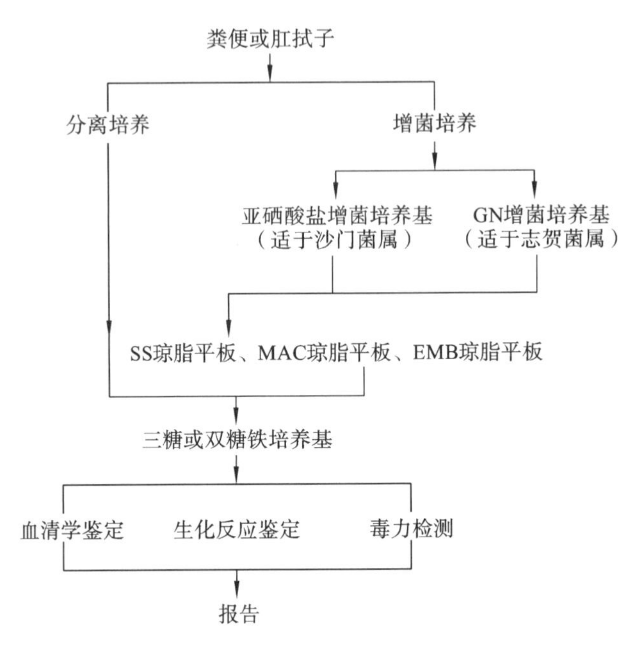

图 6-5　粪便标本中肠杆菌科细菌的检验程序

（三）目的要求

(1) 掌握粪便标本常见肠杆菌科细菌的鉴定依据。

(2) 熟悉粪便标本中肠杆菌科细菌分离鉴定程序。

（四）器材与试剂

1. 培养基　亚硒酸盐增菌培养基、GN 增菌培养基、卡-布(Cary-Blair)运送培养基、Mueller 连四硫酸盐(TTBB)肉汤;SS 琼脂平板、EMB 琼脂平板、MAC 琼脂平板、中国蓝琼脂平板、木糖赖氨酸脱氧胆酸琼脂(XLD)、普通琼脂平板等。

2. 器具　恒温箱、酒精灯、无菌棉拭子、取菌环、接种针、载玻片、盖玻片、显微镜等。

3. 染液　革兰染液。

4. 其他　肠道杆菌生化反应管(单糖发酵、靛基质、甲基红、V-P、枸橼酸盐、硝酸盐、鸟氨酸脱羧酶、赖氨酸脱羧酶、尿素酶、氧化酶等),梅里埃 API20E 肠道菌鉴定试剂条及配套试剂(可选),埃希菌属多价、沙门菌属 A-F 多价 O、志贺菌属四群多价诊断血清,生理盐水,药敏纸片等。

（五）步骤与方法

1. 增菌培养　肛拭标本接种增菌培养基,37 ℃培养 18～24 h,观察结果,若液体培养基呈混浊或液面有菌膜或管底有絮状沉淀,表明增菌成功。粪便标本一般不需要增菌,可直接从步骤 2 开始。

2. 分离培养　接种环挑取新鲜粪便标本,划线接种于 EMB 或 SS 琼脂平板上,37 ℃培养 24 h。

3. 观察菌落特征　观察平板上菌落的大小、颜色、透明度等特点,初步识别可疑病原菌菌落,进行鉴定。在 EMB 琼脂平板上非致病菌菌落较大、紫黑色、有金属光泽、不透明,而可疑病原菌菌落略小、半透明。在 SS 或 MAC 琼脂平板上非致病菌菌落较大、红色、不透明,而可疑病原菌小而透明或半透明。具体见表 6-2。

表 6-2　致病性肠道杆菌在 SS/MAC 和 EMB 琼脂平板培养结果

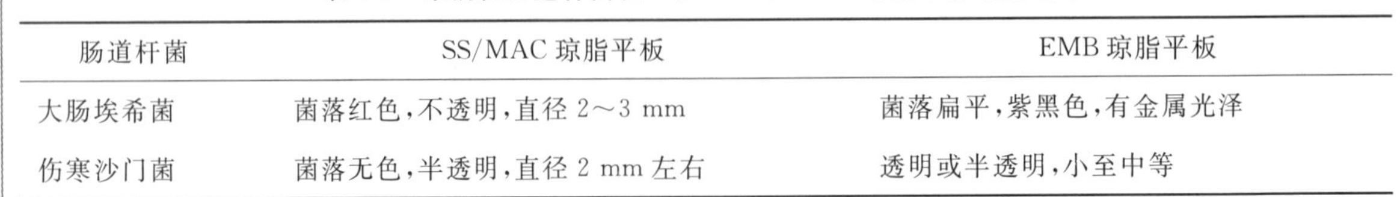

肠道杆菌	SS/MAC 琼脂平板	EMB 琼脂平板
大肠埃希菌	菌落红色,不透明,直径 2～3 mm	菌落扁平,紫黑色,有金属光泽
伤寒沙门菌	菌落无色,半透明,直径 2 mm 左右	透明或半透明,小至中等

NOTE

续表

肠道杆菌	SS/MAC 琼脂平板	EMB 琼脂平板
副伤寒沙门菌	同伤寒沙门菌,菌落可带黑心	同伤寒沙门菌
志贺菌	同伤寒沙门菌	同伤寒沙门菌
变形杆菌	菌落无色,半透明,有时带黑心,直径 2 mm 左右,呈膜状生长	圆形扁平,无色或半透明似沙门菌

4. 染色镜检 挑取选择性培养基上可疑菌落进行革兰染色镜检,肠杆菌科细菌革兰染色阴性,菌体短小,宽 0.5～2.0 μm,长 0.7～5.0 μm。

5. 生化反应鉴定

(1) 可疑菌落中心点取细菌,以接种针穿刺接种克氏双糖铁(KIA)培养基或三糖铁培养基,37 ℃培养 18～24 h 后,观察结果,并据此判定细菌属性,见表 6-3。

(2) 氧化酶实验:用无菌滤纸条蘸取可疑菌落少许,滴加氧化酶试剂 1 滴,阳性者立即呈现粉红色或红色。

(3) 可疑菌落接种生化反应管,包括葡萄糖发酵、乳糖发酵、麦芽糖发酵、甘露醇发酵、蔗糖发酵、靛基质、甲基红、V-P、枸橼酸盐、硝酸盐、鸟氨酸脱羧酶、赖氨酸脱羧酶、尿素酶等。

(4) 挑取可疑菌落于 5 mL 生理盐水中制成一定浓度的菌悬液,按梅里埃 API20E 肠道菌鉴定试剂条使用说明接种于试剂条上,培养后根据生化反应结果进行判断。

6. 血清学鉴定 根据初步鉴定结果,选用相应细菌的诊断血清做玻片凝集实验。用接种环自 KIA 培养基斜面上挑取少许菌苔,分别磨匀于生理盐水与相应细菌多价诊断血清中,摇动玻片1～2 min,观察结果,同时用生理盐水代替血清做自身凝集对照,凝集实验阳性者出现凝集块,再进一步与相应单因子血清做凝集实验。

表 6-3 KIA 培养基生化反应鉴定

葡萄糖	乳糖	硫化氢	动力	可 能 菌 属
⊕	⊕	－	＋	大肠埃希菌
＋	＋	－	＋	大肠埃希菌
⊕	－	－	＋	大肠埃希菌
＋/－	－	－	＋/－	非发酵菌
⊕/＋	－	＋/－	＋	变形杆菌属
＋	－	＋	＋	伤寒沙门菌
＋	－	－	＋	伤寒沙门菌(非典型株)
＋	＋	－	＋	伤寒沙门菌(非典型株)
⊕	－	－	＋	沙门菌属
＋	－	－	－	志贺菌属
⊕	－	－	－	福氏Ⅳ型志贺菌

注:⊕表示产酸产气;＋表示产酸不产气(葡萄糖、乳糖实验),＋表示阳性(硫化氢、动力实验);－表示阴性;＋/－表示多数阳性,少数阴性;－/＋表示多数阴性,少数阳性。

7. 毒力检测

1) ETEC 不耐热肠毒素和耐热肠毒素检测

(1) 兔肠段结扎实验:将待检可疑菌株接种 Honda's 产毒肉汤,35 ℃培养 24 h,3000 r/min 离心 30 min,取上清液用滤器过滤。如检测耐热肠毒素,则还需于 60 ℃加热 30 min,取 2 kg 左右的

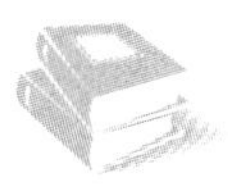
NOTE

健康家兔，禁食后麻醉剖腹取出小肠，自回肠末端开始结扎，每段 5 cm，共 6 段，其中两段分别设为阳性对照和阴性对照，其余四段注入待测毒素液 1 mL，再放回小肠，缝合腹壁，18 h 后剖腹检查，抽取各段内积液测定容量，并测定肠段长度，积液量与肠段长度之比大于或等于 1 mL/cm^3 者为阳性。

(2) 乳鼠灌胃法：本法用于检测耐热肠毒素。肠毒素液的制备同上。将待测肠毒素液 0.1 mL 用塑料小管注入 1～4 日龄的乳鼠胃内，禁食 3～4 h 后用氯仿麻醉，取出全部肠管，称肠管和积液的重量及剩余的体重，肠管重量和剩余体重之比大于 0.09 为阳性，0.07～0.08 之间为可疑。

2)志贺菌侵袭力检测：采用豚鼠角膜结膜炎实验。制备可疑菌菌悬液（培养 18 h），用灭菌大头针在体重 300～400 g 的健康豚鼠角膜上轻轻划数下，在划伤处接种待检细菌菌悬液 50 μL，若次日无任何反应，再接种 50 μL，接种后在光线明亮处观察，于接种后的次日、急性初期、恢复初期和末期自结膜囊处分离细菌，并鉴定与原接种菌是否一致。经过 1～2 天的潜伏期，最初表现为结膜充血水肿，角膜出现白点，眼内出现泪液或浆液性分泌物。以后症状逐渐加重，出现结膜高度水肿，角膜由浅灰色变为毛玻璃状甚至呈乳白色。睑缘有多量浆液脓性分泌物，甚至可使眼裂封闭。发病 5～6 天后可见自角膜边缘出现的紫红色圆环，边缘齐，表面稍高起。红环逐渐向角膜中心扩展，经一周后将瞳孔遮蔽，此时角膜外观呈牛肉色，以后进入恢复期，有些实验动物的症状逐渐恢复，但有些实验动物的症状持续呈慢性。

(六) 思考题

(1) 肠道杆菌有何共同特征？

(2) 大肠埃希菌、变形杆菌、志贺菌、伤寒沙门菌及乙型副伤寒沙门菌的鉴别要点是什么？

(3) 如果大肠埃希菌、伤寒沙门菌、乙型副伤寒沙门菌和志贺菌混杂在肉汤培养基中，如何把它们分离出来，并得到各种细菌的纯培养物？

（李秀真）

实验七　非发酵菌

非发酵菌是一类不发酵葡萄糖或仅以氧化形式利用葡萄糖的革兰阴性杆菌，包括多个菌属的多种细菌，其中铜绿假单胞菌、嗜麦芽窄食单胞菌、鲍曼不动杆菌临床最为多见。

一、铜绿假单胞菌

(一) 临床意义

铜绿假单胞菌广泛存在于环境以及正常人体肠道、皮肤及外耳道，当宿主黏膜屏障受损或免疫力低下时，则会引起感染，包括烧伤或创伤部位的皮肤感染、呼吸道感染、泌尿道感染、眼部感染、中耳炎等，还可引起脓胸、脑膜炎、败血症，严重者可导致死亡。

(二) 检验程序

铜绿假单胞菌检验程序见图 7-1。脓汁、分泌物、痰、尿、胸(腹)腔积液标本可直接或离心后涂片染色，然后接种血琼脂平板、MAC 琼脂平板进行分离培养。脑脊液、血液标本经增菌培养后，再进行分离培养。

(三) 目的要求

(1) 掌握铜绿假单胞菌的镜下形态、菌落特征和主要生化反应。

(2) 熟悉铜绿假单胞菌的检验程序。

(四) 器材与试剂

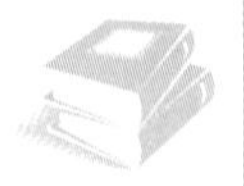

NOTE

1. 标本　铜绿假单胞菌或铜绿假单胞菌和葡萄球菌(或其他菌)的混合模拟标本。

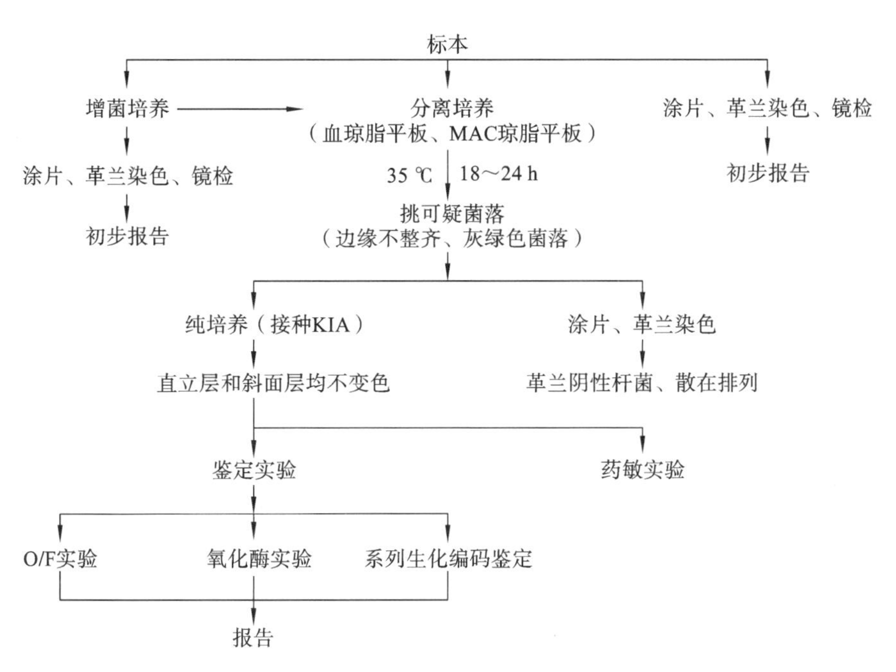

图 7-1　铜绿假单胞菌检验程序

2. 培养基　血琼脂平板、MAC 琼脂平板、KIA 培养基、非发酵细菌编码鉴定系列生化管（或 MIU、O/F（葡萄糖、麦芽糖、木糖）、硝酸盐、精氨酸双水解酶、枸橼酸盐、赖氨酸脱羧酶微量生化管）等。

3. 试剂　革兰染液、氧化酶试剂或纸片、3%过氧化氢溶液、硝酸盐还原试剂、吲哚试剂等。

4. 其他　无菌生理盐水、无菌液体石蜡、玻片、恒温孵育箱等。

（五）步骤与方法

1. 分离培养　将铜绿假单胞菌或模拟标本分区划线接种于血琼脂平板和 MAC 琼脂平板，35 ℃培养 18～24 h，观察菌落特征。铜绿假单胞菌在血琼脂平板上形成边缘不规则、灰绿色、有金属光泽菌落，菌落周围有透明溶血环。在 MAC 琼脂平板上形成大小不一、黄绿色或半透明的菌落，48 h 后菌落中央常呈棕绿色。

2. 涂片染色镜检　挑取疑似铜绿假单胞菌的菌落，革兰染色，在显微镜下观察：可见革兰阴性杆菌，菌体长短不一。

3. 生化反应

（1）挑取疑似菌落接种于 KIA 培养基，35 ℃培养 18～24 h。观察生长现象，结果应为K/K－－。此步骤既可作为标本的纯培养，也可作为细菌的生化鉴定。

（2）从 KIA 斜面上取菌，做氧化酶实验，同时接种于 O/F、硝酸盐等系列生化培养基，35 ℃培养 18～24 h 观察结果，见表 7-1。最终根据全面生化反应鉴定。

（3）根据实验室条件可以用全自动微生物鉴定仪鉴定，也可接种于非发酵细菌编码鉴定系列生化管中，35 ℃培养 18～24 h，观察判断生化反应结果。根据实验结果的数码组合，查编码表，即可得到鉴定结果。

表 7-1　铜绿假单胞菌主要生化反应结果

实验项目	KIA				MIU			O/F			氧化酶	触酶	枸橼酸盐利用	精氨酸双水解酶	硝酸盐还原	赖氨酸脱羧酶
	底层	斜面	产气	硫化氢	动力	吲哚	脲酶	葡萄糖	麦芽糖	木糖						
实验结果	－	－	－	－	＋	－	＋/－	O	－	O	＋	＋	＋	＋	＋	－

注：O 表示氧化型。

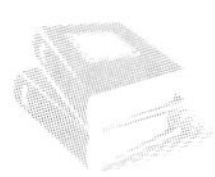
NOTE

（六）注意事项

(1) 绿脓菌素是铜绿假单胞菌鉴定的重要依据，但是并不是所有菌株都产生色素；菌落特征与多种因素有关，有的痰标本培养后会形成黏液型菌落，所以，在挑取可疑菌落时要多方面考虑。

(2) 在进行生化编码鉴定时，任何一项生化反应的错误，都会导致编码的改变，因此，在保证接种上该菌的同时，应注意无菌操作，避免出现假阳性结果。

（七）思考题

(1) 铜绿假单胞菌和大肠埃希菌在血琼脂平板上的生长现象有何不同？

(2) 铜绿假单胞菌和荧光假单胞菌的主要鉴别依据是什么？

二、嗜麦芽窄食单胞菌

（一）临床意义

嗜麦芽窄食单胞菌广泛分布于自然界，并可定植于人体呼吸道、消化道、泌尿道等部位，当机体有基础性疾病或免疫功能低下时，容易引起医院感染，为条件致病菌。所致感染以肺炎最为常见，还可引起尿道感染、伤口感染、脑膜炎、心内膜炎等。

（二）检验程序

嗜麦芽窄食单胞菌的检验程序见图 7-2。

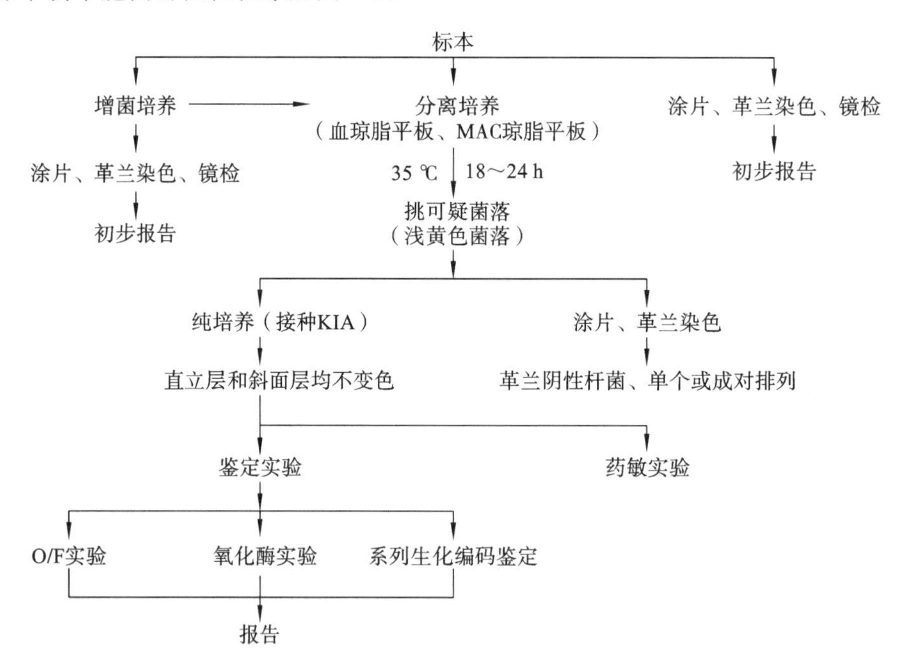

图 7-2　嗜麦芽窄食单胞菌检验程序

（三）目的要求

(1) 掌握嗜麦芽窄食单胞菌的镜下形态、菌落特征和主要生化反应。

(2) 熟悉嗜麦芽窄食单胞菌的检验程序。

（四）器材与试剂

1. 标本　嗜麦芽窄食单胞菌或嗜麦芽窄食单胞菌和大肠埃希菌（或其他细菌）制成的模拟标本。

2. 培养基　血琼脂平板、MAC 琼脂平板、KIA 培养基、非发酵细菌编码鉴定系列生化管（或 MIU、O/F（葡萄糖、麦芽糖、木糖）、硝酸盐、精氨酸双水解酶、枸橼酸盐、赖氨酸脱羧酶微量生化管）等。

3. 试剂　革兰染液、氧化酶试剂或纸片、3%过氧化氢溶液、硝酸盐还原试剂、吲哚试剂等。

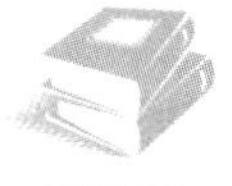

4. 其他 无菌生理盐水、无菌液体石蜡、玻片、恒温孵育箱等。

（五）步骤与方法

1. 分离培养 将模拟痰标本分区划线接种于血琼脂平板和 MAC 琼脂平板，35 ℃培养 18～24 h，观察菌落特征。嗜麦芽窄食单胞菌在血琼脂平板上形成光滑、湿润、边缘不规则、浅黄绿色菌落。在 MAC 琼脂平板上呈淡黄色、透明菌落。

2. 涂片染色镜检 挑取疑似嗜麦芽窄食单胞菌的菌落，制片、革兰染色，在显微镜下观察，可见革兰阴性杆菌。

3. 生化反应

（1）挑取疑似菌落接种于 KIA 培养基，35 ℃培养 18～24 h。观察生长现象，结果应为 K/K——。此步骤既可作为标本的纯培养，也可作为细菌的生化鉴定。

（2）从 KIA 斜面上取菌，做氧化酶实验，同时接种于 O/F、硝酸盐等系列生化培养基，35 ℃培养 18～24 h 观察结果，见表 7-2。最终根据全面生化反应鉴定。

（3）根据实验室条件可以用全自动微生物鉴定仪鉴定，也可接种于非发酵细菌编码鉴定系列生化管中，35 ℃培养 18～24 h，观察判断生化反应结果。根据实验结果的数码组合，查编码表，即可得到鉴定结果。

表 7-2 嗜麦芽窄食单胞菌主要生化反应结果

实验项目	KIA				MIU			O/F			氧化酶	触酶	枸橼酸盐利用	精氨酸双水解酶	硝酸盐还原	赖氨酸脱羧酶
	底层	斜面	产气	硫化氢	动力	吲哚	脲酶	葡萄糖	麦芽糖	木糖						
实验结果	−	−	−	−	+	−	−	O	O	−	−	+	−	−	−/+	+

注：O 表示氧化型。

（六）注意事项

（1）嗜麦芽窄食单胞菌 O/F 实验葡萄糖为氧化型，但反应缓慢，需延长培养时间至 48 h。

（2）有些菌株不产生黄色色素，少数菌株也会形成黏液型菌落。

（七）思考题

（1）嗜麦芽窄食单胞菌的主要鉴定特征是什么？

（2）嗜麦芽窄食单胞菌和荧光假单胞菌的主要鉴别依据是什么？

三、鲍曼不动杆菌

（一）临床意义

鲍曼不动杆菌广泛分布于自然界、医院环境和健康人的皮肤，易黏附在各类医用材料上，污染的医疗器械及医护人员的手是重要的传播媒介，危重患者及 ICU 中的患者易感，是医院感染的重要病原菌。主要引起肺炎、尿路感染、皮肤和伤口感染、心内膜炎、脑膜炎和腹膜炎等。

（二）检验程序

鲍曼不动杆菌的检验程序见图 7-3。

（三）目的要求

（1）掌握鲍曼不动杆菌的镜下形态、菌落特征和主要生化反应。

（2）熟悉鲍曼不动杆菌的检验程序。

（四）器材与试剂

1. 标本 鲍曼不动杆菌或鲍曼不动杆菌和大肠埃希菌（或其他菌）制成的模拟标本。

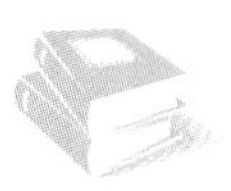

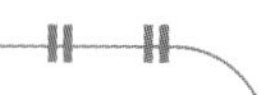

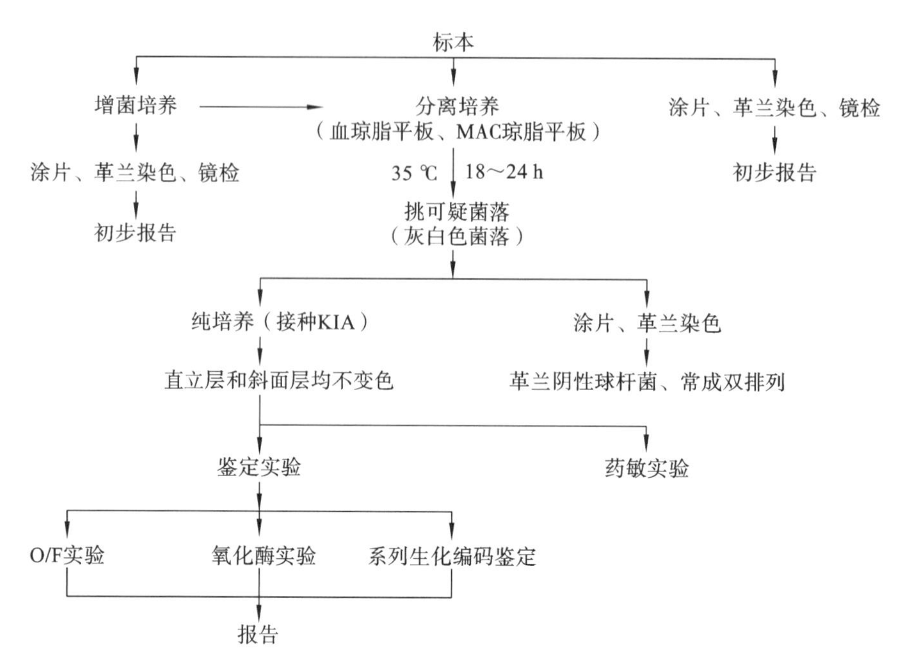

图 7-3 鲍曼不动杆菌检验程序

2. 培养基 血琼脂平板、MAC 琼脂平板、KIA 培养基、非发酵细菌编码鉴定系列生化管(或 MIU、O/F(葡萄糖、麦芽糖、木糖)、硝酸盐、精氨酸双水解酶、枸橼酸盐、赖氨酸脱羧酶微量生化管)等。

3. 试剂 革兰染液、氧化酶试剂或纸片、3%过氧化氢溶液、硝酸盐还原试剂、吲哚试剂等。

4. 其他 无菌生理盐水、无菌液体石蜡、玻片、恒温孵育箱等。

(五) 步骤与方法

1. 分离培养 将模拟痰标本分区划线接种于血琼脂平板和 MAC 琼脂平板，35 ℃培养 18～24 h，观察菌落特征。鲍曼不动杆菌在血琼脂平板上形成光滑、湿润、边缘整齐、灰白色菌落；在 MAC 琼脂平板上形成无色或淡粉色菌落。

2. 涂片染色镜检 挑取疑似鲍曼不动杆菌的菌落，制片、革兰染色，在显微镜下观察，可见革兰阴性球杆菌，常成双排列。

(1) 挑取疑似菌落接种于 KIA 培养基，35 ℃培养 18～24 h。观察生长现象，结果应为 K/K— —。此步骤既可作为标本的纯培养，也可作为细菌的生化鉴定。

(2) 从 KIA 斜面上取菌，做氧化酶实验，同时接种于 O/F、硝酸盐等系列生化培养基，35 ℃培养 18～24 h 观察结果，见表 7-3。最终根据全面生化反应鉴定。

(3) 根据实验室条件可以用全自动微生物鉴定仪鉴定，也可接种于非发酵细菌编码鉴定系列生化管中，35 ℃培养 18～24 h，观察判断生化反应结果。根据实验结果的数码组合，查编码表，即可得到鉴定结果。

表 7-3 鲍曼不动杆菌主要生化反应结果

实验项目	KIA				MIU			O/F			氧化酶	触酶	枸橼酸盐利用	精氨酸双水解酶	硝酸盐还原	赖氨酸脱羧酶
	底层	斜面	产气	硫化氢	动力	吲哚	脲酶	葡萄糖	麦芽糖	木糖						
实验结果	－	－	－	－	－	－	－	O	O	O	－	＋	＋	＋	－	＋

注：O 表示氧化型。

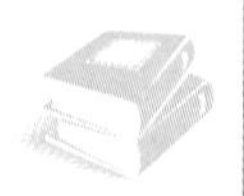

(六) 注意事项与小结

(1) 鲍曼不动杆菌进行革兰染色时不易被脱色，易染成革兰阳性，常被误认为革兰阳性球菌，

NOTE

实验时应注意鉴别。

(2) 某些鲍曼不动杆菌在 MAC 琼脂平板上也会形成粉红色菌落,注意和肠杆菌科形成的乳糖发酵菌落相鉴别。

(七) 思考题

(1) 鲍曼不动杆菌和嗜麦芽窄食单胞菌均为氧化酶阴性,二者的主要鉴定特征是什么?

(2) 显微镜下鲍曼不动杆菌和莫拉菌非常相似,二者如何鉴别?

(张玉妥)

实验八 弧菌属和气单胞菌属

弧菌属属于弧菌科,弧菌属细菌常存在于海水或河水中,无严格的营养要求。弧菌属细菌至少含有 66 种。气单胞菌属属于气单胞菌科,为水中的常居菌,至少有 19 种。弧菌属和气单胞菌属均为氧化酶实验阳性,有端鞭毛,活动活泼。兼性厌氧,能够发酵葡萄糖的革兰阴性杆菌。弧菌属细菌对弧菌抑制剂 O/129 敏感,钠离子可促进其生长。气单胞菌属触酶阳性,可以还原硝酸盐为亚硝酸盐。

一、弧菌属

(一) 临床意义

弧菌属细菌主要分布于海水或河水中,与人类感染有关的有 12 种。其中霍乱弧菌引起烈性肠道传染病霍乱。副溶血弧菌主要引起食物中毒,常因烹饪不当的海产品或盐腌制品传播。因食物容器或砧板生熟不分污染本菌后,也可导致食物中毒。除可引起肠道感染外,某些情况下弧菌属细菌还可引起伤口感染、菌血症等肠道外感染。肠道外感染常与外伤暴露于海水或河水有关。

(二) 弧菌属的检验程序

弧菌属检验程序见图 8-1。

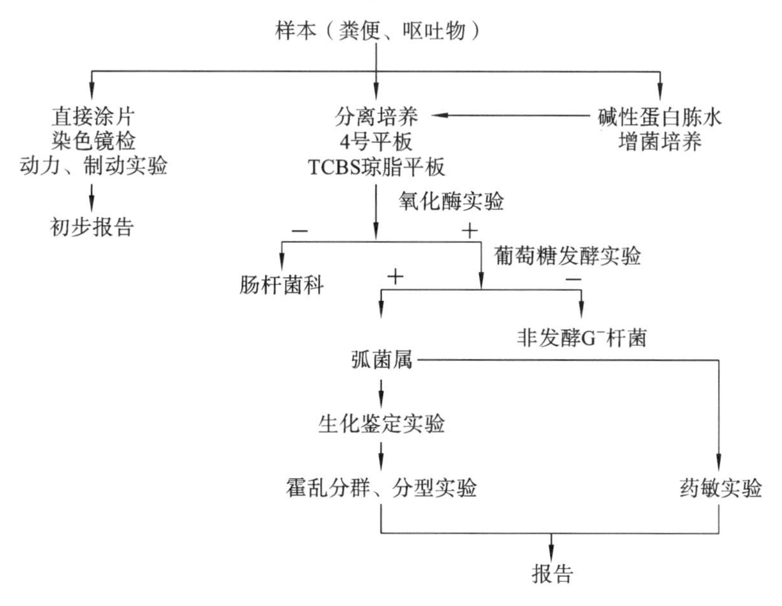

图 8-1 弧菌属检验程序

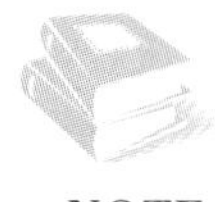

（三）目的要求

（1）掌握霍乱弧菌和副溶血弧菌在常用选择性培养基上的菌落特征、涂片染色镜下形态和主要生化鉴定实验。

（2）熟悉弧菌属检验程序。

（3）了解霍乱弧菌的血清学实验和生物分型实验。

（四）器材与试剂

1. 菌种 霍乱弧菌和副溶血弧菌。

2. 培养基 碱性蛋白胨水（pH 8.5）、碱性琼脂平板、硫代硫酸盐-枸橼酸盐-胆盐-蔗糖（TCBS）琼脂平板、4号琼脂平板、嗜盐性选择平板、血琼脂平板、我妻血琼脂平板、弧菌显色培养基、MIU培养基、SS琼脂平板、肉汤、含盐肉汤（0%、3%、7%、10% NaCl）、赖氨酸脱羧酶培养基、鸟氨酸脱羧酶培养基、精氨酸双水解酶培养基、氨基酸对照培养基等。

3. 试剂 O1及O139群诊断血清、5%红细胞悬液、氧化酶试剂、吲哚试剂、5 g/L去氧胆酸钠溶液、革兰染液、浓硫酸、无菌液体石蜡、蒸馏水。

4. 其他 弧菌抑制剂O/129（2,4-二氨基-6,7-二异丙基蝶啶磷酸盐）药敏纸片（10 μg/片及150 μg/片）、多黏菌素B药敏纸片等。

（五）步骤与方法

1. 分离培养 将霍乱弧菌接种在pH 8.5碱性蛋白胨水、4号琼脂平板、TCBS琼脂平板、碱性琼脂平板、弧菌显色培养基上，将副溶血弧菌接种在TCBS琼脂平板、嗜盐性选择平板和SS琼脂平板、弧菌显色培养基上，35 ℃培养18～24 h，观察细菌生长状况。弧菌属细菌在各种培养基上可有多种不同的菌落形态，可为光滑、粗糙、凸起、扁平状等，菌落形态多样。霍乱弧菌及副溶血弧菌在各种培养基上的菌落形态见表8-1。

表8-1 霍乱弧菌及副溶血弧菌在各种培养基上的菌落形态

细菌	培养基	菌落形态
霍乱弧菌	碱性蛋白胨水	表面形成薄的菌膜，膜下菌液混浊
	4号琼脂平板	菌落中心呈灰褐色
	TCBS琼脂平板	黄色菌落
	碱性琼脂平板	圆形凸起、光滑湿润、边缘整齐的水滴样无色或蓝灰色菌落
	弧菌显色培养基	奶白、淡蓝色或紫色菌落
副溶血弧菌	TCBS琼脂平板	菌落呈绿色，直径0.5～2 mm
	嗜盐性选择平板	圆形、凸起、半透明或不透明的较大菌落
	SS琼脂平板	半透明、扁平的蜡滴形菌落

2. 涂片染色镜检

（1）挑取霍乱弧菌、副溶血弧菌菌落，涂片、革兰染色，油镜下可见革兰阴性杆菌，形态直或微弯。霍乱弧菌常为弧形或逗点状，呈不规则排列。副溶血弧菌可为弧形、卵圆形、棒状等形态。

（2）动力和制动实验：取霍乱患者临床标本，制成悬滴或压滴标本，直接在暗视野或相差显微镜下观察可见流星样快速穿梭运动的细菌。在涂片的悬滴或压滴中加入1滴效价高于1∶64的霍乱多价诊断血清（O1抗体和O139抗体），如见快速运动的细菌运动停止，为制动实验阳性。可初步判断为霍乱弧菌。

3. 生化反应

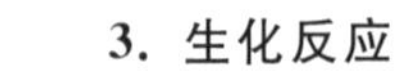

NOTE

弧菌属细菌氧化酶实验阳性，可以发酵葡萄糖，大部分细菌不产气（弗尼斯弧菌除外）。弧菌属细菌有鞭毛，动力实验阳性。霍乱弧菌和副溶血弧菌吲哚实验阳性，霍乱弧菌脲酶实验阴性，副溶血弧菌脲酶实验可为阴性或阳性。氨基酸脱羧酶实验及精氨酸双水解酶实验是病原性弧菌的主要生化鉴定实验，霍乱弧菌、副溶血弧菌赖氨酸及鸟氨酸脱羧酶实验阳性，霍乱弧菌、副溶血弧菌精氨酸双水解酶实验阴性。霍乱弧菌及副溶血弧菌主要生化反应见表 8-2。

表 8-2 霍乱弧菌及副溶血弧菌主要生化反应

菌种	氧化酶	KIA				鸟氨酸脱羧酶	赖氨酸脱羧酶	精氨酸双水解酶	MIU		
		斜面	底部	产气	硫化氢				动力	吲哚	脲酶
霍乱弧菌	+	K	A	−	−	+	+	−	+	+	−
副溶血弧菌	+	K	A	−	−	+	+	−	+	+	+/−

注：A 表示酸；K 表示碱。

除以上生化反应外，弧菌属细菌的其他鉴定实验如下。

1）霍乱红实验

(1) 原理：弧菌属细菌有色氨酸酶，可分解碱性蛋白胨水中的色氨酸生成吲哚。该属细菌同时有硝酸盐还原能力，可将培养基中的硝酸盐还原为亚硝酸盐。吲哚与亚硝酸盐可反应生成结合产物亚硝酸吲哚，后者遇浓硫酸后呈玫瑰红色，即为霍乱红实验阳性。

(2) 方法：无菌操作条件下，将待检细菌接种于含硝酸盐的碱性蛋白胨水中，35 ℃培养 18～24 h，观察结果。

(3) 结果判断：在观察实验结果前，在碱性蛋白胨水培养基中加数滴浓硫酸，混合后，出现玫瑰红色为实验阳性。弧菌属此实验阳性。

2）黏丝实验

(1) 原理：霍乱弧菌菌落与 5 g/L 去氧胆酸钠溶液混匀成浓厚菌悬液，约 1 min，混浊的菌悬液逐渐变清，质地变得黏稠，用接种环挑取时可产生拉丝现象，即为黏丝实验阳性。

(2) 方法：挑取霍乱弧菌菌落加入 5 g/L 去氧胆酸钠溶液中，制成浓厚的菌悬液。大约1 min后，用接种环挑取菌悬液，观察有无拉丝现象。

(3) 结果判断：1 min 后观察菌悬液由混浊逐渐变清，用接种环挑取菌悬液，出现拉丝现象，即为实验阳性。弧菌属细菌除个别菌株外，绝大部分实验阳性。

3）神奈川现象(Kanagawa phenomenon，KP)实验

(1) 原理：副溶血弧菌在普通血琼脂平板上不溶血或产生 α 溶血，在我妻血琼脂平板上产生 β 溶血。

(2) 方法：用接种环挑取副溶血弧菌菌液，在我妻血琼脂平板表面涂布约 1 cm 直径的圆圈，35 ℃培养 18～24 h，观察有无溶血现象。

(3) 结果判断：在我妻血琼脂平板上出现透明溶血环(β 溶血)，为神奈川现象实验阳性。95%的副溶血弧菌菌株本实验阳性。

4）耐盐实验

(1) 原理：不同细菌在生长时，对 NaCl 的耐受浓度不同，可据此对细菌加以鉴别。

(2) 方法：将待检细菌分别接种于不同浓度(0%、3%、7%、10%)的 NaCl 肉汤中，35 ℃培养 18～24 h，观察细菌生长情况。

(3) 结果判断：观察细菌在不同浓度 NaCl 蛋白胨水中的生长情况，判断其对 NaCl 的耐受情况。霍乱弧菌可在 0%NaCl 和 3%NaCl 肉汤中生长，高于 6%的 NaCl 浓度则不能生长。副溶血弧菌可在 3%、7%的 NaCl 蛋白胨水中生长，在 0%NaCl 和 10%NaCl 肉汤中不生长。

5）血清学实验

(1) 原理：霍乱弧菌可与 O1 及 O139 群诊断血清中相应的抗体发生凝集，借此可将霍乱弧菌分为 O1 或 O139 群。不同型的 O1 群霍乱弧菌可与小川型、稻叶型单价诊断血清中的抗体发生凝集，

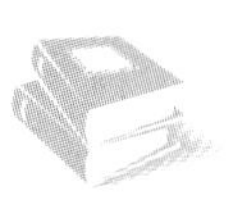
NOTE

借此可将 O1 群霍乱弧菌分型。

(2) 方法:取待检霍乱弧菌与霍乱 O1 及 O139 群诊断血清做玻片凝集实验,进行分群。将 O1 群霍乱弧菌分别与小川型、稻叶型单价诊断血清进行玻片凝集实验,进行分型。

(3) 结果判断:分群实验中若待检细菌在诊断血清中 10 s 内出现肉眼可见的凝集,且在生理盐水中不凝集,则为霍乱弧菌 O1 或 O139 群。分型实验中与小川型单价诊断血清凝集,但与稻叶型单价诊断血清不凝集者为小川型;与稻叶型单价诊断血清凝集,但与小川型单价诊断血清不凝集者为稻叶型;与小川型及稻叶型单价诊断血清均出现凝集者为彦岛型。

6) 多黏菌素 B 敏感实验

(1) 原理:O1 群霍乱弧菌可分为古典生物型和 El-Tor 生物型。对多黏菌素 B 敏感度不同。

(2) 方法:将 O1 群霍乱弧菌涂布接种于 M-H 药敏平板上,待平板干后在中心位置贴上多黏菌素 B 药敏纸片,35 ℃,18~24 h,观察结果。

(3) 结果判断:抑菌圈直径≥10 mm,为敏感。抑菌圈直径≤7 mm,为耐药。古典生物型对多黏菌素 B 敏感,El-Tor 生物型对多黏菌素 B 耐药。

7) 溶血实验

(1) 原理:多数 El-Tor 生物型霍乱弧菌可使绵羊红细胞发生溶血,古典生物型霍乱弧菌不能使绵羊红细胞发生溶血。

(2) 方法:取待检细菌 24 h 肉汤培养物 1 mL,与 5%绵羊红细胞悬液 1 mL 混匀,35 ℃水浴 2 h,观察结果。

(3) 结果判断:50%红细胞被溶解为溶血实验阳性。古典生物型阴性,多数 El-Tor 生物型阳性。

8) O/129 敏感实验　弧菌属对 10 μg/片及 150 μg/片的 O/129 均敏感。

(六) 注意事项

(1) 对疑为霍乱患者的标本,检测需在二级以上生物安全防护等级的实验室中进行,在检测过程中一定要严格遵守操作规程,避免自身感染和污染实验室。

(2) 细菌接种于含蔗糖的 TCBS 平板上孵育时间超过 24 h 或者孵育后冷藏,TCBS 平板上的黄色菌落可转为绿色。

(3) 玻片凝集法做霍乱分群、分型实验时,如凝集现象不典型需做试管凝集实验进一步确认。

(4) 细菌发酵培养基中的糖产酸,当 pH 降低时,氧化酶实验可出现假阴性。因此,挑取 TCBS 平板上的菌落做氧化酶实验,结果不可靠。应挑取不含糖培养基上的菌落做氧化酶实验。

(5) O1 群霍乱弧菌溶血实验 35 ℃水浴 2 h 如不溶血,需 4 ℃过夜后观察。

(七) 思考题

(1) 霍乱弧菌与副溶血弧菌主要的鉴别实验有哪些?

(2) 霍乱弧菌分为几群和几型? 用哪些实验进行分群和分型?

二、气单胞菌属

(一) 临床意义

气单胞菌属为水生生态系统中的常居菌。与人类疾病相关的主要是嗜水气单胞菌、豚鼠气单胞菌、威隆气单胞菌等。常引起肠道感染,多见于夏季。临床表现最常见为急性水样腹泻。气单胞菌的致病因子有肠毒素、侵袭和黏附因子,前者引起腹泻的临床症状,后者则使细菌进入和定植于宿主体内。少数情况下也可引起伤口感染、菌血症、心内膜炎、脑膜炎等肠道外感染性疾病。

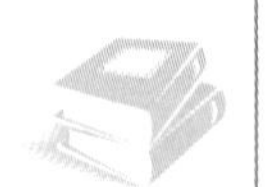

(二) 气单胞菌的检验程序

NOTE

气单胞菌检验程序见图 8-2。

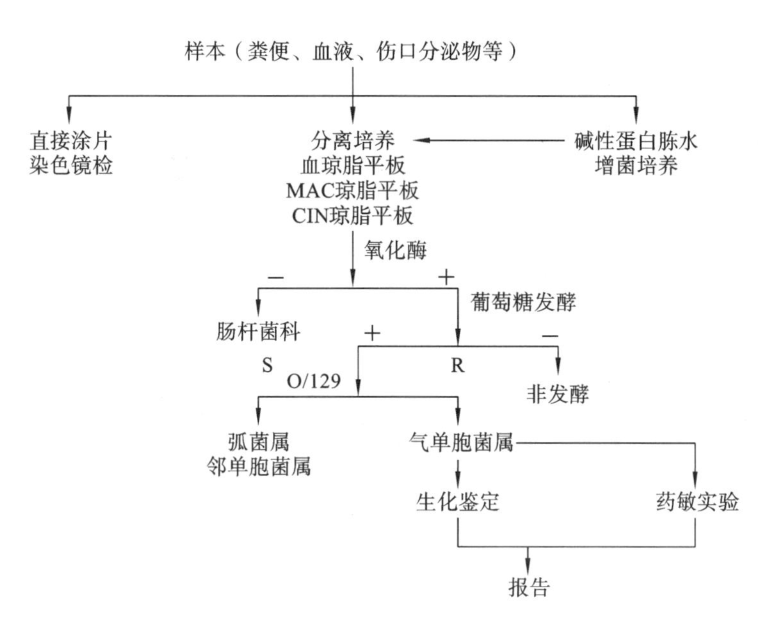

图 8-2 气单胞菌检验程序

（三）目的要求

（1）掌握气单胞菌的涂片染色镜检形态，在常用培养基上的菌落形态、生化反应及鉴定依据。

（2）熟悉气单胞菌的常用鉴定实验和检验程序。

（四）器材与试剂

1. 菌种 嗜水气单胞菌。

2. 培养基 血琼脂平板、MAC 琼脂平板、CIN 琼脂平板、碱性琼脂平板、TCBS 琼脂平板、MIU 培养基、含盐肉汤（0%、3%、7%、10% NaCl）、赖氨酸脱羧酶培养基、鸟氨酸脱羧酶培养基、精氨酸双水解酶培养基、氨基酸对照培养基。

3. 试剂 氧化酶试剂、硝酸盐还原试剂、3%过氧化氢溶液、吲哚试剂、革兰染液、无菌液体石蜡、蒸馏水。

4. 其他 O/129 药敏纸片（10 μg/片及 150 μg/片）等。

（五）步骤与方法

1. 分离培养 将嗜水气单胞菌接种在血琼脂平板、MAC 琼脂平板、CIN 琼脂平板、TCBS 琼脂平板上，35 ℃培养 18～24 h，观察细菌生长情况。在血琼脂平板上可见灰白色或淡灰色、光滑、湿润、不透明、凸起，直径约 2 mm 的菌落，菌落周围可见狭窄的 β 溶血环；在 MAC 琼脂平板上呈无色、半透明、光滑湿润、边缘整齐的菌落；在 CIN 琼脂平板上，菌落呈粉红色中心，边缘清晰、不均匀；在 TCBS 琼脂平板上不生长。嗜水气单胞菌在各种培养基上的菌落形态见图 8-3 与表 8-3。

表 8-3 嗜水气单胞菌在各种培养基上的菌落形态

细 菌	培 养 基	菌 落 形 态
嗜水气单胞菌	血琼脂平板	灰白色或淡灰色、光滑、湿润、不透明、凸起，直径约 2 mm，菌落周围可见狭窄的 β 溶血环
	MAC 琼脂平板	无色、半透明、光滑湿润、边缘整齐
	CIN 琼脂平板	粉红色中心，边缘清晰、不均匀

2. 涂片染色镜检 挑取嗜水气单胞菌菌落，涂片、革兰染色，油镜下可见革兰染色阴性，杆状或球杆状，末端钝圆，不规则排列的细菌。嗜水气单胞菌革兰染色镜检形态见图 8-4。

3. 生化反应

气单胞菌属氧化酶实验阳性，触酶实验阳性，硝酸盐还原实验阳性。气单胞菌属主要生化反应

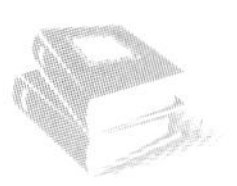
NOTE

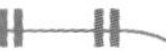

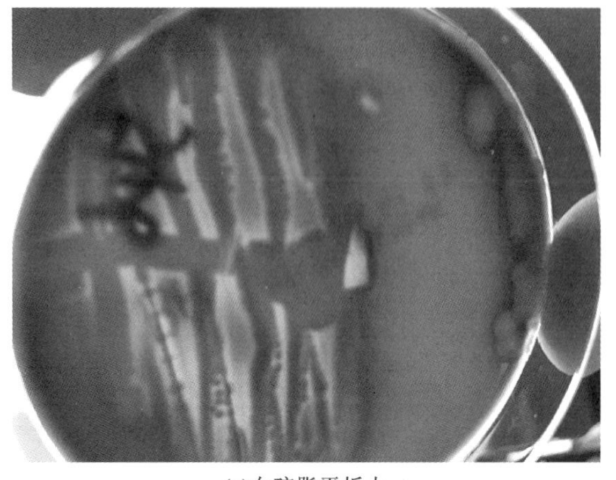

(a)血琼脂平板上

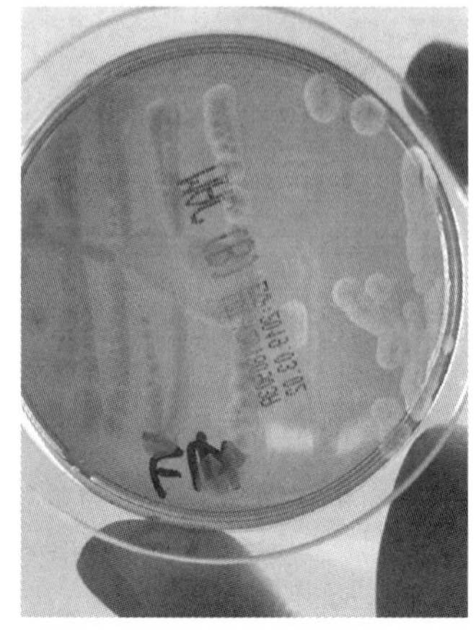

(b)MAC琼脂平板上

图 8-3 嗜水气单胞菌在血琼脂平板及 MAC 琼脂平板上的菌落形态

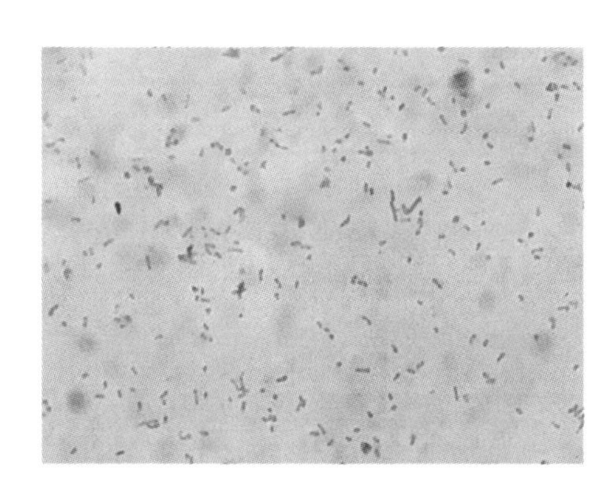

图 8-4 嗜水气单胞菌革兰染色镜检形态

见表 8-4。

表 8-4 气单胞菌属主要生化反应

触酶	氧化酶	KIA				硝酸盐还原	MIU		
		斜面	底部	产气	H_2S		动力	吲哚	脲酶
+	+	K/A	A	+/−	−	+	+	+/−	−

注:A 表示酸;K 表示碱;C 表示枸橼酸盐利用实验。

除以上生化反应外,气单胞菌属细菌的其他鉴定实验如下。

1) O/129 敏感实验　气单胞菌属对 150 μg/片的 O/129 耐药。

2) 耐盐实验　实验原理、方法及结果判断见弧菌属细菌部分。气单胞菌属细菌可在无盐培养基上生长,借此可与弧菌属细菌鉴别。

(六) 注意事项

(1) 氧化酶实验及触媒实验应选用已知该实验阳性和阴性的标准菌株做对照。

(2) 硝酸盐还原实验:如硝酸盐被还原为氨和氮等其他产物,会出现假阴性结果,应在试管内加入少量锌粉,出现红色为阴性,不产生红色则视为硝酸盐还原实验阳性。

(七) 思考题

(1) 气单胞菌属可用哪些鉴定实验与弧菌属细菌相鉴别?

(2) 气单胞菌属可用哪些鉴定实验与肠杆菌科细菌相鉴别?

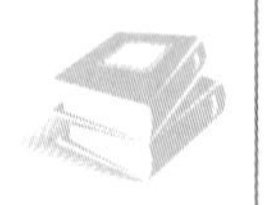

NOTE

(薛　丽)

实验九 需氧革兰阳性杆菌

一、蜡样芽孢杆菌

(一) 临床意义

蜡样芽孢杆菌引起人类感染的病例主要是食源性疾病,也可引起机会性感染。由蜡样芽孢杆菌引起的食物中毒可分为两种类型:腹泻型,由一种不耐热的肠毒素复合物引起,其特征是在摄入污染食物 8～16 h 后,出现腹痛,伴随腹泻;呕吐型,由耐热的肠毒素引起,其特征是在食用污染食物(主要是米饭)1～5 h 后,出现恶心、呕吐症状。由蜡样芽孢杆菌引起的眼内炎是一种严重的病症,可造成眼穿透性损伤甚至可导致血源性扩散,且进展得非常迅速。蜡样芽孢杆菌还可引起其他部位的感染,严重伤感染会致命。

(二) 蜡样芽孢杆菌检验程序

蜡样芽孢杆菌检验程序见图 9-1。

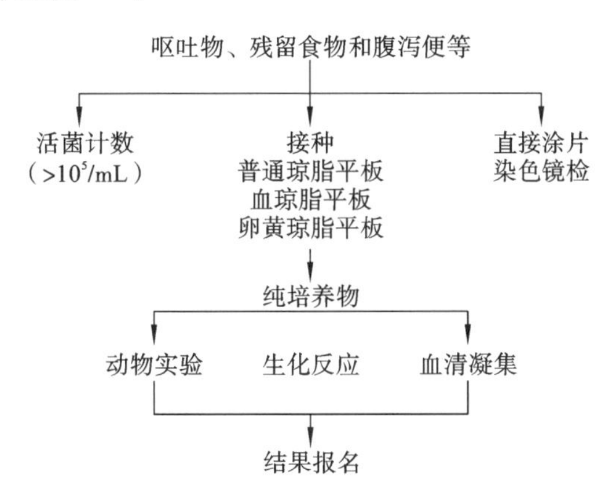

图 9-1 蜡样芽孢杆菌检验程序

(三)目的要求

(1) 熟悉蜡样芽孢杆菌形态染色特点、菌落特点、常用生化反应及鉴定实验、活菌计数法。

(2) 了解蜡样芽孢杆菌肠毒素测定方法。

(四) 器材与试剂

1. 菌种 蜡样芽孢杆菌、枯草芽孢杆菌。

2. 培养基 营养琼脂平板、血琼脂平板、卵黄琼脂平板、葡萄糖、麦芽糖、糊精、蔗糖、水杨苷、乳糖、甘露醇、木糖等糖发酵管,蛋白胨水、葡萄糖蛋白胨水、枸橼酸盐培养基、明胶培养基等。

3. 试剂 吲哚试剂、V-P 试剂、鞭毛染液、3%过氧化氢溶液等。

(五) 步骤与方法

1. 形态观察 革兰阳性大杆菌,两端稍钝圆,单个或链状排列,芽孢椭圆形,位于菌体中央或次极端,不使菌体膨胀。有周鞭毛,无荚膜。

2. 菌落观察 在营养琼脂平板上形成直径 4～6 mm、灰白色、不透明、圆形凸起、边缘常呈扩展状、迎光呈白蜡状的菌落;血琼脂平板上菌落呈浅灰色似毛玻璃状外观,菌落周围形成 β 溶血环;卵黄琼脂平板上由于产生卵磷脂酶分解培养基中的卵磷脂,菌落周围形成乳白色混浊环。

3. 生化反应 该菌触酶、卵磷脂酶和 DNA 酶均为阳性,能分解葡萄糖、麦芽糖、蔗糖,水解水杨苷产酸不产气,液化明胶,利用枸橼酸盐,V-P 实验阳性,不分解乳糖、木糖、甘露醇,硫化氢实验

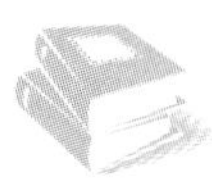

阴性，不产生吲哚。

4. 乳光反应

(1) 原理：蜡样芽孢杆菌能产生卵磷脂酶，在有 Ca^{2+} 存在时，能迅速分解培养基中卵磷脂，产生甘油酯和水溶性磷脂胆碱，故在菌落周围出现乳白色混浊环，称乳光反应或卵黄反应。

(2) 方法：用接种针挑去可疑菌落点种在 10%卵黄琼脂平板上，35 ℃孵育 3 h 即可观察结果。

(3) 结果及意义：孵育 3 h 虽无菌落生长，但在点种处可出现乳白色混浊环，6 h 后混浊环直径可扩大至 5～6 mm。可用于测定细菌能否产生卵磷脂酶，也可以此做活菌计数。

5. 活菌计数 将可疑食物标本用无菌生理盐水稀释成 10^{-1}、10^{-2}、10^{-3} g/mL 等不同浓度的稀释液。

(1) 乳光反应计数法：取各稀释度的悬液 0.1 mL 分别接种于卵黄琼脂平板上，用 L 形玻璃棒涂布均匀，35 ℃孵育 6 h，观察结果，本菌在此平板上产生乳光反应，易于识别和计数。

(2) 倾注平板计数法：方法及结果记录见第二章实验一相关内容，一般认为每毫升或每克食物中蜡样芽孢杆菌的活菌数大于 10^5时，即有发生食物中毒的可能。

(六) 注意事项

(1) 蜡样芽孢杆菌在 20～40 ℃、pH 4.0～9.3 条件下，污染食品后可迅速繁殖，并产生大量肠毒素，进食后可引起食物中毒。

(2) 因暴露于空气中的食品在一定程度上受到蜡样芽孢杆菌的污染，故不能因分离出本菌就认为是引起食物中毒的病原菌。一般认为，蜡样芽孢杆菌数为 10^5 CFU/g(或 10^5 CFU/mL)有发生食物中毒的可能性。

(3) 对蜡样芽孢杆菌引起食物中毒的细菌学检验，除分离鉴定细菌及活菌计数外，必要时还应进行肠毒素测定。

(七) 思考题

(1) 甘露醇-卵黄-多黏菌素琼脂平板培养基在分离蜡样芽孢杆菌时，各组成成分对于蜡样芽孢杆菌分离所起作用有哪些?

(2) 蜡样芽孢杆菌鉴定要点有哪些?

二、阴道加特纳菌

(一) 临床意义

阴道加德纳菌可存在于健康男女及儿童的肛门及直肠中，它也是怀孕妇女阴道内菌群的一部分。阴道加德纳菌是细菌性阴道病(BV)的病原菌之一。该菌与孕妇产前、产后的一系列感染有相关性，但与男性疾病的相关性尚不确定。在患细菌性阴道病妇女的性伴侣的尿道中也可发现此菌。

(二) 阴道加特纳菌检验程序

阴道加特纳菌检验程序见图 9-2。

(三) 目的要求

(1) 掌握阴道加特纳菌的生物学特点和检验方法。

(2) 熟悉阴道加特纳菌的鉴定要点。

(3) 了解细菌性阴道病(BV)的特点。

(四) 器材与试剂

1. 菌种 阴道加特纳菌。

2. 培养基 5%人血琼脂平板，5%兔血琼脂平板，5%羊血琼脂平板，葡萄糖发酵管，麦芽糖发酵管，甘露醇发酵管，棉籽糖发酵管，硝酸盐，葡萄糖蛋白胨水、尿素、明胶、醋酸铅等培养基。

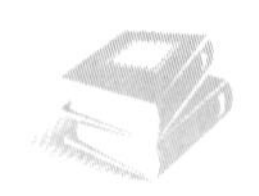
NOTE

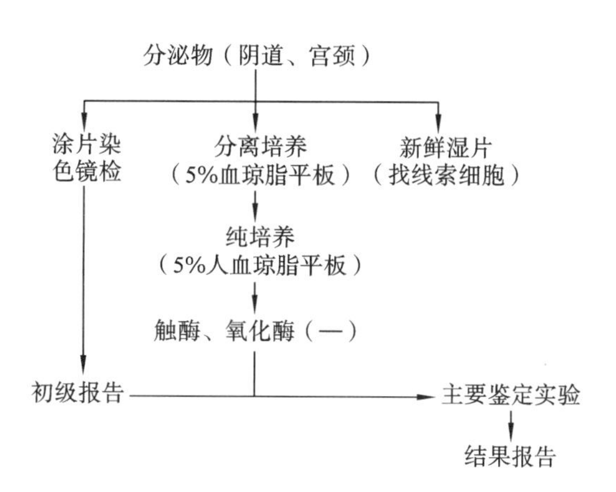

图 9-2 阴道加特纳菌检验程序

3. 试剂 3%过氧化氢溶液，V-P 试剂，10%KOH 溶液等。

4. 其他 生理盐水，载玻片，盖玻片，pH 试纸等。

（五）步骤与方法

1. 形态观察

（1）线索细胞检查(湿片法)：线索细胞为阴道鳞状上皮细胞，表面覆盖着许多球杆菌(主要是加特纳菌，有时合并厌氧菌)，使细胞呈斑点状、颗粒状外观，细胞边缘模糊不清呈锯齿状。当线索细胞占全部上皮细胞的 20%以上时，一般认为 BV 阳性。

（2）革兰染色：正常阴道菌群以乳酸杆菌占优势，可能有少量的链球菌和棒状杆菌。乳酸杆菌为大的革兰阳性杆菌，末端钝圆或平齐，呈单根、链状或栅状排列。细菌阴道病时乳酸杆菌减少或者消失，而其他细菌增多，呈混合菌群。阴道加特纳菌为小的革兰阴性杆菌。革兰染色镜检观察阴道上皮细胞中线索细胞的特异性高于湿片法。

2. 培养和菌落观察 在 5%人血琼脂平板、兔血琼脂平板上形成 0.3～0.5 mm 针尖大小的圆形、光滑、不透明的菌落，可见 β 溶血环；羊血琼脂平板上不溶血。

3. 生化反应 分解葡萄糖、麦芽糖，不分解甘露醇、棉籽糖；水解马尿酸盐、淀粉；肌醇、靛基质、明胶液化、硫化氢、V-P 实验阴性；不还原硝酸盐；触酶、氧化酶实验阴性。

4. pH 测定 正常成人阴道分泌物呈酸性，pH 4.0 左右。在细菌性阴道病时 pH 通常大于 4.5。

5. 胺实验 阴道加特纳菌感染时胺实验阳性。

（六）注意事项

（1）pH 测定时，pH 试纸不要接触到宫颈黏液，因为宫颈黏液的 pH(pH 7.0)高于阴道。pH 测定的敏感度较高，但特异性低。阴道分泌物污染了月经血、宫颈黏液及患者有滴虫感染时，pH 亦可增高。

（2）一般不推荐将分离与 BV 相关的细菌作为常规方法，因为阴道加特纳菌、厌氧菌及人型支原体的培养结果并不能诊断 BV。

（七）思考题

（1）何谓细菌性阴道病？

（2）阴道加特纳菌的鉴定要点主要有哪些？

（王秀青）

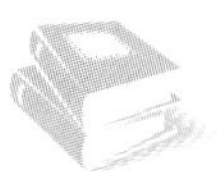

NOTE

实验十　分枝杆菌属

分枝杆菌属细菌是一类细长略弯曲，有时呈分枝状生长或出现丝状体的专性需氧杆菌。本菌属细菌无鞭毛、无芽孢、不产生内外毒素，细胞壁中含大量脂质，因能抵抗强脱色剂盐酸-乙醇溶液的脱色，故又称抗酸杆菌。本菌属细菌种类多，引起人类感染致病的主要为结核分枝杆菌、麻风分枝杆菌和非结核分枝杆菌。分枝杆菌属的鉴定可以依据抗酸染色、生长速度、菌落特征、生化实验与分子生物学的方法进行鉴定。

一、结核分枝杆菌

（一）临床意义

结核分枝杆菌（MTB）可通过呼吸道、消化道和损伤的皮肤等多途径感染机体，可侵犯全身各器官，以肺结核常见。结核病（tuberculosis，TB）是全世界的第九大死因，在传染性疾病中排名第一，甚至超过艾滋病。2016 年约有 1040 万例结核病新发病例，其中 10%为 HIV 感染者，结核病患者死亡约有 167 万。近年来因自发突变或用药不当经突变选择而产生的耐药结核日益增多，2016 年全球约有 60 万利福平耐药新发病例，其中有 49 万耐多药结核病患者，结核病已成为威胁人类健康的一个严重的全球性公共卫生问题。

（二）结核分枝杆菌的检验程序

结核分枝杆菌的检验程序见图 10-1。

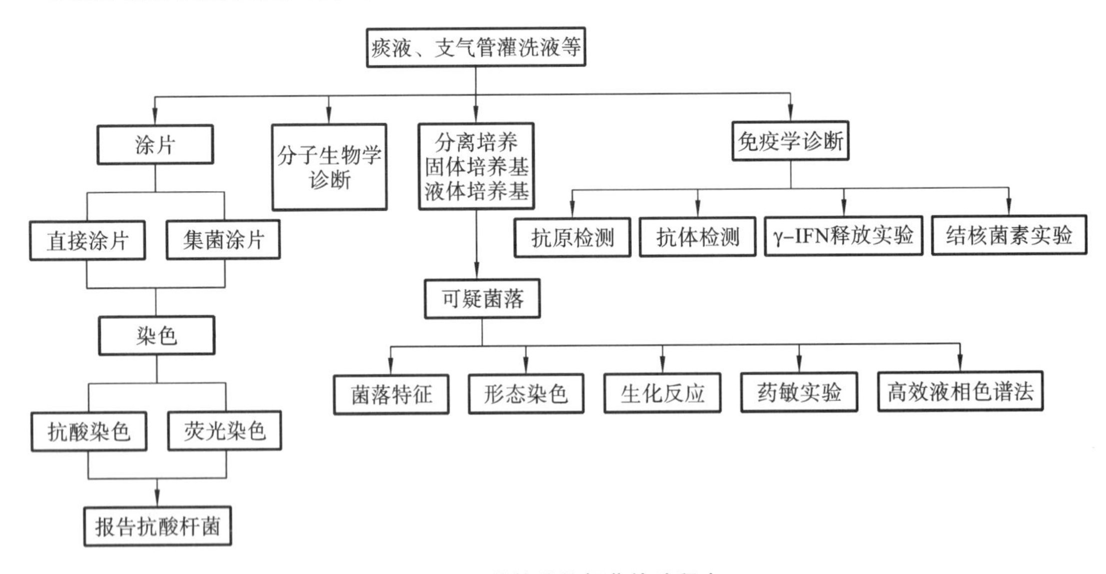

图 10-1　结核分枝杆菌检验程序

（三）目的要求

（1）掌握结核分枝杆菌的形态学检查法及形态学特征。

（2）熟悉结核分枝杆菌的培养特性、常用鉴定方法。

（3）了解结核分枝杆菌检查方法的新进展。

（四）器材与试剂

1. 菌种　卡介苗（BCG）、非结核分枝杆菌（耻垢分枝杆菌、堪萨斯分枝杆菌）。

2. 培养基　罗氏（L-J）培养基。

3. 试剂　4%NaOH 溶液、Ziehl-Neelsen 抗酸染液、金胺 O 染液、旧结核菌素（old tuberculin，

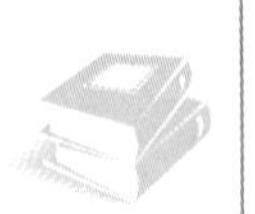
NOTE

OT)、结核菌素纯蛋白衍生物(purified protein derivative,PPD)等。

4. 其他 接种环、载玻片、酒精灯、离心机、普通显微镜、荧光显微镜等。

(五)步骤与方法

1. 标本采集 根据感染部位不同采取不同标本。例如,肺结核采取痰液,最好是患者清晨第一口痰;肾或膀胱结核以无菌导尿或取中段尿液;肠结核取粪便;结核性脑膜炎取脑脊液;脓胸、胸膜炎、腹膜炎或骨髓结核等则穿刺脓汁或分泌物。

2. 涂片镜检 标本可直接涂片染色。为提高检出率,对含菌量低的标本,应进行浓缩集菌:无其他杂菌污染的脑脊液、胸腔和腹腔积液等标本,可直接离心沉淀集菌。

1) Ziehl-Neelsen 抗酸染色

(1) 原理:分枝杆菌细胞壁含大量脂质,主要为分枝菌酸,不易着色,先用石炭酸复红染液初染,需经过加温和延长染色时间来促使其着色;但一旦细菌染上颜色,由于脂质的存在,即使强脱色剂也不能使之脱色,其他细菌均脱色;经碱性美蓝复染,结核分枝杆菌呈红色,其他呈蓝色。

(2) 方法:用接种环挑取待检标本,涂布于载玻片上,加热固定。①初染:用玻片夹夹持涂片标本,滴加适量石炭酸复红染液覆盖标本区域,在火焰高处徐徐加热,切勿沸腾,出现蒸汽即暂时停止加热,若染液蒸发减少,应再补加染液,以免干涸,加热 3~5 min,待标本冷却后用水冲洗。②脱色:3%盐酸-乙醇溶液脱色 30 s~1 min,用水冲洗。③美蓝复染 1 min,水洗、干燥、在油镜下镜检。

与上述经典热抗酸染液相比,Leagene 抗酸染液(Kinyoun 冷染法)属于冷染液,是滴加复红染液直接染色,无须加热,安全。在室温条件下,分枝菌酸与复红染液结合,经美蓝复染后,分枝杆菌仍为红色,其他非抗酸菌、细胞及背景为蓝色。

(3) 结果:结核分枝杆菌呈红色,其他细菌与背景中的物质为蓝色(见图 10-2)。

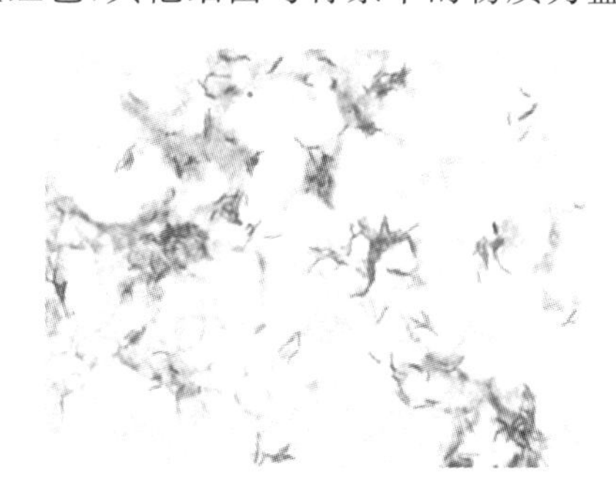

图 10-2 结核分枝杆菌(抗酸染色×1000)

2) 金胺 O 染色

(1) 原理:为荧光染液,无须加热,较抗酸染色安全。染色原理是在室温条件下金胺 O 染色及复染后,用含有紫外光源的荧光显微镜检查,抗酸菌呈亮黄色,而其他细菌及背景中的物质呈暗黄色,这种方法可用低倍镜镜检,可更快速找出抗酸菌。

(2) 方法:用接种环挑取待检标本,涂布于载玻片上,加热固定。①初染:滴加金胺 O 染液避光染色 10~15 min,水洗。②脱色:用 3%盐酸-乙醇溶液脱色 3~5 min,直至涂片无黄色为止,水洗。③复染:用 0.5%高锰酸钾溶液染色 2 min,水洗;轻轻吸干水分,自然干燥;在荧光显微镜下镜检。

(3) 结果:结核分枝杆菌金胺 O 染色后呈亮黄色,其他细胞、细菌和背景为暗黄色。

涂片染色镜检结果应报告"找到抗酸杆菌或未找到抗酸杆菌"。具体报告方式见表 10-1。

表 10-1 涂片镜检的报告方式

报告方式	抗酸染色(×1000)	荧光染色(×450)
−	0/300 视野	0/300 视野
±	1~2/300 视野	1~2/70 视野

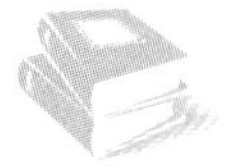

NOTE

续表

报告方式	抗酸染色(×1000)	荧光染色(×450)
1+	1~9/100 视野	2~18/50 视野
2+	1~9/10 视野	4~36/10 视野
3+	1~9/视野	4~36/视野
4+	>9/视野	>36/视野

3. 分离培养 脑脊液、胸腔积液、腹腔积液等无杂菌污染的标本可直接或离心沉淀后取沉渣接种。有杂菌的标本，如痰，可加1~2倍体积4%NaOH溶液涡旋振荡2~3次，室温静止15 min。

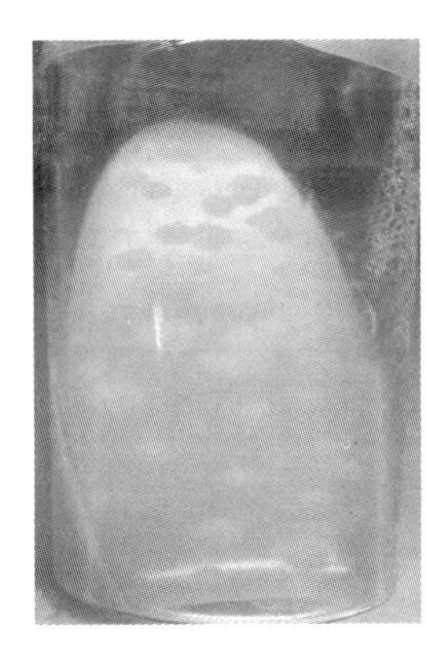

图 10-3 结核分枝杆菌菌落

1) 方法 用取菌环取上述经消化处理的标本一环(约0.1 mL)，均匀接种于L-J培养基斜面，每份标本接种2支培养基。将培养基斜面向上，于37 ℃培养箱5%~10%CO_2孵育24 h后再直立于试管架上，继续培养至第8周。

2) 结果 一周之内生长菌落者为快速生长分枝杆菌；一周后生长者为慢速生长分枝杆菌。结核分枝杆菌为慢速生长分枝杆菌，在L-J培养基上的菌落呈乳白色或米黄色，菌落凸起，表面干燥、粗糙、颗粒状，形似菜花(见图10-3)。标本接种后应每天观察细菌生长情况，若发现可疑菌落，经涂片染色检查见抗酸杆菌，则随时报告“抗酸杆菌培养阳性”；培养8周未见菌落生长者，报告“分枝杆菌培养阴性”。培养阳性者应同时报告生长程度(见表10-2)。

表 10-2 培养结果报告方式

报告方式	生长结果
—	无菌落生长
实际菌落数	菌落<斜面1/4
+	菌落占斜面1/4
2+	菌落占斜面1/2
3+	菌落占斜面3/4
4+	菌落布满整个斜面

4. 生化反应

1) 烟酸实验

(1) 原理：人型结核分枝杆菌可产生大量烟酸，是牛型结核分枝杆菌和其他非结核分枝杆菌产生烟酸量的15~20倍。烟酸的浸出液中烟酸吡啶核环的氮与联苯胺乙醇液、溴化氰液作用时呈黄红色沉淀。

(2) 方法：以热蒸馏水浸泡固体培养基上的培养物15~30 min，收集培养基的水浸液；将水浸液装入2支试管中，每管0.4 mL，再加入3%联苯胺乙醇溶液0.2 mL；向其中一管加入10%溴化氰溶液(此液剧毒，应在通风橱内操作)0.2 mL。

(3) 结果：凡含10%溴化氰溶液的试管出现黄红色沉淀，另一管只产生无色沉淀者判为阳性；两支试管都产生无色沉淀者判为阴性。人型结核分枝杆菌烟酸实验阳性，而牛型分枝杆菌烟酸实验阴性。

2) 硝酸盐还原实验

(1) 原理：某些分枝杆菌产生硝酸盐还原酶，能把硝酸盐还原为亚硝酸盐，在酸性条件下与氨基苯磺胺、N-萘乙烯二胺盐酸盐作用生成红色的化合物N-α-萘胺偶氮苯磺酸。

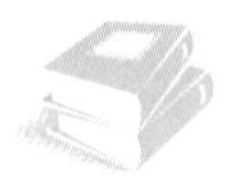

NOTE

(2) 方法：取在L-J培养基上生长3~4周的菌落，称取10 mg菌落，量取1 mL生理盐水，制备成10 mg/mL菌悬液。取0.5 mL悬液加入2 mL硝酸盐溶液(85 mg $NaNO_3$溶于100 mL pH 7.0的磷酸盐缓冲液内，103.43 kPa灭菌20 min)中，置于37 ℃水浴2 h，取出后每管先加1滴二倍稀释的HCl，再加2滴0.2%氨基苯磺胺溶液和2滴0.1%的N-萘乙烯二胺盐酸盐溶液，1 min后观察结果。做此实验时，应以一支未接种细菌的培养基做对照实验，只有对照管阴性时，才能判定。

(3) 结果：呈红色者为阳性，无色者为阴性，空白试剂对照为无色。人型结核分枝杆菌硝酸还原实验阳性，而牛型结核分枝杆菌硝酸还原实验阴性。

3) 热触酶实验

(1) 原理：某些分枝杆菌具有耐高温的过氧化氢酶，经68 ℃加热依然保持其活性，催化过氧化氢成为水和氧，继而形成氧分子，出现气泡。

(2) 方法：从L-J培养基上刮取菌落，称取5～10 mg菌落，量取1 mL生理盐水，配制5～10 mg/mL的菌液，分装于试管，每管0.5 mL；将该试管放入68 ℃水浴20 min；取出冷却至室温，沿试管壁缓缓加入30%过氧化氢(H_2O_2)溶液与10%吐温-80溶液的等量混合液0.5 mL(需新鲜配制)，勿摇动。同时做堪萨斯分枝杆菌阳性对照和人型结核分枝杆菌阴性对照和空白试剂对照，于20 min内观察结果。

(3) 结果：肉眼观察是否产生气泡，持续产生小气泡者为阳性，10～20 min内仍无气泡产生者为阴性，空白试剂对照无气泡产生。热触酶实验对区别结核分枝杆菌与非结核分枝杆菌有重要意义：人型结核分枝杆菌：触酶实验阳性、热触酶实验阴性。堪萨斯分枝杆菌：两种实验均阳性。

4) 中性红实验

(1) 原理：结核分枝杆菌含有的硫酸脑苷脂和硫酸多酰基化海藻糖可与中性红染料结合，产生中性红反应，以此可以鉴定结核分枝杆菌有无毒力。

(2) 方法：①取可疑菌落数个，放在盛有5 mL 5%甲醇溶液的小试管中，37 ℃水浴加热1 h；②弃上清液，加5 mL 50%甲醇，37 ℃加热1 h；③弃上清液，再加新配制的碱性缓冲液(5%氯化钠，1%巴比妥钠)5 mL及中性红溶液0.2 mL，37 ℃水浴作用1 h；④每15 min振摇1次，观察结果。

(3) 结果：中性红实验，如在黄色缓冲液中出现粉红色菌落者为阳性反应，非致病性结核分枝杆菌呈黄白色或不变色。

5) 抗煮沸实验

(1) 原理：分枝杆菌是否有致病性可用抗煮沸实验加以区分。

(2) 方法：将分枝杆菌标本置于100 ℃水中煮沸1～10 min，然后取标本涂片进行抗酸染色。

(3) 结果：非致病株煮沸1 min即失去抗酸性，而致病株能耐煮沸10 min，甚至高压蒸汽灭菌亦不能使之失去抗酸性。

5. 免疫学诊断

1) γ-IFN释放实验(interferon-γ gamma release assays，IGRAs)

(1) 原理：对结核分枝杆菌致敏的T细胞，再次接受结核特异性抗原刺激后，活化的效应T细胞(包括$CD4^+$和$CD8^+$ T细胞)能够产生γ-IFN。

(2) 方法：酶联免疫斑点法(ELISPOT)：

①样本采集：用无菌注射器抽取患者外周静脉血5 mL，置入含肝素或EDTA抗凝采血管内。

②外周单个核细胞分离：取5 mL新鲜外周血(肝素或EDTA抗凝)，加入等体积无菌RPMI 1640不完全培养液混匀，按稀释后血清：Lymphoprep™分离液为2：1加在Lymphoprep™分离液上层。注意不要与Lymphoprep™分离液混合，放入水平离心机，25 ℃，800 *g*离心15 min。

③外周血单个核细胞收集与计数：离心后，将形成云雾状的单个核细胞层，用吸管(或加样枪)将含外周血单个核细胞液体层转移到无菌15 mL尖底离心管，加入10 mL RPMI 1640(或者EZ-Culture™无血清培养液)25 ℃，250 *g*离心10 min。小心弃去上层液体，将细胞沉淀重悬于1 mL EZ-Culture™无血清培养液。将混匀的细胞悬液稀释后进行计数，根据计数结果用EZ-Culture™

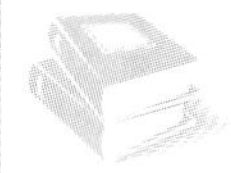

NOTE

无血清培养液调节细胞浓度为2.5×10^6/mL。

④每孔加入200 μL EZ-Culture™无血清培养基或RPMI 1640培养基，室温静置5～10 min，倾去。

⑤按照实验安排：每个测试样本需4孔，每孔加入不同样本细胞100 μL。阴性对照：每孔加入10 μL EZ-Culture™无血清培养基。阳性对照：每孔加入10 μL植物血凝素(PHA)。测试孔A：每孔加入10 μL结核分枝杆菌特异混合多肽A。测试孔B：每孔加入10 μL结核分枝杆菌特异混合多肽B。

⑥当加完所有的样本之后，盖上板盖，放入37 ℃、5%CO_2培养箱培养16～20 h。

⑦裂解细胞：倾倒孔内细胞及培养基，每孔加去离子水200 μL，4 ℃冰箱放置10 min，低渗裂解细胞。

⑧洗板：倾倒孔内液体，每孔用200 μL 1×Washing buffer洗涤5次，每次30～60 s。最后一次，在吸水纸上扣干。

⑨检测抗体孵育：每孔加入100 μL稀释好的生物素标记的抗体，37 ℃孵育1 h。

⑩洗板：倾倒孔内液体，每孔用200 μL 1×Washing buffer洗涤5次，每次30～60 s。最后一次，在吸水纸上扣干。

⑪亲和素孵育：加入100 μL稀释好的酶标亲和素，37 ℃孵育1 h。

⑫洗板：倾倒孔内液体，每孔用200 μL 1×Washing buffer洗涤5次，每次30～60 s。最后一次，在吸水纸上扣干。

⑬显色：配好AEC显色液。每孔加入100 μL的显色液，室温避光静置15～45 min(在20～25 ℃，显色25 min较合适)。

⑭待斑点生长到适合的大小之后，以去离子水洗涤2遍，终止显色过程。将板倒扣在吸水纸上，拍干细小的水珠，之后取下保护层，放在通风的地方，室温静置10～30 min，让膜自然晾干。勿将板放到烤箱内，防止膜发脆、破裂。

⑮ELISPOT板斑点计数，并记录斑点的各种参数，做统计分析。

(3) 结果：当测试孔A和(或)测试孔B达到下列标准则判定为阳性结果：如果阴性对照孔斑点数为0～5，用测试孔A和(或)测试孔B的斑点数减去阴性对照孔斑点数≥6；如果阴性对照孔斑点数≥6，测试孔A和(或)测试孔B的斑点数必须≥2倍阴性对照孔斑点数。如果上述标准不符合且质控对照孔检测阳性，则结果为阴性。

检验结果的解释：空白对照孔没有或斑点很少而阳性质控对照孔斑点数超过20个时被认为是正常结果；空白对照孔斑点数超过10个时结果被认为是“不确定”，建议重新检测；当阳性质控对照孔斑点数少于20个时，检测结果被认为是“不确定”，除非抗原A或抗原B孔根据结果解释和判断标准确定为阳性，此检测结果有效；基于生物学和反应体系的原因。当空白对照孔斑点数为0～5个且抗原A或抗原B斑点数减去空白对照孔斑点数等于5～7时，此结果被认为是“灰区”，应利用所有可利用的相关临床信息进行判断，必要时可进行复查。

2) 结核菌素实验

(1) 原理：结核菌素皮肤反应是迟发性超敏反应，当结核菌素PPD或OT注入皮内后，若受试者已感染结核分枝杆菌，则结核菌素与致敏淋巴细胞特异性结合，在局部释放淋巴因子，形成迟发性超敏反应炎症，若受试者未感染结核分枝杆菌则无反应。

(2) 方法：取5单位结核菌素(0.1 mL)PPD或OT注射于左前臂掌侧前1/3中央皮内，并在48～72 h观察结果，看局部有无硬结，测量直径，如果不存在任何硬结，结果应记录为0 mm。

(3) 结果：

阴性(－)：硬结平均直径<5 mm或无反应者为阴性，说明无结核感染。但应考虑以下情况：感染初期还未出现超敏反应；老年人、严重结核患者或正患有其他疾病，如麻疹、艾滋病导致的细胞免疫低下、肿瘤患者或用过免疫抑制剂者。

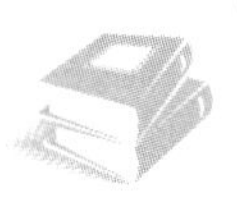
NOTE

阳性(+):硬结平均直径在 5 mm 或 5 mm 以上者为阳性,5～9 mm 为一般阳性,10～15 mm 为中度阳性,表明机体曾感染过结核分枝杆菌,出现超敏反应,但不表示正患结核。硬结平均直径≥15 mm 或局部出现双圈、水疱、坏死及淋巴管炎者为强阳性,表明有可能有活动性结核,应进一步检查。

3) 抗原检测　MTB 抗原包括菌体细胞、PPD、脂阿拉伯甘露聚糖、14kD 抗原、38kD 抗原、31kD 抗原、Ag85 复合物、热休克蛋白 65(heat shock proteins,HSP65)抗原、培养滤液蛋白 10(culture filtrate protein,CFP-10)等。可通过酶联免疫吸附实验(ELISA)、免疫斑点实验(dot immunobinding assay,DIBA)、免疫胶体金技术(immune colloidal gold technique,GITC)、免疫荧光技术(immunofluorescence)等,快速确定是否感染结核分枝杆菌。在机体产生致敏的 T 细胞或抗 MTB 抗体前即可检测到 MTB 的多种抗原成分,因此抗原检测是一类潜在的 MTB 感染的早期检测指标。结核抗原的检测可作为结核分枝杆菌存在的直接证据,可避免因免疫应答低下,导致抗体检测或细胞检测假阴性。

4) 抗体检测　MTB 的各种抗原成分可刺激机体产生多种特异性的抗 MTB 抗体,因此应用 MTB 抗原检测患者血清或其他体液中的抗 MTB 抗体也是结核病的辅助诊断方法之一。常用的 MTB 抗体检测方法包括结明实验(MycoDot)、ELISA、免疫斑点实验、斑点金免疫渗滤实验(DIGFA)、斑点免疫层析实验(dot immunochromatographic assay,DICA)、免疫印迹实验(westernblot)、蛋白芯片技术等。

6. 分子生物学诊断

1) 实时荧光定量 PCR(quantitative real-time PCR,qRT-PCR)　在 PCR 指数扩增期间通过连续监测荧光信号出现的先后顺序及信号强弱变化来及时分析目的基因的拷贝数,通过与加入的已知定量标准品比较,实现荧光定量。qRT-PCR 检测目的基因主要为 MTB 的 IS6110 基因,该片段基因只存在于人型、牛型等致病性 MTB,且在人型 MTB 中重复 10～20 次。在检测过程中如绘制的曲线呈现较光滑的 S 形,结合 Ct 值可判断为阳性。

2) PCR 限制性片段长度多态性分析(PCR-RFLP)　编码 HSP65 的基因广泛存在于所有分枝杆菌中,具有高度保守性,通过分枝杆菌属特异性引物对标本中 HSP65 基因进行扩增,再通过不同的限制性内切酶(如 *Bst*EⅡ和 *Hae* Ⅲ)消化扩增的 DNA 产物,得到不同的酶切图谱,根据酶切图谱的特点鉴定分枝杆菌菌种。

3) 16S rRNA 基因序列测定　由于结核分枝杆菌的 16S rRNA 基因序列高度保守,具有种特异性,可通过测定 16S rRNA 基因序列来鉴定结核分枝杆菌。

7. 药物敏感实验

结核分枝杆菌体外药敏实验的常见方法有以下五种:仪器法、琼脂比例法、绝对浓度法、耐药率法、E 实验。

1) 仪器法　仪器检测系统有 BACTEC 460TB、BACTEC MGIT 960、MB/BacT Alert 3D、ESP 结核分枝杆菌检测系统。将细菌同时接种于含药的液体培养基和无药管,然后通过比较两管中细菌生长代谢产生的 CO_2 的比例和数量来确定细菌的耐药性。其中 BACTEC MGIT 960 全自动分枝杆菌快速培养仪是集分枝杆菌快速培养、检测及药敏技术为一体的全自动分枝杆菌培养系统。该系统采用检测荧光的方法来检测 CO_2,荧光强度记忆检测器每隔 60 min 测定培养管内荧光强度,以生长指数 GI 值报告结果。

2) 琼脂比例法　将纯培养物菌悬液接种于含药物的固体培养基上,同时做不含药物的对照组。经过培养,当含有药物的培养基上菌落数目大于对照菌落数的 1%,则判为耐药,若超过对照组的 75%以上,则认为该菌对该药物浓度为完全耐药,如无菌落生长或菌落数不大于对照格菌落数的 1%则为敏感。一旦任何一线药物出现耐药,应检测二线药物。

3) 绝对浓度法　将定量的细菌接种于一个无药对照培养基和几个梯度药物浓度的培养基,能够抑制所有或几乎所有的细菌生长的最低药物浓度,即为此药物的最小抑菌浓度(MIC)。

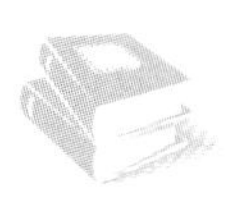
NOTE

4）耐药率法　将受试菌和标准实验室菌株进行耐药率的比较。2株细菌平行实验，在含有连续倍比稀释药物浓度的培养基上接种定量的细菌，耐药率以受试菌的MIC与标准的MIC比率表示。

5）E实验　是一种改良琼脂扩散实验，其原理是将药物以log2梯度稀释成不同浓度，并用特殊技术固定于特制的塑料条（5 mm×50 mm）上，然后将药条贴于处理过的含MTB的改良培养板表面并观察其抑菌圈。这是一种定量检测的方法，操作简便，结果准确、快速，且可用于联合药敏实验，易于标准化操作和进行质控，但该方法成本较昂贵，易受到其他因素影响，阴性率与假阳性率较高。

此外，近年来还出现噬菌体生物扩增法和刃天青显色法等方法。

（六）注意事项

1. 细菌标本片的制备　细菌涂片时，不宜涂得过厚，以免影响制片效果。固定时火焰不宜温度过高，以免破坏菌体结构。

2. 抗酸染色　抗酸染色初染加热时，勿使染液煮沸或煮干，应随时补充染液以防干涸；染色完毕，可用吸水纸吸干载玻片上的水分，切记不要用吸水纸擦载玻片；用过的吸水纸上可能沾有染色的结核分枝杆菌，故不宜再用于吸干第二份标本，以免发生错误诊断。

3. 细菌接种　接种标本于L-J斜面培养基后，应反复倾斜培养基，使标本均匀分布于培养基表面。为防止结核分枝杆菌引起医源性传播，所有涉及标本的涂片、接种、生化实验等操作均应在生物安全柜中进行；接种环用后应先放入沸水中灭菌1 min，再于火焰中烧灼，不可直接在火焰上灼烧，以防止环上菌液骤热形成气溶胶造成实验室污染。

4. 痰标本处理　痰标本在培养前进行处理时，不可随意提高试剂的浓度或延长处理时间，以防止杀伤大多数结核分枝杆菌。经酸、碱处理的标本不宜进行荧光染色，荧光染色后的涂片应在24 h内检查。

5. 金胺O染色　荧光易衰减，尽量避光操作，每次使用后盖紧试剂瓶，以防试剂挥发和污染，试剂有刺激性，注意适当防护。

6. γ-IFN释放实验　每份样本的测定必须同时设置阴性和阳性对照，并且加样枪枪头或自动洗板器不要接触到微孔板内PVDF膜。枪头或洗板器造成的压痕或缺口产生假象可能导致结果误判。

7. 结核菌素实验　配制的稀释液放于有色瓶中，避免日光直晒，4 ℃可保存2周。玻璃及塑料对结核菌素有明显吸附作用，抽取后务必于1 h内用完，否则效价降低影响效果。

8. 其他　PCR操作中需注意实验器材的污染问题，以免出现假阳性。

（七）思考题

（1）如何降低痰标本抗酸染色检查的假阳性、假阴性结果？

（2）γ-IFN释放实验中为什么每份样本的测定必须设置阳性、阴性对照？

（3）上述各实验检测方法的优、缺点是什么？

二、非结核分枝杆菌

非结核分枝杆菌（*non tuberculosis mycobacteria*，NTM）：指结核分枝杆菌复合群和麻风分枝杆菌以外的其他分枝杆菌。对酸、碱比较敏感，对常用的抗结核菌药物较耐受，生长温度不严格，多存在于环境中，为条件致病菌，可引起结核样病变，抗原与结核分枝杆菌有交叉。

（一）临床意义

非结核分枝杆菌广泛存在于自然界的土壤、尘埃、水、鱼类和家禽中，传播途径主要从环境中获得感染，近年来，因手术器械、注射器具及医疗用水等灭菌不合格、使用不规范造成了患者手术切口、注射部位非结核分枝杆菌感染暴发事件。由于非结核分枝杆菌的肺部感染在临床上难以与结

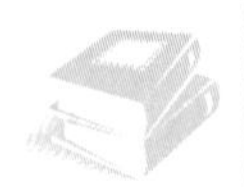

NOTE

核分枝杆菌的感染区别，而此类菌多数对常用抗菌药物和抗结核药物耐药，因此鉴别非结核分枝杆菌具有重要意义。

（二）非结核分枝杆菌检验程序

非结核分枝杆菌检验程序见图10-4。

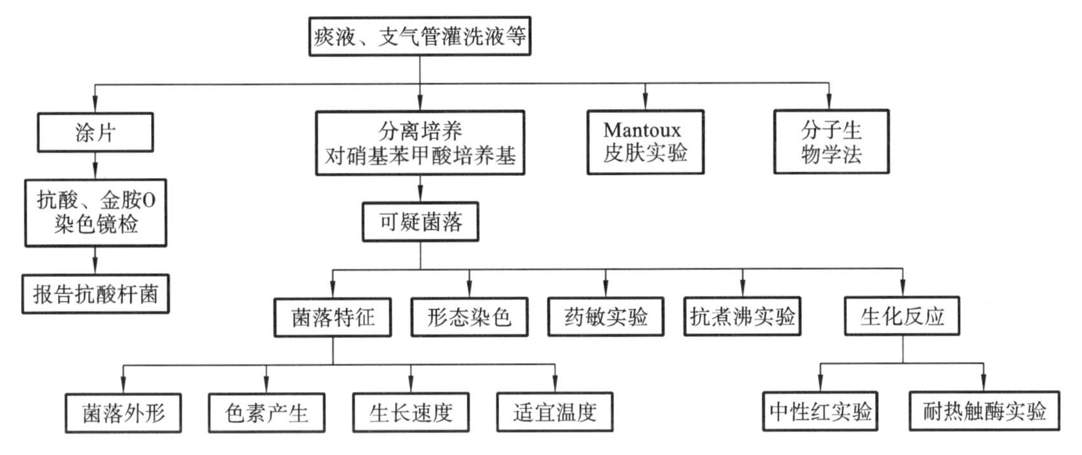

图10-4　非结核分枝杆菌检验程序

（三）目的要求

（1）熟悉非结核分枝杆菌的检验程序。

（2）了解非结核分枝杆菌各群的形态特点。

（四）器材与试剂

1. 菌种　非结核分枝杆菌、结核分枝杆菌。

2. 培养基　罗氏培养基、对硝基苯甲酸培养基。

3. 器材　干燥无菌的玻璃瓶、接种环、光学显微镜、荧光显微镜、洁净玻片、酒精灯等。

4. 试剂　5%石炭酸复红染液、3%盐酸-乙醇溶液、碱性美蓝溶液、中性红溶液、纯蛋白衍生物(PPD)等。

（五）步骤与方法

1. 标本采集　根据感染部位不同采取不同标本。对于肺部感染患者采取咳痰，最好是患者清晨第一口痰；对于淋巴结感染患者，通过细针针吸活检获取标本组织；对于脑脊液标本采集，以无菌要求做腰椎穿刺抽取脑脊液。

2. 涂片镜检　标本可直接涂片，采用Ziehl-Neelsen抗酸染色法在油镜下镜检做初步诊断，也可用金胺O染色在荧光显微镜下观察，以提高阳性率。

1）Ziehl-Neelsen抗酸染色　原理、方法同结核分枝杆菌，镜下观察非结核分枝杆菌抗酸染色后呈红色，其他细胞和细菌为蓝色。

2）金胺O染色　原理、方法同结核分枝杆菌，荧光显微镜下观察非结核分枝杆菌金胺O染色后呈亮黄色短棒状，其他细胞、细菌和背景为暗黄色。

3. 分离培养　可将标本同时接种于罗氏培养基和含对硝基苯甲酸(PNB)的培养基。放入35 ℃恒温培养箱中培养，28天后观察结果。若仅于罗氏培养基生长，为结核分枝杆菌，若仅于对硝基苯甲酸培养基生长，则提示非结核分枝杆菌，需进一步鉴定。在BACTEC460系统培养基中加入5 μg/mL对硝基-α-乙酰氨基-β-羟基苯丙酮(NAP)，可抑制结核分枝杆菌生长而不抑制非结核分枝杆菌生长。

4. 非结核分枝杆菌的生物学特征　见表10-3。

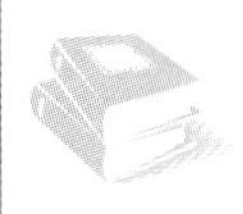
NOTE

表 10-3　非结核分枝杆菌与结核分枝杆菌的鉴别

特　征	非结核分枝杆菌	结核分枝杆菌
菌落外形	光滑或粗糙	粗糙、颗粒或结节
菌落色泽	黄色或橘红色	乳酪色
耐酸碱	－	＋
索状因子	±	＋
乳化实验	＋	－
中性红实验	±	＋
热触酶实验	＋	－
豚鼠致病	－	＋

5. 生长特性鉴定实验　将经 PNB 培养基和生化特性鉴定实验初步鉴定为非结核分枝杆菌的培养菌落接种于罗氏培养基，置于 28 ℃、37 ℃、42 ℃，观察生长时间、色素产生情况。按菌落色素与生长速度将非结核分枝杆菌分为以下 4 群。

1）光产色分枝杆菌（Runyon Ⅰ群）　菌落特点是在暗处一般不产生或仅产生少量色素，光照 1 h 后能在 48 h 内转为黄色或橘黄色，需要营养成分复杂，生长缓慢，菌落光滑，包括堪萨斯分枝杆菌和海分枝杆菌等。

2）暗产色分枝杆菌（Runyon Ⅱ群）　无论有光或无光均能产生色素，呈黄色或橘黄色，生长缓慢，菌落光滑，包括苏尔加分枝杆菌、戈登分枝杆菌等。

3）不产色分枝杆菌（Runyon Ⅲ群）　缺乏 β-胡萝卜素，故在光照和暗处均不能产生色素，在 40～42 ℃下生长慢，菌落光滑，包括鸟分枝杆菌复合群、溃疡分枝杆菌等。

4）快速生长分枝杆菌（Runyon Ⅳ群）　在普通培养基上即可生长，最适生长温度 25～45 ℃，生长速度快，3～6 天即可形成菌落，包括脓肿分枝杆菌、龟分枝杆菌和偶发分枝杆菌等。

6. 抗煮沸实验　非结核分枝杆菌是否有致病性可用抗煮沸实验加以区分。非致病株煮沸 1 min即失去抗酸性，而致病株能耐煮沸 10 min，甚至高压蒸汽灭菌亦不能使之失去抗酸性。

7. 药敏实验　许多非结核分枝杆菌对常见的抗结核药物耐药，如鸟-胞内分枝杆菌、龟分枝杆菌、龟-偶发分枝杆菌复合群、耻垢分枝杆菌等菌种对利福平、链霉素、异烟肼、乙胺丁醇、左氧氟沙星、莫西沙星、丙硫异烟胺均有较高的耐药性，且耐药性均在 60%以上。因此在非结核分枝杆菌治疗前进行药敏实验，依据药敏结果调整用药方案的意义显得尤为重要。

（1）对于所有临床上重要的快速生长分枝杆菌如偶发分枝杆菌、龟分枝杆菌和脓肿分枝杆菌采用微量肉汤稀释法。取非结核分枝杆菌阳性培养物在 MGIT™分枝杆菌快速生长指示管内进行二次传代，取第 2 周指数生长期菌液进行实验，以 Middlebrook 7H9 培养基稀释菌液至 1 McF 后，再 100 倍稀释至 10^5 CFU/mL。将药物溶液用培养基倍比稀释至 128 μL/mL、64 μL/mL、32 μL/mL、16 μL/mL、8 μL/mL、4 μL/mL、2 μL/mL、1 μL/mL，分别取 100 μL 依次加入 96 孔培养板中，再取 100 μL 菌悬液加入培养板中，使药物终浓度为 64 μL/mL、32 μL/mL、16 μL/mL、8 μL/mL、4 μL/mL、2 μL/mL、1 μL/mL、0. 5 μL/mL。每株细菌每种药设 3 排平行孔（菌液＋药液），3 个阳性对照孔（菌液）以及 3 个阴性对照孔（培养基）。完成后在 37 ℃恒温箱中培育。报告结果时，参照美国临床和实验室标准协会 CLSI-2012 M24-A 的判断标准，将实验孔与阳性对照孔进行比对，以肉眼看不见细菌生长的最低药物浓度为 MIC，记录 MIC 值。

（2）还可采用绝对浓度法，分别进行异烟肼（1、10 μg/mL）、利福平（50、250 μg/mL）、链霉素（10、100 μg/mL）、乙胺丁醇（5、50 μg/mL）、对氨基水杨酸（1、10 μg/mL）、阿米卡星（10、100 μg/mL）、对氨基水杨酸异烟肼（2、20 μg/mL）、卷曲霉素（10、100 μg/mL）、左氧氟沙星（5、50 μg/mL）、利福喷汀（5、250 μg/mL）、丙硫异烟胺（25、100 μg/mL）耐药性测定。接种后置于恒温箱 37 ℃培养，4 周后观察结果，同时以 H37Rv 药物敏感株作为质控菌株进行药敏实验。报告结果

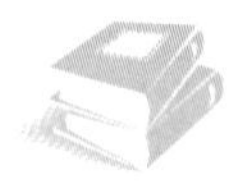
NOTE

时以对照管菌落数超过 200 个且无融合为有效结果，药敏培养基上无细菌生长或菌落数少于 20 个视为敏感，超过 20 个菌落数视为耐药，质控菌株管应无细菌生长。

8. Mantoux 皮肤实验 结核分枝杆菌与非结核分枝杆菌有共同抗原，虽然 PPD 皮试可产生交叉反应，但仍有区别之处。取结核分枝杆菌的 PPD-T 与非结核分枝杆菌的 PPD-NTM 同时进行皮肤实验，非结核分枝杆菌患者 PPD-T 硬结直径一般不超过 15 mm。如 PPD-NTM 皮试硬结直径比 PPD-T 皮试硬结直径大 5 mm 或 25%以上，即认为是非结核分枝杆菌感染。

9. 分子生物学诊断

(1) 多重 PCR 技术：在一个 PCR 反应体系中，依据 MTB 的 MTP40 基因序列(396 bp)、分枝杆菌属的 32 Ka 基因序列(506 bp)和 MTB 复合群(MTBC)的 S6110 序列分别设计 3 对特异性引物进行扩增，产生不同特异性靶区域片段，并且以 MTB 标准株 H37Rv、牛分枝杆菌标准株、胞内分枝杆菌标准株作为阳性对照。经凝胶电泳观察，该技术可在 1～2 天内鉴别出结核分枝杆菌与非结核分枝杆菌。

(2) PCR-核酸测序：对特定的核苷酸靶序列进行序列分析。常用于鉴定非结核分枝杆菌的靶基因有 HSP65、rpo B、16S-23S rRNA 基因内转录间隔区序列等。

(3) PCR 限制性片段长度多态性分析(PCR-RFLP)：通过 PCR 扩增分枝杆菌染色体上一段 DNA，将扩增产物经限制性内切酶消化，将消化的样本进行琼脂糖凝胶电泳分析，不同分枝杆菌酶切片段的数量或大小不同，电泳图谱呈现多态性。如利用 PCR-RFLP 对 rpo B 基因进行分析，扩增出的 360 bp 的 rpo B 基因经 *Hind* Ⅱ、*Hae* Ⅲ、*Mva* Ⅰ和 *Acc* Ⅱ 酶切后进行片段分析，可以鉴别不同分枝杆菌复合群。

(4) PCR 单链构象多态性分析(PCR-single strand conformation polymorphsim，PCR-SSCP)：PCR-SSCP 技术可以区别至单个碱基突变，不同种的 DNA 单链其空间构象不同，在非变性聚丙烯酰胺凝胶电泳中迁移率也不同，最终呈现不同的带谱。可通过设计两对引物分别扩增 16S rDNA 两条片段，根据 SSCP 电泳图谱与结核分枝杆菌标准株的相似性来鉴别 NTM 与 MTB，并将该方法与细菌学鉴定进行对比，可以将 MTB 和 NTM 进行初步鉴定。

(六) 注意事项

(1) 非结核分枝杆菌亦有致病性，应注意生物安全。

(2) 绝对浓度法药敏实验对接种量要求较严格，既要避免由于过量接种产生自然突变的可能，又要保证对照培养基上菌落生长旺盛。

(3) 应用多重 PCR 时，要注意优化 PCR 反应条件。引物浓度、循环温度及时间是实验成败关键，应先进行预实验，确定最佳扩增条件。

(4) PCR-SSCP 方法易受凝胶温度的影响。

(七) 思考题

如何鉴别结核分枝杆菌与非结核分枝杆菌？

(付玉荣)

实验十一 布鲁菌属

布鲁菌属多引起动物感染而不引起人类感染，少数既可感染动物也可以感染人，被称为人畜共患微生物，布鲁菌属中与人有关的有马耳他布鲁菌(又称山羊布鲁菌)、流产布鲁菌(又称牛布鲁菌)、猪布鲁菌、狗布鲁菌等。

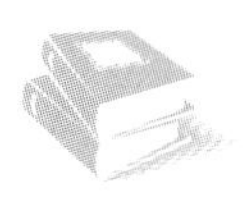

一、临床意义

布鲁菌感染动物后，常常局限于腺体组织与生殖器官，表现为睾丸炎、附睾炎、乳腺炎等。孕期动物感染常常导致流产。感染人体往往经过 5～21 天潜伏期，出现菌血症、反复的波浪热，且易转为慢性发病，在全身出现迁徙性病灶，出现肝、脾大及骨关节、肌肉疼痛，慢性肝损伤等。

二、布鲁菌的检验程序

布鲁菌病标本检测方法包括细菌培养、血清学实验或分子检测，可用于培养的标本类型包括血液（至少两套）、骨髓、脑脊液、胸膜液、尿液、脓肿和组织标本等，注意在使用抗生素前采集。

临床微生物实验室可根据菌落形态、生化反应和血清学实验对布鲁菌进行鉴定，所有操作均应在生物安全柜进行。触酶阳性，氧化酶阳性，尿素酶阳性，与特异性抗血清玻片凝集阳性，临床完成上述实验即可报告布鲁菌属。其他实验在临床实验室未常规开展。

为规避常规培养和血清学诊断在该病诊断中的局限性，实验室可采用自建的 PCR 或逆转录 PCR 直接检测临床标本中的布鲁菌，在临床实验室，分子检测是布鲁菌检测有用的辅助技术，对人布鲁菌病诊断具有潜在的应用前景，布鲁菌属检验程序见图 11-1。

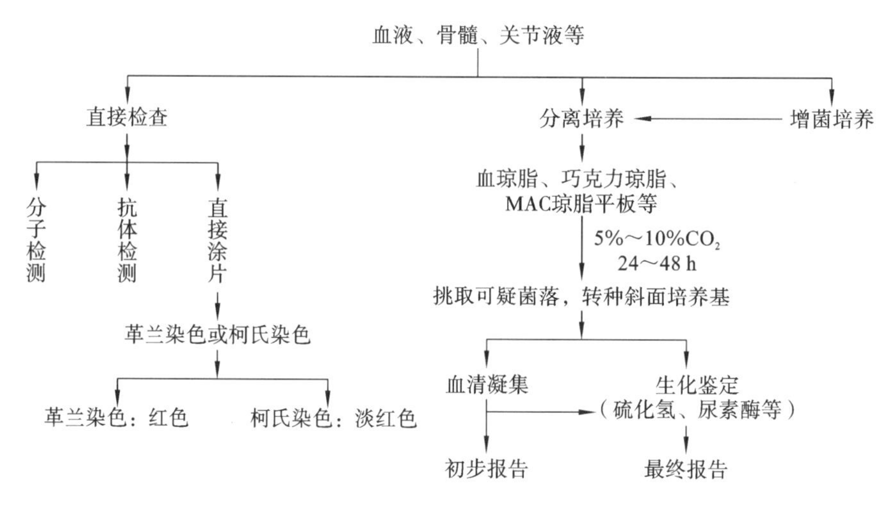

图 11-1 布鲁菌属检验程序

三、目的要求

(1) 掌握布鲁菌属的形态、染色、培养特征、菌落特征。
(2) 熟悉布鲁菌属的鉴定方法和主要生化反应。
(3) 了解布鲁菌病的致病特点。

四、器材与试剂

1. 菌种 马耳他布鲁菌。

2. 培养基 血琼脂平板、MAC 琼脂平板，尿素、硫化氢、葡萄糖、阿拉伯糖、半乳糖、硝酸盐等生化反应管。

3. 试剂 氧化酶试剂（1%盐酸四甲基对苯二胺），触酶试剂（3%过氧化氢溶液），硝酸盐还原试剂，革兰染液，生理盐水等。

4. 仪器 显微镜，生化培养箱，Ⅱ级生物安全柜等。

5. 其他 载玻片，盖玻片，接种环/针，红外电热灭菌器，小试管等。

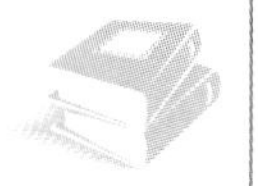

NOTE

五、步骤与方法

1. 分离培养 培养是布鲁菌病诊断的金标准，在自动化连续监测血培养系统上，大部分布鲁菌一周内可监测到生长，其他临床标本可进行分离培养，划线接种需要在 37 ℃、5%～10%CO_2中孵育 10 天，若无菌生长，方可报为阴性。如为阳性，将细菌分区划线接种于血琼脂平板、MAC 琼脂平板，置于 35 ℃培养 18～24 h，观察布鲁菌在血琼脂平板的生长特征，常规在血琼脂平板、巧克力琼脂平板、M-H 琼脂平板和 MAC 琼脂平板均可生长。24～48 h 可见菌落生长，布鲁菌形成较薄、常常融合在一起的菌落，如有单个菌落，直径 1～2 mm，见图 11-2 及文后彩图。

2. 涂片染色镜检

1）革兰染色 将马耳他布鲁菌进行革兰染色，显微镜下观察菌体形态及排列特征，革兰染色呈排列为细沙样阴性短小杆菌或球杆菌，菌体两端钝圆，见图 11-3 及文后彩图。

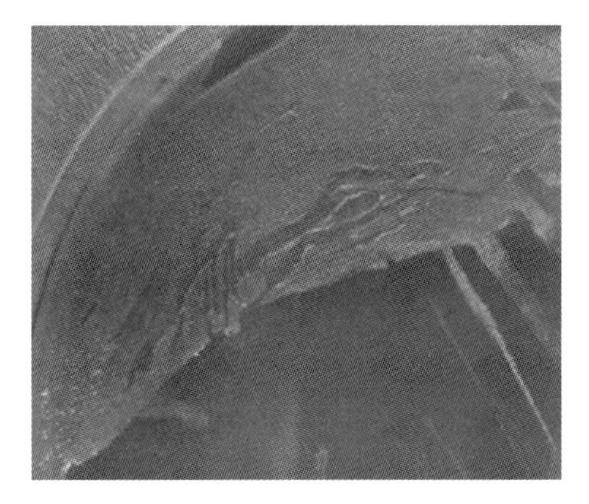

图 11-2 马耳他布鲁菌在血琼脂平板上的菌落

图 11-3 马耳他布鲁菌革兰染色形态

2）柯兹洛夫斯基（柯氏）染色法

（1）试剂Ⅰ：2%沙黄溶液。试剂Ⅱ：1%孔雀绿溶液。

（2）方法：①待检标本涂薄片，干燥，火焰固定；②滴加 2%沙黄溶液，酒精灯加热至蒸汽出现；③流水冲洗，用 1%孔雀绿溶液染色 2～3 min。

（3）结果观察：布鲁菌染成淡红色，为球杆菌，其他细菌染成绿色或蓝色。

3. 生化反应 该菌触酶阳性，氧化酶阳性，快速分解尿素，分解葡萄糖，不分解半乳糖。

尿素分解实验：

（1）原理：某些细菌具有尿素酶，可分解尿素产生大量氨，使培养基呈碱性，酚红指示剂变为红色。

（2）方法：无菌操作下将马耳他布鲁菌接种于尿素培养基中，35 ℃培养 18～24 h。

（3）结果判断：培养基变为红色为阳性，不变色为阴性。

4. 免疫学检查 由于布鲁菌培养的营养条件苛刻而且时间长，所以布鲁菌的血清学诊断越来越受到重视，血清学检查既可协助早期诊断，还可确定是否复发或重复感染。

1）虎红平板凝集实验

（1）原理：该实验又称班氏孟加拉平板凝集实验，主要根据抗原、抗体可在体外发生特异性结合并呈现可见反应的原理，用已知抗原检测未知抗体，该实验由于所用抗原为 pH 3.5～3.9 带色的抗原，该抗原与被检血清作用时能抑制血清中 IgM 类抗体的凝集活性，检测 IgG 类抗体，因此提高了反应的特异性。

（2）方法：实验前，应将血清和抗原在室温放置 30～60 min，将玻璃板上各格标记被检血清号，然后加相应被检血清 30 μL，在被检血清旁滴加虎红平板凝集抗原 30 μL，用牙签类小棒搅动血清和抗原，使之充分混合，在 5 min 内观察结果。每次实验应设阴性血清、阳性血清对照。

检测试剂使用 R 型犬种布鲁菌为天然粗糙型，所以产生的血清抗体为粗糙型布鲁菌血清抗体。

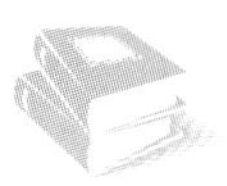

NOTE

在条件允许的情况下，建议虎红平板凝集抗原(检测S型布鲁菌抗体的虎红平板凝集抗原)和R型布鲁菌虎红平板凝集抗原同时进行检测。

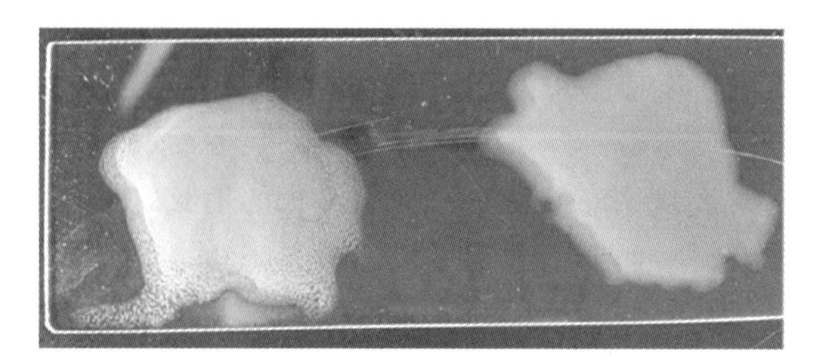

图 11-4 虎红平板凝集实验

(3) 结果：观察到颗粒状凝集即为阳性，用于初筛，见图 11-4。

2) 试管凝集实验

(1) 原理：特异性布鲁菌抗原可与倍比稀释的待检血清中抗体在体外发生特异的凝集反应，并可同时检测布鲁菌抗体的滴度。1897 年，莱特等发现患布鲁菌病的患者血清与布鲁菌的培养物产生了凝集现象，该凝集反应又称莱特氏凝集。

(2) 方法：①每份血清取 6～8 支小试管，放于试管架上。②血清稀释：第一管加入 960 μL 0.5%石炭酸生理盐水，其余各管加入 500 μL0.5%石炭酸生理盐水。第一管内加入备检血清 40 μL，混匀后吸出 500 μL 血清稀释液加入第二管内，以此类推到最后一管，吸出 500 μL 血清稀释液弃去。③加入抗原：将试管凝集抗原充分混匀后，使用 0.5%石炭酸生理盐水做 10 倍稀释。加入血清稀释液中，每管加入 500 μL。④充分混匀后，放到 37 ℃温箱内，20～22 h 后取出，在室温下放置 1～2 h，观察结果。

(3) 结果：

①"++++"，液体完全透明，菌体呈伞状沉淀或块状颗粒状沉淀，呈 100%凝集。

②"+++"，液体近于完全透明，菌体呈伞状沉淀，呈 75%凝集。

③"++"，液体略微透明，菌体呈较薄伞状沉淀，呈 50%凝集。

④"+"，液体不透明，管底有不明显的伞状沉淀，呈 25%凝集。

⑤"－"，液体不透明，无伞状沉淀。

血清抗体效价 1∶100 及以上，判断为布鲁菌病抗体阳性，1∶50(++)为可疑。

六、注意事项

(1) 布鲁菌为人畜共患病原菌，可感染人类导致布鲁菌病，有极强的致病性，可突破黏膜屏障造成实验室获得性感染，因此该菌的检验应严格按照生物安全的要求，在生物安全 2 级及以上的实验室进行，且所有操作应在生物安全柜内进行，所有医疗废弃物应高压蒸汽灭菌后再丢弃。

(2) 布鲁菌属生长缓慢，可达 15 天，最长达 30 天，因此，应充分考虑培养时间，初次培养需要 5%～10%二氧化碳环境。

七、思考题

(1) 简述布鲁菌属的主要生物学特征。

(2) 简述布鲁菌属感染的主要临床表现。

(李继红)

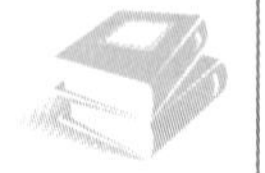

NOTE

实验十二 螺 旋 体

螺旋体广泛存在于自然界和动物体内，是一种人畜共患病的病原体。其中致病性螺旋体主要有疏螺旋体属、密螺旋体属和钩端螺旋体属。

一、梅毒螺旋体

（一）临床意义

梅毒螺旋体是人类梅毒的病原体，主要经性接触传播，也可通过间接接触或经手术、输血等途径传播，患梅毒的孕妇可引起流产、早产、死产或通过胎盘感染胎儿导致先天性梅毒。梅毒的病程长，危害性大，早期检出具有重要意义。

（二）梅毒螺旋体的检验程序

梅毒螺旋体检验程序见图 12-1。

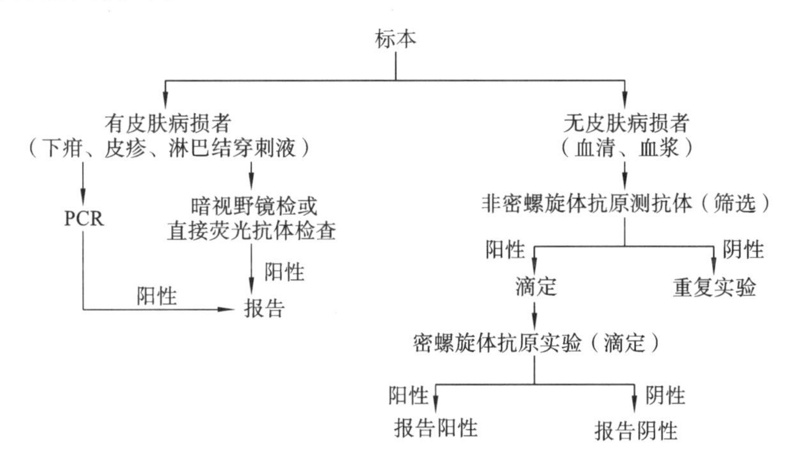

图 12-1 梅毒螺旋体检验程序

（三）目的要求

（1）熟悉梅毒螺旋体的形态特征、暗视野及镀银染色检查方法。

（2）掌握梅毒螺旋体的血清学筛选和证实实验的原理、方法、临床意义。

（四）器材与试剂

（1）培养基：柯氏（Korthof）培养基、含 100～400 μg/mL 5-FU 的柯氏培养基等。

（2）其他：暗视野显微镜、无菌吸管、荧光显微镜、载玻片、生理盐水、试管、滴管、盖玻片、生理盐水、火柴、酒精灯、接种环、记号笔、吸水纸、擦镜纸、二甲苯、香柏油等。

（五）步骤与方法

1. 采集标本

（1）采集下疳分泌物及皮疹渗出液时，先用生理盐水棉球擦净病变部位的污秽物，或用钝器刮破皮疹面露出基底组织，用棉球挤压周围组织，使分泌物或渗出液溢出，然后用盖玻片刮取分泌物等，覆盖于已加一滴生理盐水的载玻片上备检。

（2）取穿刺液：用注射器注射 0.3～0.5 mL 生理盐水至局部淋巴结或组织内，反复抽吸数次，最后将液体尽量吸入注射器内，取穿刺液 0.01 mL 滴于载玻片上备检。

（3）组织块是无菌手术切下的小块组织，剪碎，置于乳钵中研磨，加少量生理盐水制成组织悬液。

（4）采集患者静脉血液，分离血清进行血清学诊断。

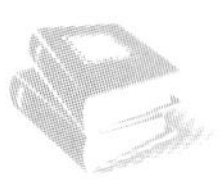
NOTE

(5) 采集的标本应及时送检,若不能及时送检,应保存于-70 ℃或液氮内。应用二甲基亚砜(10%)或甘油(15%)作为冷冻保护剂。血清或血浆等标本应保存于4 ℃或-20 ℃。需远途送检的血液标本,可将血滴于玻璃纤维片上,室温干燥。检验前用磷酸盐缓冲液洗脱2 h,洗脱液用于血清学实验。

2. 染色及形态观察 取渗出液涂片后直接于暗视野显微镜下观察,或采取初期及二期梅毒硬性下疳、梅毒渗出物等用暗视野或墨汁显影,如查见运动活泼的密螺旋体即可诊断;或镀银染色镜检。

(1) 暗视野显微镜观察法:先在载玻片上加无菌生理盐水1滴,用无菌生理盐水棉球擦净病变部位,用钝刀刮破病损处表面组织(避免出血),再用棉球挤压周围组织或使组织液渗出,用毛细管吸取下疳的渗出液,将组织渗出液与载玻片上无菌盐水混匀,加盖玻片后镜检。取自皮疹、淋巴结或组织穿刺液等也可用于检查,但阳性率较低。打开暗视野显微镜,在聚光器上加一滴蒸馏水(湿式),将载玻片置于载物台上。上升聚光器使蒸馏水接触载玻片的底部,先用低倍镜调焦,再用高倍物镜观察。

(2) 冯泰那镀银染色法:取载玻片于中央加生理盐水1滴,取样本少许与生理盐水混匀做涂片或取溃疡渗出物直接涂片;待涂片干燥后滴加固定液,固定1 min后,用水冲洗;滴加媒染剂,加热至有蒸汽出现,作用0.5 min,水洗;加硝酸银染液,微加温,染色约0.5 min,水洗,待其自然干后镜检。

(3) 刚果红染色法(负染色法):取20%刚果红溶液一小滴于载玻片上,用牙签取样本与之混匀,涂布成均匀厚片,待干,以1%盐酸-乙醇溶液洗涤,待其自然干后镜检。

(4) 结果判断:

①在暗视野显微镜下直接镜检,适用于初期梅毒的检查。有发光的典型螺旋状螺旋体及特征性运动方式(旋转运动、屈伸移行、弯曲前行)为阳性结果。如见典型形态特征、有特殊运动方式的密螺旋体,结合临床症状及病史,可初步报告为:疑为梅毒螺旋体。

②经冯泰那镀银染色,在油镜下可见背景呈淡黄褐色,梅毒螺旋体呈棕褐色或棕黑色,菌体直硬、小而纤细、中间略粗、两端尖直,有8~14个规则的、紧密缠绕的螺旋,螺旋细密而规则。

③经刚果红溶液染色,螺旋体无色,背景为蓝色。

3. 分离培养 梅毒螺旋体的人工培养问题迄今仍未解决。Fieldsteel等用棉尾兔上皮细胞在降低氧分压及1.5% O_2、5% CO_2、93.5% N_2、33 ℃的最佳培养条件下进行梅毒螺旋体组织培养获得成功,对梅毒螺旋体的研究起了积极的作用,但此法条件要求高,仅适用于实验室研究。

4. 血清学检验 梅素螺旋体有三类抗原成分。一是螺旋体表面特异性抗原,刺激机体产生特异的凝集抗体及密螺旋体制动或溶解抗体,后者加补体可溶解螺旋体。二是螺旋体内类属抗原,可产生补体结合抗体,与非病原性螺旋体有交叉反应。三是螺旋体与宿主组织磷脂形成的复合抗原,当螺旋体侵入组织后,组织中的磷脂可黏附在螺旋体上,形成复合抗原,此种复合抗原可刺激机体产生抗磷脂的自身免疫抗体,称为反应素。其中,第一类是特异性抗体(抗TP抗体),后两类为抗类脂质的非特异性抗体。

梅毒的血清学诊断实验中,快速血浆反应素环状卡片实验和甲苯胺红不加热血清实验(TRUST)是非螺旋体抗原实验。它是用正常牛心肌的心磷脂作为抗原,检测患者血清中的反应素。反应素在第一期梅毒病变出现后1~2周就可测出,第二期梅毒反应素阳性率几乎达100%,第三期梅毒反应素阳性率较低。快速血浆反应素实验(RPR)是非特异性实验,虽敏感度较高,但所用抗原是非特异性类脂抗原,除梅毒病以外,某些自身抗体免疫疾病和其他螺旋体病(回归热等)、麻风、红斑狼疮、非典型肺炎、类风湿关节炎、肝硬化等亦可查出反应素,称为梅毒血清生物学假阳性。检测抗体时应排除假阳性反应,结合病史、临床表现及多次的实验结果进行分析。目前,国内RPR和TRUST这两种实验常用于梅毒人群筛选,实际工作中可根据情况选用其中一个进行梅毒螺旋体抗体筛选实验。

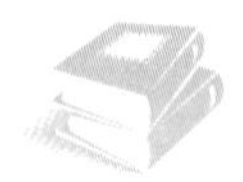
NOTE

由于某些患者不出现皮肤黏膜损伤，无法采集分泌物标本，可采用血清学检查方法。当人体感染梅毒螺旋体4～10周后，血清中可产生一定数量的抗类脂质抗原的非特异性反应素和抗梅毒螺旋体抗原的特异性抗体。根据检测所用的抗原不同，血清学实验可分为两种类型，即非特异性梅毒螺旋体抗原血清学实验与梅毒螺旋体抗原血清学实验。

1）非特异性梅毒螺旋体抗原血清学实验　用正常牛心肌的心脂质（cardiolipin）作为抗原，测定患者血清中抗心脂质抗体（亦称反应素）。本实验敏感度高、特异性低，且易发生假阳性，早期患者经充分治疗后，反应素消失，目前一般作为筛选和定量检测；也可作为观察疗效、复发及再感染的指标。实验方法有以下几种。

（1）性病研究实验室（venereal disease research laboratory，VDRL）实验：

原理：美国Pangborn等发现一种性病研究实验室（VDRL）抗原，是从牛心肌中提取的心磷脂，适量加入胆固醇及卵磷脂以提高敏感度。VDRL实验属于微量玻片法，可与患者血清中抗心脂质抗体（亦称反应素）结合，出现凝集现象，是唯一推荐用于检测脑脊液反应素的实验，对诊断神经梅毒具有重要价值，可做定量及定性实验，操作简单，试剂及对照血清已标准化，费用低。但对一期梅毒敏感度不高。

方法：取灭活的患者血清0.05 mL加在玻片圆圈中，用注射器加入VDRL抗原悬液1滴，同时设阴、阳性对照。将玻片摇动5 min充分混匀后判定结果。判定结果需在10×10倍显微镜下进行。

结果判断：阳性（＋＋～＋＋＋）：大片或中等大小聚合块状物。弱阳性（＋）：细小凝聚物。阴性（－）：液体混浊，颗粒分布均匀。阳性或弱阳性血清再做定量实验，用生理盐水将血清做倍比稀释，原血清1/2，1/4，1/8，…，1/64等6个稀释度。用同样步骤操作，以“＋＋”凝集的血清最高稀释度作为其效价。

（2）快速血浆反应素实验（RPR）：

原理：用未经处理的活性炭吸附VDRL抗原，此颗粒如与待检血清中的反应素结合，便形成黑色凝集块，可用肉眼观察结果，不需显微镜，敏感度提高，也易于推广。也可将标本倍比稀释，进行半定量实验，半定量实验对评价疗效和判断是否再感染有一定的价值。

方法：与VDRL实验方法相似。

结果判断：同VDRL实验。

（3）甲苯胺红不加热血清实验（toluidine red unheated serum test，TRUST）：

TRUST原理与RPR原理相同，TRUST抗原中加入甲苯胺红染料颗粒代替碳颗粒作为指示物，使阳性结果出现红色絮状凝集现象，阴性结果为甲苯胺红颗粒凝聚于中央一点或均匀分散。实验方法和结果判断同RPR。定性实验呈阳性的标本，可在反应卡上将血清用生理盐水倍比稀释，然后按定性实验方法再做半定量实验。

2）梅毒螺旋体抗原血清学实验　用死的或活的梅毒螺旋体或其成分作为抗原测定患者血清中的特异性抗体。这种方法敏感度与特异性均高，一般用作证实实验。

（1）荧光密螺旋体抗体吸收实验（fluorescent treponemal antibody absorption test，FTA-ABS）：

原理：此法为间接荧光抗体法，将待检血清先用非致病性密螺旋体进行吸收，除去能与梅毒螺旋体发生结合的非特异性抗体。经吸收处理的血清，在玻片上与梅毒螺旋体抗原结合，再用荧光素标记的抗人丙种球蛋白抗体染色，在荧光显微镜下观察，如有发荧光的螺旋体即为阳性。

方法：①制备抗原片：用Reiter株梅毒螺旋体（每高倍镜视野20条）抗原悬液，在玻片上涂数个直径为5 mm的菌膜，待干后用甲醛（醇）固定。②待检血清预处理：待检血清先经56 ℃ 30 min灭活，取50 μL血清与200 μL吸附剂（Reiter株非致病性密螺旋体）混匀，37 ℃作用30 min，以充分吸附非特异性抗体。③荧光染色：吸附后待检血清用PBS做1∶（20～320）的倍比稀释，将已稀释的血清分别滴加于抗原片上，置于湿盒内37 ℃作用30 min，然后将玻片在PBS中浸洗，换液3次，每

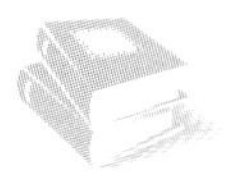

NOTE

次 5 min，用吸水纸吸干。于各抗原反应片上滴加荧光素标记的羊抗人 IgG 抗体，置于湿盒内 37 ℃作用 30 min，再用 PBS 洗片(方法如前)，待玻片干后用甘油缓冲液封片。

实验应设阳性、阴性及非特异性血清对照。阴性标准血清无荧光菌体或偶见荧光菌体出现；阳性对照可见多数(高倍镜视野 15 条)荧光菌出现。并以此参照做出待检标本的判定。

观察判断：将染色片置于荧光显微镜下，参照阳性标准血清的荧光强度判定结果。每高倍镜视野若半数(10 条左右)出现荧光，则为＋＋；多于半数(15 条左右)出现荧光，则为＋＋＋；全部(20 条)出现强荧光，则为＋＋＋＋。“可疑”结果参照非特异性血清的荧光强度判断为＋＋或＋，阴性结果参照阴性对照血清判定为－或＋。凡＋＋～＋＋＋＋者，可确诊为梅毒螺旋体感染。

(2) 酶联免疫吸附实验(ELISA)：

原理：采用双抗原夹心法，将高度纯化的 TP 抗原包被反应板之后加入待检血清，若待检血清中存在 TP 抗体，则与 TP 抗原特异性结合。再加入酶标记的高纯度 TP 抗原，即在固相载体上形成“TP 抗原-抗 TP 抗体-酶标记 TP 抗原”夹心复合物，当加入酶底物后，可呈现颜色反应。颜色深浅与血清中抗 TP 抗体量成正比。

方法：分别取待检血清，阴性及阳性对照血清各 50 μL，加于反应板相应凹槽中；每孔再加入酶标记 TP 抗原各 50 μL。混匀，37 ℃ 30 min。取出反应板，弃尽孔中液体。用洗涤液洗板 6 次，拍干液体。每孔加酶底物各 100 μL，37 ℃，15 min 后，加终止液 50 μL。用酶标仪于 450 nm 波长读取吸光度值(A)，以空白对照调零。分别测定阴性、阳性对照及待检血清的 A 值。

结果判断：待检血清 A 值≥CO 值，为阳性；待检血清 A 值<CO 值，为阴性。

CO＝0.20＋阴性对照平均 A 值。阴性对照 A 值应≤0.12，阳性对照 A 值应≥0.30；阴性对照 A 值<0.03 时，按 0.03 计算。

(3) 梅毒螺旋体制动实验(TPI)：用来检测血清中是否存在抑制螺旋体活动的特异性抗体。用活梅毒螺旋体(Nichol 株)加患者新鲜血清，35 ℃培养 16 h，同法做正常血清对照，然后用暗视野显微镜观察活动的螺旋体数目，如实验标本中活动的螺旋体数目小于或等于对照血清标本内的 40%，即为阳性。

(六) 注意事项

(1) 使用暗视野显微镜观察时，需注意：载玻片和盖玻片应清洁无污，载玻片宜薄，不超过 1.2 mm；聚光器的高度应适当，以背景较暗、物像清晰为好；观察完毕后将集光器上的镜油擦净；进行镀银染色时，温度不宜太高，时间不宜太长，否则会影响染色结果；应多取组织液提高阳性率，但要尽量避免出血；取材后应立即观察，以免影响螺旋体的运动活力；注意观察梅毒螺旋体的形态及特有的运动姿态，以与其他螺旋体鉴别；暗视野未发现梅毒螺旋体，不能排除梅毒感染，应稍后复查或做血清学检查。

(2) RPR 或 TRUST 试剂盒勿冰冻，于 2～8 ℃保存，使用前恢复至室温；使用 RPR 抗原时应充分摇匀后垂直滴加；在规定时间内及时观察结果。本实验仅为初筛实验，阴性结果不能排除梅毒感染，阳性结果需进一步做梅毒螺旋体抗体实验确认。

(3) FTA-ABS 荧光染色洗片时，每浸洗 1 次后，必须换液；每次实验均应同时设阳性、阴性及非特异性血清对照。

(4) ELISA 血清标本应新鲜、无污染；加入试剂力求准确，一般用微量加样枪加样；反应板洗涤必须充分、彻底，以免影响判定结果；结果测定应以酶标仪读数为准。

(5) 实验所用标本、试剂及废弃物应按生物危险品进行处理。

(6) 由于各种梅毒血清学检测方法，并非都能在梅毒的不同病期检测出抗梅毒螺旋体抗体，为提高检出率，最好每次用 2 种以上的方法。

(7) TRUST 是非特异性抗原实验，故实验阳性时，应注意排除生理性(孕妇可有 0.4%假阳性)和急、慢性生物学假阳性的可能，如自身免疫性疾病(麻风、红斑狼疮、类风湿患者等)会出现假阳性。另外，某些疾病急性发病后(风疹、水痘、肺炎等)以及免疫接种后，也可出现暂时性假阳性。

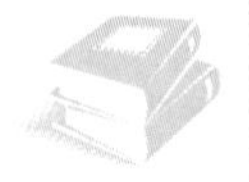
NOTE

一般来说患者血清滴度在 1∶8 以上时梅毒的可能性大，低于 1∶8 时，应考虑到上述疾病的可能，并应用特异性实验加以证实。

（七）思考题

（1）简述梅毒螺旋体的临床意义。

（2）简述梅毒螺旋体的检验程序。

（3）简述梅毒螺旋体的血清学诊断方法。

二、钩端螺旋体

（一）临床意义

钩端螺旋体（简称钩体）在自然界广泛存在，它可在淡水、潮湿的土壤、植物和淤泥存活很久，可感染人类、野生动物和家畜（尤其是啮齿目动物）。人类若接触被污染的水源、食物、土壤，钩端螺旋体可经皮肤破损处、黏膜表面进入人体，引起钩端螺旋体病（简称钩体病）。钩端螺旋体病的临床类型较多，临床症状轻重不一。轻者可为轻微的自限性发热；重者可出现急性炎症性肝损伤、肾损伤的症状（如黄疸、出血、尿毒症等），也可出现脑膜的炎性症状（如神志障碍和脑膜刺激征等）；重者甚至可因肝、肾衰竭，肺脏大出血而死亡。

（二）钩端螺旋体检验程序

钩端螺旋体检验程序见图 12-2。

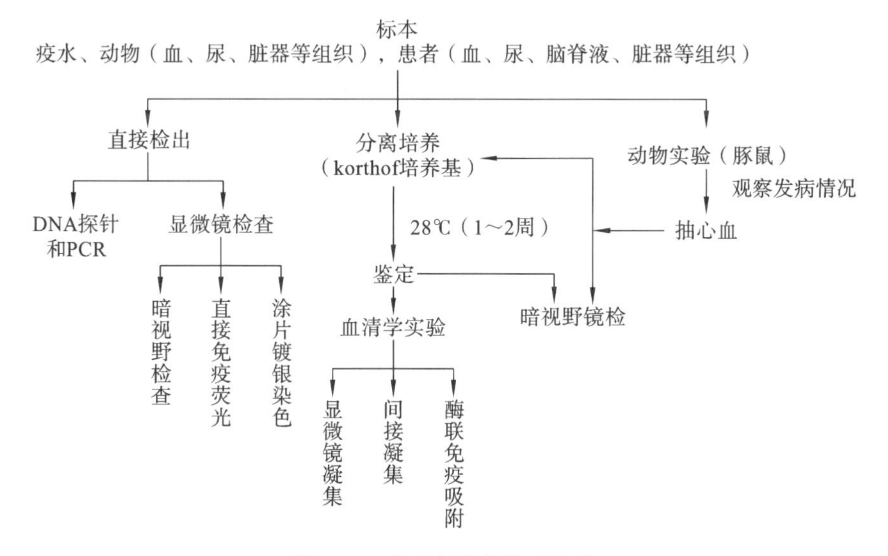

图 12-2 钩端螺旋体检验程序

（三）目的要求

（1）掌握钩端螺旋体的形态特征、暗视野及镀银染色检查方法。

（2）熟悉钩端螺旋体的分离培养特性、方法。

（3）熟悉钩端螺旋体显微镜凝集实验的原理、方法、结果判断。

（四）器材与试剂

（1）培养基：柯氏（Korthof）培养基、含 100～400 μg/mL 5-FU 的柯氏培养基等。

（2）菌种：已知血清型的钩端螺旋体液体培养物。

（3）试剂：与上述菌种同型的钩端螺旋体抗血清、冯泰那镀银染液，负染液（2%刚果红溶液、1%盐酸-乙醇溶液）等。

（4）其他：暗视野显微镜、无菌吸管、荧光显微镜、水浴箱、载玻片、牙签、生理盐水、试管、滴管、盖玻片、生理盐水、火柴、酒精灯、接种环、记号笔、吸水纸、擦镜纸、二甲苯、香柏油等。

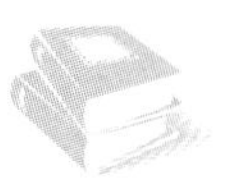

(五) 步骤与方法

1. 采集标本

(1) 对于疑似钩端螺旋体病患者,发病10天内取血液,2周后取尿液,有脑膜刺激症状者取脑脊液。

(2) 采集患者静脉血液,分离血清进行血清学诊断。

2. 染色及形态观察

(1) 暗视野显微镜检查:取钩端螺旋体培养物制成压滴标本。将标本片置于载物台上,上升聚光器使镜油与标本片紧密接触。先用低倍镜对光,至能清楚观察到标本中的物体为止。然后在标本上滴加镜油,在暗视野下用油镜观察。

(2) 冯泰那镀银染色检查:取清洁载玻片一张,加钩端螺旋体培养物一滴。待其自然干后滴加固定液,固定1 min,用无水乙醇冲洗。滴加媒染剂,加温至有蒸汽冒出,作用30 s,水洗,待干镜检。

(3) 刚果红染色法(负染色法):取20%刚果红溶液一小滴于载玻片上,用牙签取样本与之混匀,涂布成均匀厚片,待干,以1%盐酸-乙醇溶液洗涤,待其自然干后镜检。

(4) 结果判定:

①暗视野显微镜下特征:在黑的背景下,可见钩端螺旋体像一串发亮的微细珠粒,一端或两端弯曲呈钩状,有时菌体屈曲呈S形或C形,以长轴为中心,做回旋运动,或以波浪式朝水平方向前进。

②镀银染色法的形态特征,镜下背景为淡黄褐色,钩端螺旋体呈褐色或棕黑色,一端或两端呈钩状弯曲,呈S或C形,细密的螺旋镜下看不清楚。

③经刚果红染色,螺旋体无色,背景为蓝色。

3. 分离培养

(1) 血培养:应采集早期(发病1周之内)未用药治疗前的血液1~2 mL。为避免血中抗体或其他抑制物的作用,每支5 mL培养基接种血液0.1 mL左右,如患者曾用青霉素治疗,则可在培养基中加入1500 U/mL青霉素酶,每份标本可同时接种3支Korthof培养基(含有10%的正常兔血清),经28 ℃培养7~14天。

(2) 尿液培养:取患者发病后2~5周的中段尿30~50 mL,经3500~4000 r/min离心1 h,取沉渣0.3~0.5 mL接种到2~4管Korthof培养基中,为防止尿液被杂菌污染,可在培养基中事先加入抑制杂菌的试剂(每毫升培养基中加入5-FU 250 μg)。酸性尿液者应在检测尿液前一晚服小苏打2~4 g,使尿呈中性或弱碱性。

(3) 其他检材:如有脑膜刺激症状和其他神经系统症状的患者,可取脑脊液0.5 mL培养。也可取动物内脏(肝、肾)小组织块、疫水和土壤等分离钩端螺旋体。

(4) 鉴定:上述培养物呈轻度混浊,取离心沉渣经暗视野或镀银染色等显微镜检查,如有问号钩端螺旋体存在,则用已知诊断血清鉴定其血清群和血清型。

(5) 菌株分群、分型:应用分群血清与新分离的钩端螺旋体做凝集实验,确定菌群。应用交叉凝集素吸收实验或分型因子血清来确定菌型。

(6) 结果判断:从分离培养的第三天起,每天或每隔3~5天,取培养物用暗视野显微镜检查一次,如有钩端螺旋体生长,培养基呈云雾状混浊,在暗视野显微镜下,即可观察到运动活泼的钩端螺旋体。连续观察30天,若无钩端螺旋体生长,方可判为阴性。大部分阳性标本可在7~14天有生长表现(一般培养的第7~10天为繁殖高峰)。

4. 血清学检验

1) 显微镜凝集实验(MAT)

(1) 原理:钩端螺旋体可与同型免疫血清结合产生凝集现象。当血清高倍稀释时,镜下可见钩端螺旋体呈蜘蛛样凝集(数根钩端螺旋体的一端连在一起,另一端呈放射状散开);当血清做低倍稀释时,血清中的补体可导致凝集的钩端螺旋体溶解破坏(血清中的补体使凝集的菌体在数分钟内发

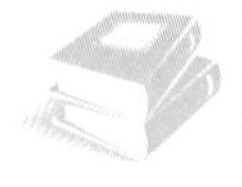

NOTE

生溶解)，因而镜下见钩端螺旋体呈残絮状、颗粒状、蝌蚪状，本实验既可鉴定钩端螺旋体的型别，也可用于测定患者血清中特异性抗体的效价。

(2) 方法：微孔板法显微镜凝集实验的具体操作如下。

①抗原制备：取标准菌株(通常用参考株或用当地流行株)4～7 天的培养物，每个视野可见 50～60 条活钩端螺旋体，运动活泼，无自凝现象者。

②实验方法：取患者血清(急性期、恢复期两份血清，经 56 ℃ 30 min 灭活)，用 pH 7.2 磷酸盐缓冲液稀释成 1∶50，1∶100，1∶200，…，1∶1600 或更高稀释度，取不同稀释度血清 0.1 mL 置于有机玻璃板凹孔内。分别加入等量的我国 15 个型标准钩端螺旋体菌液或当地流行常见菌型的活菌抗原，同时用生理盐水作抗原对照。轻摇混匀后置于 28～30 ℃温箱中 2 h，然后从每管中取出 1 滴于载玻片上，覆盖盖玻片，在暗视野显微镜下观察结果。

(3) 结果判断：＋＋＋＋表示几乎全部钩端螺旋体凝集，呈蝌蚪状或折光率高的团块或残片，偶见极少数游离活钩端螺旋体；＋＋＋表示有 75%以上菌体凝集或溶解；＋＋表示有 50%以上菌体凝集或溶解；＋表示有 25%以上菌体凝集或溶解。－表示全部钩端螺旋体正常，分散存在，无凝块，菌数与对照相同。

2) 间接凝集实验(indirect agglutination test，IAT) 将钩端螺旋体的属特异性抗原吸附于载体颗粒上，再与患者血清作用，若待检血清中有相应抗体，则出现凝集现象，常用载体颗粒有活性炭、胶乳颗粒和干血细胞等。单份血清标本活性炭凝集效价＞1∶8、胶乳凝集效价＞1∶2，可判定为阳性，双份血清标本效价呈 4 倍以上增长则更有诊断价值。这类方法的特异性虽不及显微镜凝集实验，但有快速、简便的特点，便于一般实验室使用，也可作为钩端螺旋体的筛选实验。

3) 酶联免疫吸附实验(ELISA)

(1) 原理：将高度纯化的已知钩端螺旋体抗原包被反应板之后加入待检血清，若待检血清中存在相应的钩端螺旋体抗体(一抗)，则与包被的已知钩端螺旋体抗原特异性结合。再加入酶标记的羊抗人 IgG(二抗)，即在固相载体上形成"抗原-抗体-酶标记羊抗人 IgG"复合物，当加入酶底物后，可呈现颜色反应。颜色的深浅与血清中钩端螺旋体抗体量成正比。

(2) 方法：

①稀释血清：将待检血清用 PBS 按 1∶400，1∶800，1∶1600，1∶3200 倍比稀释。

②加样：取已包被钩端螺旋体抗原的酶标板，将稀释好的阳性血清、阴性血清及样本血清分别加入酶标板孔中，每孔 100 μL，同时加入 2 孔空白对照(PBS)。37 ℃放置 60 min，弃去孔中液体。

③洗板：于各孔内加入洗涤液 250 μL，洗板 3 次。

④加酶标记物：每支酶标羊抗人 IgG 用 0.5 mL 三蒸水充分溶解均匀后，再用 PBS 按 1∶50 稀释，每孔加稀释好的酶结合物 100 μL。37 ℃放置 40 min。

⑤洗板：于各孔内加入洗涤液 250 μL，洗板 3 次。

⑥显色与终止：加底物液 A、底物液 B 各 1 滴。室温避光显色，10 min 后，每孔加终止液 1 滴，终止反应。

(3) 结果判定：采用波长 405 nm 的酶标仪测定 OD 值，阴性 OD 值×2.1 作为判定界值。检测样本的 OD 值≥此判定界值则为阳性。

(六) 注意事项

(1) ELISA 血清标本应新鲜、无污染；加入试剂力求准确，一般用微量加样枪加样；反应板洗涤必须充分、彻底，以免影响判定结果；结果测定应以酶标仪读数为准。

(2) 实验所用标本、试剂及废弃物应按生物危险品进行处理。

(3) 血液培养时，为避免血液中抗体等因素的抑制作用，多采用小剂量接种。但接种量越小，阳性培养率越低，一般血液与培养液的比例以 1∶(10～20)为宜。

(4) 钩端螺旋体显微镜凝集实验特异性高，能区分群、型，但群、型较多，各地流行株不止一种，因此，在做流行病学调查时，常用非致病性的水生双曲钩端螺旋体帕托克株作为广谱抗原测定抗体

NOTE

进行初筛,然后对阳性者再用当地流行菌株进一步确定群、型。

(5) 进行钩端螺旋体分离培养时,要根据患者发病时间采集不同类型的标本,发病 1 周内采集血液标本,发病 2 周要用尿标本,否则会影响检测结果,出现假阴性。

(七) 思考题

(1) 简述钩端螺旋体的临床意义。

(2) 简述钩端螺旋体的检验程序。

(3) 简述钩端螺旋体的血清学诊断方法。

(马淑一)

实验十三　支原体、衣原体及立克次体

一、支原体

(一) 临床意义

支原体种类繁多,对人致病的支原体主要有肺炎支原体、人型支原体、解脲脲原体(UU)和生殖支原体等,第一种引起肺炎,后三种引起泌尿生殖系统的感染。在人体泌尿生殖道分离率较高而与泌尿生殖道疾病密切相关的是解脲脲原体,其次是人型支原体。

成人主要通过性接触传播,男性的感染部位在尿道黏膜,女性感染部位在宫颈,新生儿则经母亲生殖道分娩时感染,主要引起结膜炎和肺炎。支原体生殖道感染与非淋菌性尿道炎、宫颈炎有关,此外,可引起前列腺炎、附睾炎、输卵管炎、子宫内膜炎、肾盂肾炎、盆腔炎、流产、死产和不育症等。

(二) 支原体(肺炎支原体、解脲脲原体)的检验程序

支原体的检验程序见图 13-1。

(三) 目的要求

(1) 掌握支原体的形态特征、培养特点。

(2) 掌握解脲脲原体分离培养技术、鉴定实验的原理和方法。

(3) 熟悉肺炎支原体抗体(被动凝集法、ELISA)检测的原理和方法。

(4) 熟悉支原体冷凝集实验的原理、方法及临床意义。

(四) 器材与试剂

1. 培养基　解脲脲原体专用液体培养基、Hayflick 培养基及其他固体选择培养基等。

2. 试剂　抗解脲脲原体血清、生理盐水、2%的"O"型人红细胞悬液、姬姆萨(Giemsa)染液、抗解脲脲原体血清、肺炎支原体抗体检测试剂盒(ELISA 及被动凝集法)、Diene's 染液等。

3. 其他　普通光学显微镜、放大镜、水浴箱、酶标仪、二氧化碳培养箱或烛缸、无菌管、手术刀片、镊子、小试管、中试管、吸管、微量加样枪、聚苯乙烯微孔板、直径 6 mm 的无菌滤纸片、载玻片、擦镜纸、香柏油、二甲苯、记号笔等。

(五) 步骤与方法

1. 标本采集与处理

(1) 前列腺液、精液标本:按摩后取前列腺液、精液。

(2) 尿液标本:无菌采集非淋菌性尿道炎患者的中段尿,经 2000 r/min,离心 10 min,取沉渣作为接种物。

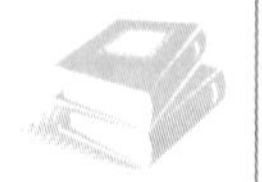

NOTE

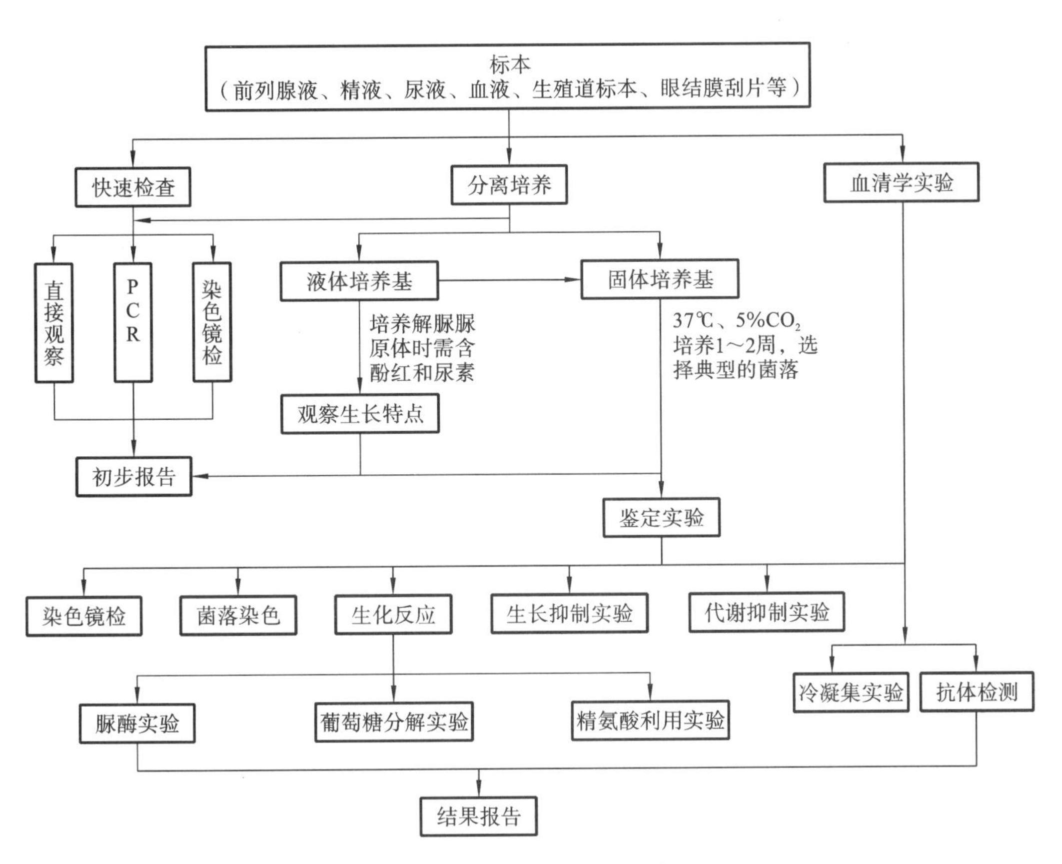

图 13-1　支原体的检验程序

(3) 血清标本：采集患者血清 3～5 mL 血液，分离血清待用。

(4) 生殖道标本：女性标本，将宫颈口黏液抹去，用无菌拭子插入宫颈内 1～2 cm 取宫颈分泌物，取材时要在宫颈内旋转并至少停留 20 s，以便获得较多的细胞。

(5) 眼结膜刮片：用刮片将患者睑结膜上的颗粒刮破，用棉拭子或眼结膜刮片用力擦拭创伤面，以保证刮片上含有大量上皮细胞。

2. 直接涂片染色镜检

(1) 原理：支原体与细菌、病毒不同，个体微小，大小不一，一般在 0.3～0.5 μm 之间，很少超过 1.0 μm。支原体结构也比较简单，没有细胞壁，只有三层结构的细胞膜，呈高度多形性。支原体可呈球形、球杆形、分枝状及丝状等。

(2) 方法：将结膜、尿道和子宫颈刮片或组织切片等待检标本，用姬姆萨染液染色，支原体在油镜下呈淡紫色；革兰染色不着色。

3. 分离培养

1) 原理　支原体的培养特性：可以在人工培养基生长，但营养要求比一般细菌高，除基础营养物质外，还需加入 10%～20% 人或动物血清以提供支原体所需的胆固醇。最适 pH 7.8～8.0，低于 7.0 则死亡，但解脲脲原体最适 pH 6.0～6.5。

大多数支原体为兼性厌氧，有些菌株初分离时在 5% CO_2 环境生长更好。支原体生长缓慢，在 Hayflick（含 1.4% 琼脂的）固体培养基上（琼脂含量较少）孵育 2～3 天后，可出现大小不一的、典型的“荷包蛋样”或“油煎蛋样”菌落，圆形（直径 10～16 μm），核心部分较厚，向下长入培养基中，周边为一层薄的透明颗粒区。此外，支原体还能在鸡胚绒毛尿囊膜或培养细胞中生长。

解脲脲原体产生尿素酶，能分解尿素而产氨，尿素分解生成的碱性物质使含酚红指示剂的 UU 液体培养基 pH 升高，液体颜色由黄色变为红色。

人型支原体产生精氨酸酶，能分解精氨酸产氨，精氨酸分解生成的碱性物质使含酚红指示剂的 M-H 液体培养基 pH 升高，培养基的颜色由黄色变为红色。培养基中除含有支原体生长所需的马

NOTE

血清、酵母提取液、酚红指示剂、混合抗生素、生长因子、尿素和精氨酸等物质外，还加有抑菌剂，可抑制生殖道中的细菌和真菌生长。

2）方法

（1）接种：将采集的标本拭子插入单一的 UU 或 M-H 液体培养瓶，在靠近液面上方的瓶壁挤压旋转拭子数次，使拭子中标本渗入；若为精液、前列腺液标本，取 200 μL 加入培养基中；若为中段尿，取离心后沉渣 200 μL 加入 UU 或 M-H 液体培养基中，将标本与液体培养基充分混匀。

（2）培养：将已经接种的培养基置于 5%～10% CO_2 环境中，37 ℃恒温箱孵育 24～48 h，观察培养基颜色的变化。当液体培养基的颜色由黄色变为粉红色时，再取 0.2 mL 液体菌液转种于固体培养基，放置于 5%～10% CO_2 环境中，35 ℃培养 1～5 天，每天观察培养基颜色的变化，待固体培养基出现红色菌落后，用低倍镜或放大镜下观察支原体菌落特征。

（3）菌落染色：在平板上选择一个菌落用刀片切下带菌落的琼脂块，置于载玻片上，菌落面朝下；然后将载玻片斜置于 90 ℃左右热水缸中，待琼脂溶化后取出，放入另一个 90 ℃热水缸中洗掉表面琼脂，待自然干燥，经姬姆萨染色。

（4）生化反应：一般来说，能分解葡萄糖的支原体不能利用精氨酸，而能利用精氨酸的支原体不能分解葡萄糖，据此可鉴别支原体类型；解脲脲原体不能利用葡萄糖或精氨酸，但可利用尿素作氮源。

3）结果判定

（1）当液体培养基的颜色由黄色变为粉红色、培养基澄清，可初步判断为解脲脲原体阳性。

（2）用低倍镜观察，镜下可见菌落被染成紫色，中央深，四周较浅，形状似油煎蛋样，此时可判定支原体阳性。

4. 生长抑制实验(growth inhibition test,GIT)

1）原理　GIT 是将吸附有支原体型特异性抗血清的滤纸片，置于接种有支原体的固体培养基上，经孵育后出现同型血清抑制该型支原体生长的现象。

2）方法　从可疑解脲脲原体生长的液体培养基中，吸取 0.3 mL 培养液涂布于固体平板上，无菌滤纸片以 0.025 mL 解脲脲原体抗血清浸湿，贴在平板上，置于 5%～10% CO_2、35 ℃恒温箱中培养，直到显微镜下可见到菌落时再进行判定。

3）结果判定　纸片周围出现抑制生长环者，GIT 为阳性，即可确定可疑支原体为解脲脲原体。

5. 代谢抑制实验(metabolic inhibition test,MIT)

1）原理　MIT 是将支原体接种在含有抗血清的葡萄糖(酚红)培养基中，若抗体与支原体型别相对应，则抑制该支原体分解葡萄糖，酚红不变色。

2）方法　取解脲脲原体专用液体培养基 0.8 mL，加入抗解脲脲原体血清 0.1 mL 作为实验管，另一支培养基 0.9 mL 不加血清作为对照管，在两支试管中分别加入可疑解脲脲原体的液体培养物 0.1 mL，置于 5%～10%CO_2、35 ℃恒温箱中培养 2～3 天后观察结果。

3）结果判定　如果对照管颜色变红而实验管颜色不变，则 MIT 为阳性，即可确定可疑支原体为解脲脲原体。

6. 脲酶实验

1）原理　解脲脲原体能产生脲酶使尿素分解，并产生大量的氨，使含酚红指示剂的 UU 液体培养基的 pH 升高呈碱性，液体颜色由黄色变为红色。

2）方法　用无菌接种环挑取解脲脲原体培养物少许，接种于含有尿素及酚红指示剂的 UU 液体培养基中，37 ℃培养，每日取出观察结果一次。

3）结果判定　培养基由黄色转变为红色为脲酶实验阳性。

7. 冷凝集实验

1）原理　肺炎支原体感染患者的血清中常产生冷凝集素(非特异性，成分实质是 IgM)，在 0～4 ℃情况下，可与人“O”型红细胞或自身红细胞发生凝集。凝集反应具有可逆性，已凝集的红细胞

NOTE

在 37 ℃环境下，凝集现象即消失，可用于支原体感染的辅助诊断。

2）方法　首先将待检血液分离血清后，用生理盐水洗涤红细胞 3 次，并制成 2%红细胞生理盐水悬液；或用正常人“O”型抗凝血配成 2%红细胞悬液。取 10 支小试管置试管架上排成一排，每管加生理盐水 0.5 mL。于第 1 管中加入被检血清 0.5 mL，混匀后吸出 0.5 mL 至第 2 管，并依次倍比稀释至第 9 管，并从第 9 管中弃去 0.5 mL；此时，血清稀释度依次为 1∶2，1∶4，…，1∶512。最后一管不加待检血清，作为阴性对照。然后，在每支试管中分别加入 2%人“O”型红细胞或自身红细胞悬液 0.5 mL，摇匀，置于 4 ℃冰箱 2～4 h 观察结果或过夜，次日观察结果，具体操作程序见表 13-1。

表 13-1　试管法冷凝集实验操作程序

试　管　号	1	2	3	4	5	6	7	8	9	10(对照)
生理盐水/mL	0.5	0.5	0.5	0.5	0.5	0.5	0.5	0.5	0.5	0.5
被检血清	在第 1 管加入被检血清 0.5 mL 并依次倍比稀释至第 9 管									—
血清稀释度	1∶2	1∶4	1∶8	1∶16	1∶32	1∶64	1∶128	1∶256	1∶512	对照
2%红细胞/mL	0.5	0.5	0.5	0.5	0.5	0.5	0.5	0.5	0.5	0.5
血清最终稀释度	1∶4	1∶8	1∶16	1∶32	1∶64	1∶128	1∶256	1∶512	1∶1024	对照

3）结果判定　根据有无凝集和凝集的程度判定结果。

（1）从冰箱内取出试管后，必须立即观察结果（取出时尽量避免振动）。

（2）先观察试管底部红细胞沉淀形状，再轻摇试管，对照管内的红细胞，轻摇后应完全分开，无凝集现象；实验管如有明显的凝集现象，记录凝集效价。

（3）将已凝集的试管再放入 37 ℃恒温箱孵育 5～30 min，重新观察，如红细胞完全分开，凝集块消失，则证实为真正的冷凝集现象。

（4）通常效价在 1∶64 以上有辅助诊断意义，效价越高或双份血清（恢复期与感染初期）呈 4 倍以上升高，表明可能有支原体近期感染。

8. 肺炎支原体血清学诊断（被动凝集法）

1）原理　试剂用肺炎支原体（Mac 株）细胞膜成分致敏人工明胶粒子制造而成，这种致敏颗粒和标本中的肺炎支原体抗体结合时可发生凝集反应，由此通过被动凝集反应来检测血清中的肺炎支原体抗体效价。

2）方法　按试剂盒说明书操作，半定量实验做 10 孔或以上，具体操作见表 13-2。

（1）用微量滴管将血清稀释液滴入微量反应板第 1 孔中，共计 4 滴（100 μL），从第 2 孔至最后一孔各滴入 1 滴（25 μL）。

（2）用加样枪取样本 25 μL 至第 1 孔中，混匀后取 25 μL 加入第 2 孔中，依次类推倍比稀释至最后一孔取 25 μL 弃去。

（3）用试剂盒中提供的专用滴管（每滴 25 μL）在第 2 孔中滴入 1 滴未致敏粒子，从第 3 孔至最后一孔各滴入 1 滴致敏粒子。

（4）用平板混合器以不会导致微量反应板内容物溅出的强度混合 30 s，加盖后于室温（15～30 ℃）水平静置。3 h 后观察结果（24 h 不影响结果判定）。

（5）同时设阳性对照，操作方法与样本相同。

表 13-2　被动凝集法肺炎支原体抗体检测操作程序

孔号	1	2	3	4	5	6	7	8	9	10	
样本稀释液/μL	100	25	25	25	25	25	25	25	25	25	
样本/μL	25	25	25	25	25	25	25	25	25	25	弃 25
样本稀释倍数	1:5	1:10	1:20	1:40	1:80	1:160	1:320	1:640	1:1280	1:2560	

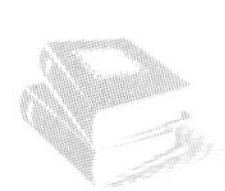
NOTE

续表

孔号	1	2	3	4	5	6	7	8	9	10
未致敏粒子/μL		25								
致敏粒子/μL			25	25	25	25	25	25	25	25
样本最终稀释倍数		1:20	1:40	1:80	1:160	1:320	1:640	1:1280	1:2560	1:5120

3）结果判定

(1) 判定标准：凡出现明胶颗粒凝集者为阳性反应，不出现凝集者为阴性反应。

－(不凝集)：颗粒呈纽扣状聚集，呈现出外周边缘均匀且平滑的圆形。

±(可凝)：粒子形成小圆环，呈现出外周边缘均匀且平滑的圆形。

＋(凝集)：粒子环明显变大，外周边缘不均匀且杂乱地凝集在周围。

＋＋(强凝集)：产生均一的凝集，凝集粒子在底部整体上呈膜状延展。

(2) 结果：

阳性：样本与未致敏粒子(最终稀释倍数 1∶20)的反应判定为阴性(－)，而与致敏粒子(最终稀释倍数 1∶40 以上)的反应判定为阳性(＋)或(＋＋)时，最终判定为阳性，以显示反应为阳性(＋)时的最高稀释倍数作为抗体滴度。

阴性：无论样本与未致敏粒子呈现何种反应，只要与致敏粒子(最终稀释倍数 1∶40)的反应显示为阴性(－)时，最终判定即为阴性。

可疑：未致敏粒子(最终稀释倍数 1∶20)的反应判定为阴性(－)且致敏粒子(最终稀释倍数1∶40)的反应判定为可疑(±)时，最终判定为可疑。

9. 肺炎支原体血清学诊断(间接 ELISA)

1）原理　用肺炎支原体抗原包被微量板孔，制成固相载体。滴加患者血清后，其所含的抗体特异性地与固相载体中存在的抗原结合，形成免疫复合物。然后，加入碱性磷酸酶标记的羊抗兔(或人)IgG、IgA 和 IgM 血清，使之与上述免疫复合物反应。再加入底物(对硝基苯磷酸盐)，该反应产生有色产物，颜色深浅与特异性抗体含量成正比。

2）方法　将待检血清用样本稀释液稀释，已稀释的样本加入板孔内，同时设阳性、阴性对照，37 ℃孵育 60 min。以洗涤缓冲液重复洗涤板 3 次，洗板，除去多余的结合物。加入酶结合物于相应孔内，37 ℃孵育 30 min。以洗涤缓冲液重复洗涤板 3 次，洗板，除去多余的结合物。按顺序分别加入底物，37 ℃孵育 30 min。终止反应，每孔内加入终止液，轻微振荡微孔板以混合溶液。以空白孔调零，用酶标仪测定各孔的 OD 值。

3）结果判定　首先根据阳性和阴性对照结果，判断实验是否成功。然后根据判定待测样本的 OD 值判定其是阳性或阴性。

检测抗 MP-IgM 抗体可以作为 MP 感染的早期诊断，适用于年轻人，尤其是儿童的感染，检测抗 MP-IgG 抗体，则需依靠 IgG 抗体滴度，恢复期比发病初期有 4 倍升高，方可做出诊断。

10. 解脲脲原体核酸扩增荧光定量检测

1）原理　用一对解脲脲原体特异性引物和一条解脲脲原体特异性荧光探针，配以 PCR 反应液、耐热 DNA 聚合酶(Taq 酶)，四种核苷酸单体(dNTPs)等成分，用 PCR 体外扩增法定量检测解脲脲原体(UU)DNA。

2）方法　取尿液离心沉淀物、前列腺液、精液及女性生殖道标本。立即用于测试，也可保存于－20 ℃，待测，保存期为 6 个月。标本长途运送时应采用 0 ℃冰盒。

(1) 阴性质控品处理：向阴性质控品管加入等量 DNA 提取液充分混匀，100 ℃恒温处理 10 min，12000 r/min 离心 5 min 备用。

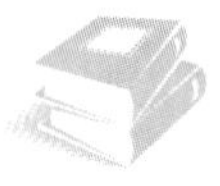

NOTE

(2) 标本处理：向标本管中加入 1 mL 灭菌生理盐水，充分振荡混匀，挤干棉拭子。吸取全部液体转至 1.5 mL 离心管中，12000 r/min 离心 5 min。弃上清液，沉淀加灭菌生理盐水 1 mL 混匀，12000 r/min 离心 5 min。弃上清液，沉淀中加入 50 μL DNA 提取液充分混匀，100 ℃恒温处理 10 min，12000 r/min 离心 5 min 备用。UU 弱阳性质控品处理(同阴性质控品)。UU 强阳性质控品处理(同阴性质控品)。UU 阳性定量参考品处理：8000 r/min 离心数秒，备用。

(3) PCR 扩增：加样：取 PCR 反应管若干，分别加入处理后样本(标本或阴性或弱阳性、强阳性质控品)上清液 2 μL，或直接加入阳性定量参考品 2 μL，8000 r/min 离心数秒，放入仪器样本槽。打开 Instrument 窗口设置循环条件：93 ℃，2 min→93 ℃，45 s→55 ℃，60 s→10 个循环，93 ℃，30 s→55 ℃，45 s→30 个循环。保存文件，运行。

(4) 结果分析：反应结束后保存检测数据文件。分析条件设置：根据分析后图像调节 Baseline 的 Start 值、Stop 值以及 Threshold 值，并点击 Manual 设定阈值(可设 Start 值 2～6，Stop 值 6～10)，使 Std curve 窗口下的标准曲线图达到最佳，即 Correlation 数值介于－0.97～－1.0，在 Analysis 菜单下选择 Analyze 自动分析结果。到 Tray 窗口，记录未知标本数值。

3) 结果判定　如果增长曲线不呈 S 形曲线或 Ct 值＝30，则实验结果判为样本的 UU DNA 含量低于 5.0×10^{2} 基因拷贝，阴性。

出现下列结果判定为阳性：如果增长曲线呈 S 形式曲线或 Ct 值＜27 时：

若实验结果中，样本的 Qty≤1.0×10^{8}，则该样本的 UU DNA 含量＝Qty/20 基因拷贝。

若实验结果中，样本的 Qty＞1.0×10^{8}，则该样本的 UU DNA 含量＞5.0×10^{6} 基因拷贝。

(六) 注意事项与小结

(1) 支原体生长的最适 pH 为 7.8～8.0，低于 7.0 则死亡，而解脲脲原体最适 pH 为 6.0～6.5。

(2) 必须在用药前采集标本，支原体对细胞表面有很强的亲和力，应尽可能多地收集细胞，标本采集后应尽快接种，不可在室温或普通冰箱存放太久，以免拭子干燥而使支原体活力降低甚至死亡。

(3) 取材要无菌操作、准确，要尽量多取标本；取材后应尽快接种，如果不能及时接种，应将标本放入 1 mL 运送保存液中冰箱保存，超过 48 h 应放入－70 ℃冰箱中保存。

(4) 宫颈刮片或尿道拭子应以无菌操作采集，立即涂片送检。

(5) 由于泌尿生殖道其他微生物(如变形杆菌等)也含有脲酶，因此确切的诊断须依靠固体培养基长出典型菌落、代谢抑制实验和生长抑制实验等进行病原鉴定。

(6) 若是细菌污染致液体颜色变化，应及时过滤(滤膜孔径 0.45 μm)，然后培养，观察是否有颜色变化或转种固体培养基，阴性结果应继续观察至第 5 天。

(7) 因支原体生长繁殖达到高峰后极易死亡，所以转种应及时，即当液体培养基刚开始变红时，及时转种固体培养基。

(8) 检测肺炎支原体抗体非直接检测肺炎支原体，因而阳性结果并不能确诊肺炎支原体感染，应结合临床症状和其他生化实验结果进行判定。

(9) ELISA 并无特异性，流行性感冒(流感)、传染性单核细胞增多症、肝硬化等也可呈阳性反应，应结合临床表现进行判定。

(七) 思考题

(1) 支原体和细菌 L 型有何区别？

(2) 肺炎支原体有哪些主要微生物学特性？

(3) 对可疑解脲脲原体感染的患者进行实验诊断，应采集什么标本？做什么微生物学检查？

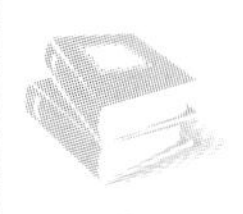

NOTE

二、衣原体(沙眼衣原体)

(一) 临床意义

衣原体广泛寄生于人类、哺乳动物及鸟类，仅少数有致病性，能引起人类疾病的有沙眼衣原体、肺炎衣原体、鹦鹉热衣原体。其中，沙眼衣原体可以引起沙眼、包涵体结膜炎、肺炎、性病淋巴肉芽肿、泌尿生殖道等部位的感染。沙眼衣原体也是最常见的性传播疾病(STD)的重要病原体，男性多表现为尿道炎，并可合并附睾炎、直肠炎等。女性多表现为尿道炎、宫颈炎、输卵管炎、子宫内膜炎、盆腔炎、异位妊娠、不孕不育等；在生产过程中母亲垂直传播，可引起新生儿眼结膜炎和新生儿肺炎。

肺炎衣原体及鹦鹉热衣原体可引起呼吸道感染和肺炎。至少40%的非淋菌性尿道炎是由于衣原体的感染而引起的；由于70%～80%的女性和多达50%的男性感染衣原体后，常常无典型的临床症状，但可成为传染源，所以实验室诊断具有重要作用。

(二) 衣原体(沙眼衣原体)的检验程序

衣原体的检验程序见图13-2。

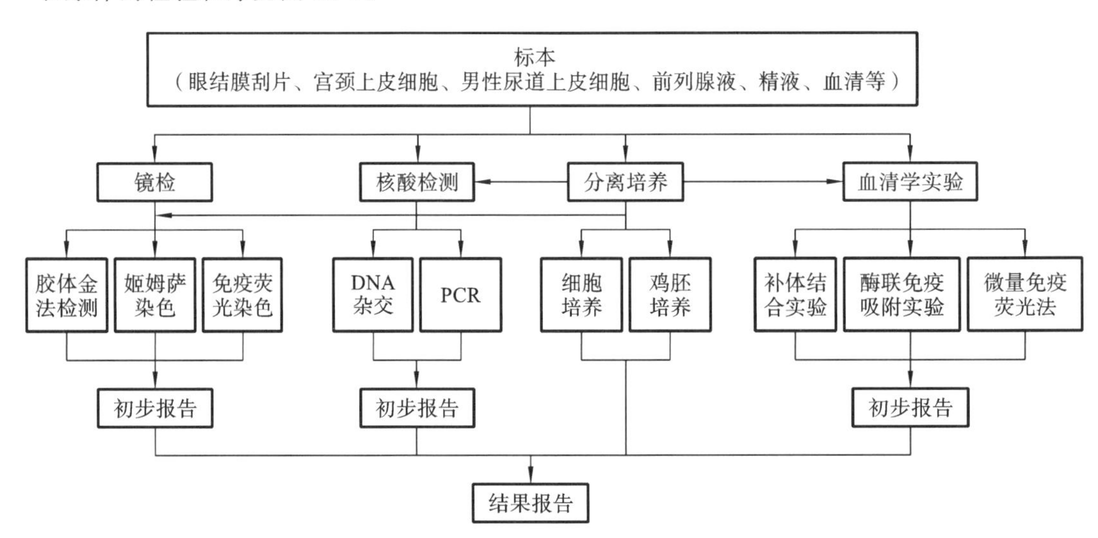

图13-2 衣原体的检验程序

(三) 目的要求

(1) 掌握沙眼衣原体包涵体的形态特征。

(2) 熟悉临床常用衣原体检测方法的原理和步骤。

(3) 熟悉胶体金法和免疫荧光直接检测沙眼衣原体的原理、操作及应用。

(四) 器材与试剂

(1) 沙眼衣原体感染鸡胚卵黄囊膜涂片、沙眼衣原体感染McCoy细胞培养物、姬姆萨染液、PBS。

(2) 试剂：荧光素标记的沙眼衣原体单克隆抗体试剂盒、10%碱性缓冲甘油、丙酮，衣原体检测试剂盒、胶体金法检测衣原体试剂盒等。

(3) 其他：荧光显微镜、载玻片、盖玻片、湿盒、擦镜纸、香柏油、二甲苯、无菌拭子、普通显微镜、放大镜、小试管、中试管、滴管、记号笔、培养箱或水浴箱等。

(4) 包被有抗衣原体脂多糖单克隆抗体-Ⅰ、抗衣原体脂多糖单克隆抗体-Ⅱ和羊抗鼠IgG试纸条。

(5) 抗原提取液：溶液A(0.2 mol/L NaOH溶液)，每瓶7.5 mL；溶液B(0.2 mol/L HCl溶液)，每瓶7.5 mL。

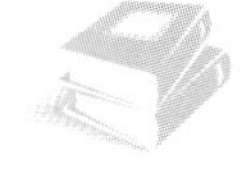

NOTE

(6) 样本处理管、阳性质控品、阴性质控品。

(五) 步骤与方法

1. 标本采集与处理

根据临床诊断需要，采集沙眼患者眼结膜刮片、宫颈上皮细胞标本或男性尿道上皮细胞、前列腺液、精液以及患者血清等标本。

(1) 眼结膜标本：用刮片将沙眼患者睑结膜上的颗粒刮破，用棉拭子或眼结膜刮片用力擦拭创伤面，保证刮片上含有大量上皮细胞，制备成沙眼患者眼结膜刮片。

(2) 女性标本：在取样前先洗净宫颈炎患者感染部位的分泌物，用另外的拭子或棉球将宫颈口外区域的黏液抹去，用无菌拭子插入宫颈口 1～2 cm 旋转取材，旋转拭子 15～20 s 后取出，不要碰到宫颈外及阴道壁。这样能保证得到更多的柱状上皮细胞，而沙眼衣原体主要寄生在柱状上皮细胞中(所取标本必须含有足量的上皮细胞，即有 1000 个以上的上皮细胞，以保证诊断的可靠性)。

(3) 男性标本：患者在取样前至少 1 h 内不要小便。用无菌棉拭子插入尿道约 2 cm 处旋转，静止数秒后取材。

2. 直接涂片镜检

(1) 原理：衣原体在宿主细胞内繁殖有特殊的生活周期，不同的生长周期可以观察到两种不同的颗粒结构。①原体(EB)：直径为 0.2～0.4 μm 的小球形颗粒，有胞壁，内有核质和核蛋白体，是发育成熟的衣原体，为细胞外形式。姬姆萨染色呈紫色，马基亚韦洛(macchiavello)染色呈红色。EB 具有高度的感染性，在宿主细胞外较稳定，无繁殖能力，通过吞饮作用进入胞内，EB 在空泡中逐渐发育、增大成为网状体。②网状体(RB)或称始体：EB 通过吞饮作用进入胞内，由宿主细胞包围 EB 形成空泡，并在空泡内逐渐增大为 RB，直径为 0.5～1.0 μm，圆形或椭圆形。中央呈纤细的网状结构，无致密拟核，无胞壁，代谢活泼，以二分裂方式繁殖。RB 为细胞内形式，无感染性，macchiavello 染色呈蓝色。RB 在空泡内发育成许多子代 EB，也称为包涵体。成熟的 EB 从宿主细胞中释放，再感染新的易感细胞，开始新的发育周期，整个发育周期需 48～72 h。

经姬姆萨染色的衣原体，用显微镜可观察到，它是由 EB 和 RB 在上皮细胞质内形成紫色的包涵体，很致密，不同的发育阶段包涵体形态具有特殊的染色性状。RB 被染后呈蓝色，可以看到散在的帽形、桑葚形等包涵体形态。散在的 RB 呈圆形或卵圆形，散在于胞质内，一个上皮细胞可见 1～3 个或更多；帽形即形如舌帽或瓜皮帽，大小不一，多数由 RB 连续排列而成，紧扣在细胞核上或稍有间隙；桑葚形的呈圆形或卵圆形，较大，单独或一面依附于细胞核上，由 RB 和 EB 堆积而成；也有的包涵体呈填塞型，绝大多数由 EB 堆积而成，常把整个细胞塞满，将细胞核挤成梭形或其他形状。

成熟的 EB 为紫红色，与蓝色的宿主细胞质呈鲜明对比。因此，沙眼衣原体包涵体油镜下观察可见上皮细胞胞质内包涵体染成深蓝色或暗紫色；沙眼衣原体包涵体因含有糖原，碘染色染成褐色。

(2) 方法：直接用刮取的眼结膜标本，咽拭子，痰、呼吸道黏膜、宫颈细胞或尿道拭子或其他部位标本涂片。将涂片用丙酮固定 30 min，PBS 冲洗，晾干。加入姬姆萨染液染色 30 min，PBS 洗涤，干燥，镜检。

(3) 结果：根据实验原理进行判定。

3. 分离培养 衣原体为专性细胞内寄生，不能用人工培养基培养，可用鸡胚卵黄囊及 Hela-299、BHK-21、McCoy 等细胞培养，在细胞内形成包涵体。肺炎衣原体培养最好用 Hela 细胞或 Hep-2 细胞。

一般取气管或鼻咽吸取物标本，采集后及时接种，经细胞培养，将接种标本的细胞培养管离心，促进衣原体黏附并进入细胞；或在培养管内加入二乙氨基乙基交联葡聚糖，以增强衣原体吸附于易感细胞的能力，提高分离培养阳性率。然后，可通过特异性单克隆荧光抗体法检测，该技术敏感度高、特异性强，如能早期采集标本可在 48 h 内获得阳性结果。

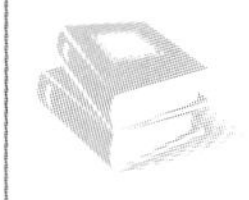

NOTE

4. 直接免疫荧光法检测沙眼衣原体

(1) 原理:针对沙眼衣原体主要外膜蛋白或脂多糖(LPS)的单克隆抗体与标本中相应抗原结合形成抗原抗体复合物,单克隆抗体上标有荧光素,在荧光显微镜下可见到发绿色荧光的原体和始体。此法操作容易,特异性高(83%~99%),敏感度较高(70%~80%),特别是在检测子宫内膜和输卵管等部位的感染时较培养法敏感。

(2) 方法:将待检标本拭子及阴性、阳性对照物轻轻涂在载玻片上,自然干燥。将待检标本涂片用丙酮固定 30 min,PBS 冲洗,晾干。加荧光素标记的单克隆抗体,然后置于湿盒内,35 ℃,染色 45 min。用 PBS 洗涤,干燥,在涂片中央加 1 滴 10%甘油,盖上盖玻片,荧光显微镜下观察。

(3) 结果判定:荧光显微镜下见到发苹果绿荧光的原体和始体为阳性。

阳性对照应在细胞质内见较明亮的黄绿色荧光,其形态呈圆形或卵圆形,可散在也可堆积在胞质中或胞核旁;阴性对照及 PBS 对照在细胞中无荧光出现。如上述对照结果符合,则观察患者标本的细胞涂片,如果标本上皮细胞胞质中出现上述圆形或卵圆形荧光,数目在 10 个以上,即可确认为衣原体感染。

如果用沙眼衣原体分型抗体检测,可将沙眼衣原体鉴定到型。

5. 胶体金法检测衣原体

(1) 原理:应用胶体金免疫层析技术及双抗体夹心的形式建立的衣原体检测方法,用于快速检测女性宫颈和男性尿道中的衣原体。

沙眼衣原体抗原检测(胶体金法)是以硝酸纤维素膜为载体,用抗衣原体脂多糖单克隆抗体和羊抗鼠 IgG 多克隆抗体分别固化于硝酸纤维素膜的测试区和质控参照区,胶体金标记的另一抗衣原体脂多糖单克隆抗体干片粘贴于标本区,利用微孔膜的毛细管作用,滴加在膜条一端(标本区)的标本液体慢慢地向另一端渗移。若标本中有待测特异性抗原,即可与胶体金标记的抗体结合,此抗原抗体复合物渗移至测试区即被固相单克隆抗体所捕获,在膜上显出红色反应线条。过剩的免疫金复合物继续前行,至质控区与固相抗小鼠 IgG 结合(免疫金复合物中的单克隆抗体为小鼠 IgG),而显示出红色质控条,此即为阳性结果。如果样本中无衣原体存在,只有质控区显示红色条带,测试区无条带,即为阴性结果。

试纸条上的质控区包被有羊抗鼠 IgG,以指示试剂盒反应系统工作是否正常。质控区色带的出现表明:①样本加入量充足;②样本在试纸条上运行正常。

(2) 方法:处理样本:将采样拭子放入含有 6 滴溶液 A(含 0.2 mol/L 的 NaOH 溶液,7.5 mL)的样本处理管中,室温放置,在处理过程中不断旋转并在管壁挤压采样拭子,使液体不断被挤出,重复多次,处理 2 min;然后加入 6 滴溶液 B(含 0.2 mol/L 的 HCl 溶液,7.5 mL),旋转并挤压采样拭子,尽量使液体流出,然后按感染物品的处理方法将采样拭子丢弃。将检测试剂盒从密封袋中取出,放置在洁净、干燥和水平的工作台上,标明样本编号或名称。如果检测试剂盒保存于低于室温处,须将检测试剂盒及试剂提前取出,放至室温平衡后方可使用。将样本处理管中已处理的样本滴加 2~3 滴至试剂的加样孔中。加样 10 min 后,判读结果。

(3) 结果判定:阴性结果:仅质控区有一条红线,检测区无红线出现。阳性结果:质控区和检测区各有一条红线出现。无效结果:质控区不出现红线,则结果无效。应更换新的检测试剂盒重复实验。注意:当检测区红色检测线很强时,质控线可能相对减弱,此属正常。

6. 血清学检查 采用补体结合实验,若恢复期血清抗体效价比急性期血清效价增高 4 倍或 4 倍以上,即有诊断意义,但无早期诊断意义。微量免疫荧光法(MIF)适用于沙眼衣原体。

7. 快速抗原检测 多采用单克隆抗体直接免疫荧光法,还可应用 ELISA 加入抗衣原体抗体、酶标抗体 IgG 及底物进行比色定量检测,这两种方法简便敏感。普通 PCR 技术可检测肺炎衣原体特异性 DNA,具有快速、简便、特异的优点,敏感度高于细胞分离技术,但在检测咽拭子标本中效果不够理想,用套式 PCR 检测可显著提高其敏感度。荧光定量 PCR 检查尿道和宫颈拭子、初段晨尿等标本中特异性 DNA 片段,此法敏感度较高,在临床应用中必须注意控制污染以减少假阳性。核

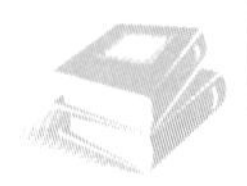

NOTE

酸杂交技术，^{125}I 标记的沙眼衣原体 rDNA 探针检测宫颈标本的衣原体，该法检测只需 1 h。

(六) 注意事项与小结

胶体金法检测沙眼衣原体抗原应注意以下事项。

(1) 勿将不同批号的试剂或试剂盒混合使用，切勿混用溶液 A 和 B 的盖子。

(2) 观察结果时，红线显示的时间根据拭子所采集的衣原体含量不同而变化，有些阳性样本可在 60 s 后出现结果。为了确保阴性结果，请勿在 15 min 后判读结果。严格质控实验标准，严格按照要求观察结果，注意鉴别非特异性沉淀线。

(3) 收集、处理、储存、丢弃样本和使用试剂盒中的试剂，均应采取适当的预防措施，所有的样本、试剂及对照品均应作为感染性物品处理。

(4) 溶液 A 含有氢氧化钠，溶液 B 含有盐酸，两者若溅到皮肤上或眼睛内，应立即用大量清水冲洗。

(5) 只可用消毒涤纶拭子或细胞刷采集标本，不可用棉拭子取样；处理标本拭子滴加的 A、B 溶液的用量应相等。

(6) 结果阳性表示标本中存在衣原体，但不能区别衣原体的存活状态，不能确定患者为感染者还是带菌者。因此，对患者的最后诊断不能仅仅依靠此实验结果，而必须结合患者的临床表现，做出综合诊断。

(七) 思考题

(1) 对人致病的衣原体主要有哪些？原体和始体有何区别？

(2) 可疑沙眼衣原体感染的患者应采集什么标本？如何进行微生物学检查？

三、立克次体

(一) 临床意义

对人类致病的立克次体主要有普氏立克次体、莫氏立克次体、恙虫病立克次体和 Q 热立克次体，分别引起流行性斑疹伤寒、地方性斑疹伤寒、恙虫病和 Q 热。

(二) 立克次体的检验程序

立克次体的检验程序见图 13-3。

(三) 目的要求

(1) 掌握外-斐反应的原理、方法和结果判定。

(2) 熟悉立克次体的形态、染色特性。

(四) 器材与试剂

(1) 恙虫病立克次体，小鼠腹膜涂片（姬姆萨染色），Q 热立克次体，小鼠脾脏印片（盖梅尼茨染色）等。

(2) 姬姆萨染液，盖梅尼茨染液等。

(3) 已知抗原 OX_{19}、OX_2、OX_K 菌液（每毫升含死菌 9 亿）。

(4) 其他：显微镜、小试管、吸管、记号笔、擦镜纸、载玻片、香柏油、二甲苯等。

(五) 步骤与方法

1. 标本采集

1) 患者血清　无菌采集患者血液 3～5 mL，分离血清待用。

2) 动物标本制作　普氏立克次体感染后，于一周内尽快采集患者血液并注射入雄性豚鼠腹腔，每日测量体温并观察阴囊是否肿大。若体温超过 40 ℃或阴囊有红肿，则说明有立克次体感染。若无阴囊红肿而体温超过 40 ℃，可取脾组织接种于鸡胚卵黄囊，35 ℃孵育数日，如卵黄囊膜涂片查出立克次体，可能为普氏立克次体，并根据形态、细胞内部位及免疫荧光法等进行鉴定。

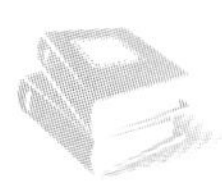
NOTE

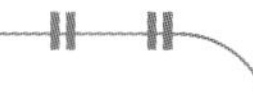

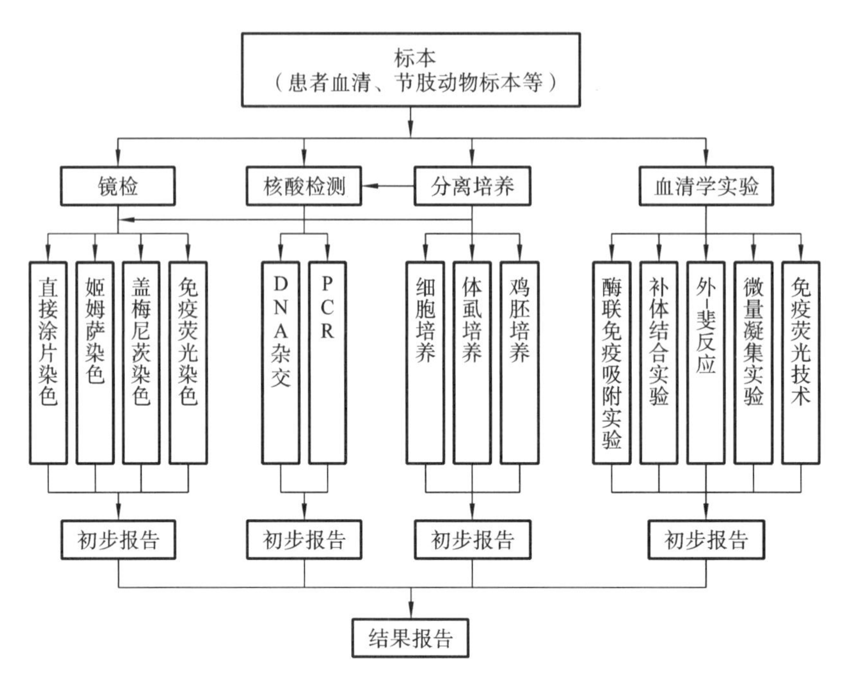

图 13-3　立克次体的检验程序

2. 染色与形态观察

1）原理　立克次体具有明显的多形性，多呈球杆状，也有球状、短杆状、长杆状及长丝状，大小为(0.3～0.6) μm×(0.8～2.0) μm。经姬姆萨和盖梅尼茨染色后，在油镜下有完整的或破碎的细胞，胞核染成紫红色，胞质染成浅蓝色，在胞质或胞核周围红色(盖梅尼茨染色)或紫色(姬姆萨染色)。

2）方法

(1) 姬姆萨染色：标本经火焰固定后，滴加姬姆萨染液，室温染色 30 min，水洗待干，油镜下检查。

(2) 盖梅尼茨染色：标本火焰固定，加复红染液染 3～5 min，水洗；再加孔雀绿染液染 30～60 s，水洗，待干，镜检。

3）结果观察

(1) 普氏立克次体、莫氏立克次体在油镜下观察，均呈紫红色、球杆状或短杆状，但不同种类的立克次体在细胞中的位置不同，可以以此鉴别。普氏立克次体多聚集成团分布在细胞质中，而莫氏立克次体则在细胞质或细胞核内均可发现。

(2) 恙虫病立克次体经姬姆萨染色后，在油镜下呈紫色，可见两端浓染。恙虫病立克次体多在细胞质靠近细胞核处成堆排列，位于细胞质内靠近胞核旁堆积，亦可见散在胞质内及胞质外者，呈多形性，长 0.3～0.5 μm，宽 0.2～0.4 μm。

(3) Q 热立克次体经盖梅尼茨染色法染色后，油镜下观察呈鲜红色，为短杆状或球杆状，较其他立克次体小，大小为 0.25 μm×(0.5～1.5) μm，亦可见聚集成堆，类似包涵体样集落，位于胞质内或散于胞质外，背景为绿色。

3. 病原体培养

1）原理　立克次体必须寄生在活细胞体内，不能在无细胞的培养基上生长，因为其酶系统不完善，不能独立地进行新陈代谢，必须借助于宿主细胞的中间代谢物质转成其所需要的物质和能量。

2）方法　常用的培养方法有动物接种、鸡胚卵囊内接种及组织细胞培养等。

(1) 标本采集：取发病后 1 周内、用抗感染药物前的患者血液 5～10 mL、活体组织或尸检材料经处理后接种，注射于雄性豚鼠腹腔。逐日检测豚鼠体温并观察阴囊有无肿大，若体温超过 40 ℃

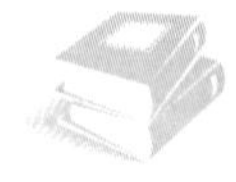
NOTE

时，可取睾丸鞘膜、脑或脾，制成涂片，寻找细胞内繁殖的普氏立克次体，它一般分散存在于胞质中。若找不到病原体，可用脑组织悬液再接种于豚鼠，盲目传代，以提高分离的阳性率。未死的豚鼠可用已知普氏立克次体抗原检查其血清中有无相应抗体存在。恙虫病立克次体能在广泛的宿主细胞内生长，如恙螨和某些昆虫的第二体腔细胞，虱的中肠细胞，鸡胚纤维母细胞以及哺乳动物的各种细胞等。

立克次体标本应床边接种，1 h 内不能接种者应置于－70 ℃环境中。

(2) 培养：

①鸡胚卵黄囊培养：以无菌法取患者发病初期的血液或血块，研磨成悬液并接种于 6～8 日龄的鸡胚卵黄囊内。一般通过 3～4 代鸡胚内培养，立克次体即能逐渐适应卵黄囊膜而大量繁殖。立克次体发育旺盛时多在接种后 4～8 天使鸡胚死亡。

②细胞培养：常用单层细胞培养和空斑技术。普氏立克次体在鸡胚纤维母细胞，鼠胚肌皮细胞，人羊膜细胞和豚鼠、地鼠、猴肾细胞，Hela 细胞，Detroit-6 细胞等原代细胞与传代细胞中均能获得良好繁殖。恙虫病立克次体可在多种细胞内获得良好发育，如 Hela 细胞，人羊膜细胞，地鼠、小鼠、豚鼠、家兔肾细胞，地鼠、大白鼠、豚鼠、家兔和猴的睾丸细胞以及鸡胚纤维母细胞等。

③体虱培养：人的体虱对普氏立克次体最为敏感，多用虱肛注射法或皮膜喂虱法。

④动物接种：用小白鼠滴鼻感染培养，用乙醚轻度麻醉小鼠后，将含普氏立克次体的感染材料用注射器针头向小鼠鼻孔滴入 0.1 mL，小鼠一般于感染后 3～4 天发病、死亡。及时解剖，取肺组织，该立克次体在鼠肺中繁殖旺盛。小白鼠和棉鼠对恙虫热立克次体很敏感，豚鼠、地鼠、家兔、猴次之，大白鼠不敏感，多呈无症状感染。

4. 血清学检验——外-斐(Weil-Felix)反应

1) 原理　利用某些无鞭毛的变形杆菌菌株 X_2、X_{19}、X_K 的 O 抗原(OX_2、OX_{19}、OX_K)与某些立克次体有共同的耐热耐碱性多糖抗原成分(又称 X 抗原)，可发生交叉凝集反应；且变形杆菌易于培养，故可利用这些变形杆菌的菌体代替立克次体作为抗原，与立克次体感染的患者血清发生试管交叉凝集反应，以检查人或动物血清中的相应抗体，这种交叉凝集反应称为外-斐反应。根据凝集效价判定结果，以辅助斑疹伤寒、恙虫病等立克次体病的诊断。外-斐反应为一种非特异性交叉凝集实验。

2) 方法　外-斐反应操作程序见表 13-3。

(1) 稀释血清：取患者血清，用生理盐水连续作倍比稀释，血清稀释度依次为 1∶10，1∶20，…，1∶2560。

(2) 取小试管排成 3 排，每排 9 支，分别做好标记。在每排的第 1～8 号试管中分别加入 1∶10，1∶20，…，1∶2560 稀释的血清各 0.5 mL，各排的第 9 号试管中不加患者血清，只加 0.5 mL 生理盐水作为对照。

表 13-3　外-斐反应操作程序

试管号	1	2	3	4	5	6	7	8	9(对照)
生理盐水/mL	—	—	—	—	—	—	—	—	0.5
患者血清/mL	在第 1 管加入被检血清 0.5 mL 并依次倍比稀释至第 8 管								—
3 排试管分别加 OX_2、OX_{19}、OX_K 诊断血清/mL	0.5	0.5	0.5	0.5	0.5	0.5	0.5	0.5	0.5
血清最终稀释度	1∶20	1∶40	1∶80	1∶160	1∶320	1∶640	1∶1280	1∶2560	对照

(3) 将 OX_2、OX_{19}、OX_K 三种诊断菌液，分别加入三排的 1～9 号试管内，每管 0.5 mL(此时，每支试管中的液体总量为 1 mL)。

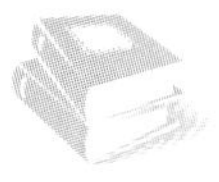
NOTE

(4) 孵育:充分混匀,放入 35 ℃培养箱或水浴箱内孵箱过夜,18～24 h 观察结果。

3) 结果判定　本实验所用抗原为 O 抗原,阳性凝集成颗粒状,故结果判断可以根据凝集效价判定。

(1) 首先与对照管比较,观察试管凝集现象,其次判断血清凝集效价。对照管无凝集,再观察实验管凝集情况。根据反应强度以＋＋＋＋、＋＋＋、＋＋、＋、－符号记录。

＋＋＋＋:上清液完全澄清,细菌凝集块全部沉于管底。

＋＋＋:上清液澄清度达 75%,大部分细菌凝集成块沉于管底,周围有细小凝块。

＋＋:上清液澄清度达 50%,约 50%细菌凝集成块沉于管底。

＋:上清液混浊,澄清度仅 25%,管底仅有少数细菌凝集成块。

－:液体均匀混浊,无凝集块。

(2) 以 50%(＋＋)凝集现象的血清最高稀释倍数作为该血清的凝集效价,报告检测效价。如果超过最后一管则报告>1∶2560,达不到第一管则报告<1∶20。

(3) 单份血清凝集效价超过 1∶160 有诊断意义。双份血清(病程早期及恢复期)效价有 4 倍增高时,方可作为新近感染立克次体的指标。

(4) 根据不同抗原排试管凝集的种类,从而推测患者可能感染的立克次体。流行性斑疹伤寒患者对变形杆菌 OX_{19} 菌株可产生较高效价的凝集反应,尤其在发病 2 周末,可达最高峰(1∶320～1∶5120)。地方性斑疹伤寒也可出现类似的凝集反应,但凝集效价较低,多在 1∶160～1∶640。外-斐反应结果的判断参考表 13-4。

表 13-4　外-斐反应结果的判断

疾　　病	立克次体	变形杆菌抗原		
		OX_{19}	OX_2	OX_K
流行性斑疹伤寒	普氏立克次体	＋＋＋＋	＋	－
地方性斑疹伤寒	莫氏立克次体	＋＋＋＋	＋	－
恙虫病	恙虫病立克次体	－	－	＋＋＋＋
Q 热	Q 热立克次体	－	－	－
斑点热	斑点热立克次体	＋＋或＋	＋或＋＋＋	－

5. 补体结合实验　以颗粒性立克次体抗原做补体结合实验,不仅具有群特异性,还有种特异性,可用来区别流行性斑疹伤寒和地方性斑疹伤寒。立克次体凝集实验阳性反应的出现较外-斐反应早,且有较高的群特异性,用以区别其他立克次体病,如恙虫病、Q 热等;地方性斑疹伤寒的阳性反应相对较弱。

6. 分子生物学检查　用 DNA 探针技术或 PCR 方法检测标本中的普氏立克次体特异性 DNA,具有快速、敏感、特异性强等优点,但适用于实验研究,临床上难以常规开展。

7. 动物实验　豚鼠对普氏立克次体敏感,发病早期的患者血液接种于雄性豚鼠腹腔,7～10 天后豚鼠发热,腹膜刮片检查胞质内可找到大量病原体。豚鼠阴囊仅有轻度发红,并无明显肿胀,以区别于地方性斑疹伤寒。

(六) 注意事项与小结

(1) 外-斐反应只能协助诊断,不是特异性方法,诊断还应结合临床资料进行综合分析。

(2) 外-斐反应中,变形杆菌的诊断菌液,应根据检查的立克次体进行选择,稀释度可以根据具体情况进行调整。

(3) 取 3～4 份血液标本,分别于病程早期、病程 10～14 天、病后 21～28 天或更长时间做检查,以确定诊断。

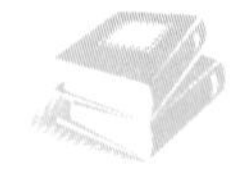
NOTE

(4) 无菌操作,注意生物安全。

(七) 思考题

(1) 外-斐反应的原理和临床意义如何?

(2) 对可疑恙虫病立克次体感染的患者进行病原学诊断,应采集什么标本? 如何进行微生物学检查?

(蒋月婷)

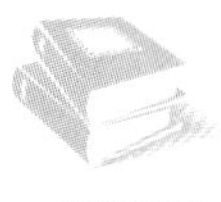

NOTE

第四章　临床常见真菌的培养与鉴定

近年来真菌感染性疾病日益增多，特别是条件致病性真菌感染更为常见。因此临床上常见真菌的检验尤为重要。真菌的检验方法包括形态学检查、真菌的分离培养与鉴定、生化反应、免疫学检查以及真菌核酸的检测等。

实验十四　临床真菌检验的基本技术和方法

真菌感染的一般检验程序见图 14-1。

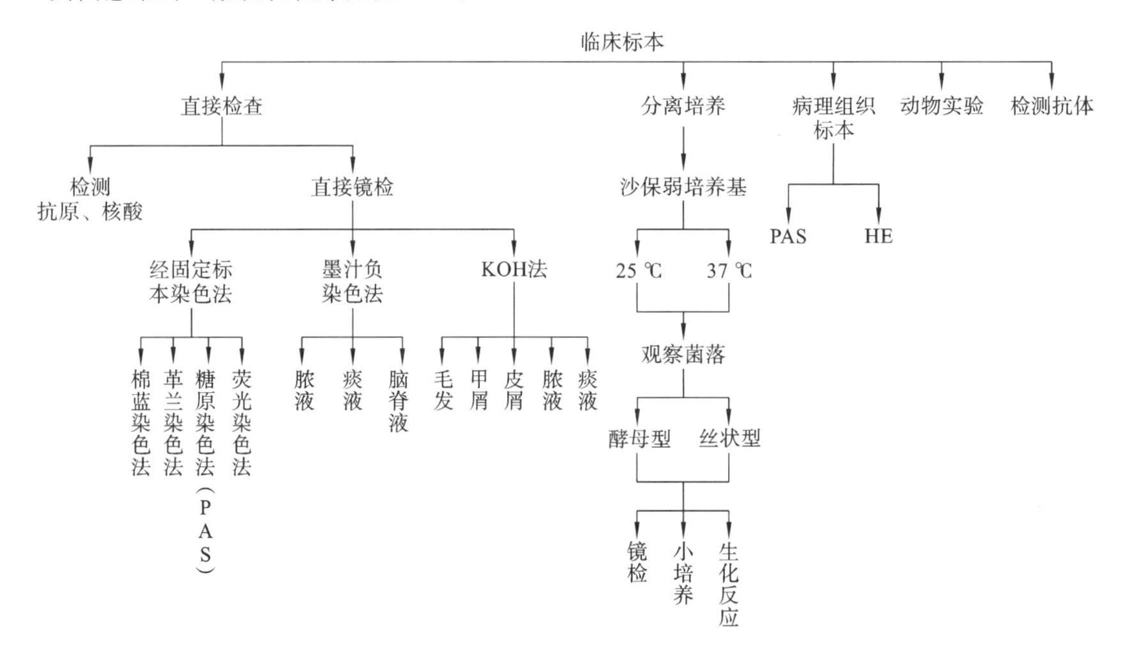

图 14-1　真菌感染的一般检验程序

一、真菌的分离培养及生长现象观察

（一）目的要求

（1）掌握临床常见病原性真菌的接种、分离培养方法。

（2）熟悉常见病原性真菌的菌落形态。

（二）器材与试剂

1. 菌种　浅部感染真菌（絮状表皮癣菌、红色毛癣菌）和深部感染真菌（白假丝酵母菌、新生隐球菌）的沙保弱培养基培养物等。

2. 标本　甲屑、皮屑、病发等。

3. 培养基　沙保弱培养基（Sabouraud's medium，SDA），马铃薯葡萄糖琼脂（PDA）等。

4. 试剂　无菌生理盐水，70%乙醇，乳酸酚棉蓝染液（LPCB）等。

5. 其他　接种钩、接种针、培养皿、无菌试管、无菌镊子、刀片、盖玻片、载玻片、V 形玻璃棒、普通光学显微镜等。

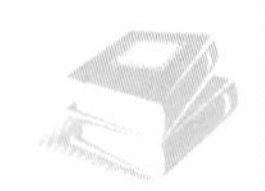

NOTE

(三) 步骤与方法

1. 标本的接种与分离培养

(1) 大试管培养:将甲屑、皮屑、病发等标本先用70%乙醇浸泡 2～3 min 以杀死杂菌,再用无菌生理盐水洗 3 次,之后用无菌镊子夹取标本接种于沙保弱琼脂斜面培养基上,置于 25～28 ℃培养1～4 周,每日观察生长情况和菌落特征,直至第 4 周。

(2) 平皿培养:将白假丝酵母菌、新生隐球菌接种于沙保弱培养基上,37 ℃培养 3～5 天;将絮状表皮癣菌、红色毛癣菌接种于马铃薯葡萄糖琼脂平板,25 ℃培养 3～5 天,每天观察生长情况和菌落特征。

(3) 玻片培养:①取无菌 V 形玻璃棒放入无菌平皿内;②在 V 形玻璃棒上放一无菌载玻片;③在载玻片中央加马铃薯葡萄糖琼脂,并制成约 1 cm×1 cm 方形琼脂块;④在琼脂块的一侧用接种针接种待检菌;⑤将无菌盖玻片盖在琼脂块上,平皿内放少许无菌蒸馏水,盖好平皿盖,于 25～28 ℃培养(酵母菌培养 1～2 天,皮肤癣菌培养 1～7 天);⑥培养后,弃琼脂块于消毒液中,在载玻片上滴加乳酸酚棉蓝染液染色并镜检,观察菌丝和孢子。玻片小培养法见图 14-2。

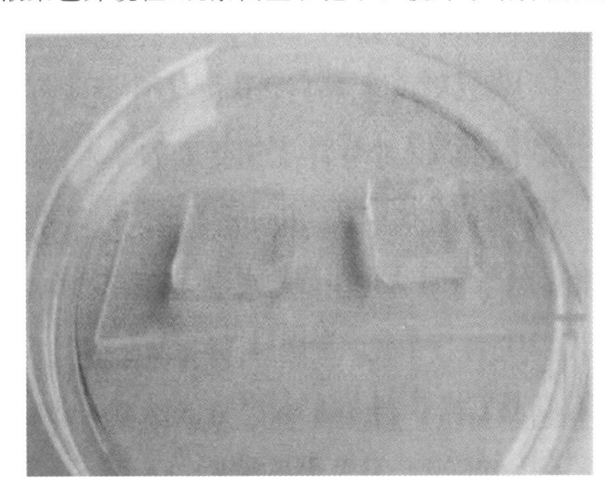

图 14-2 玻片小培养法

2. 结果

(1) 菌体镜下形态和菌落特征:白假丝酵母菌镜下菌体形态为卵圆形,菌落为奶油色类酵母型,菌落底层有假菌丝伸入培养基内,可见芽生孢子;新生隐球菌为圆形,菌落为酵母型,较大,表面光滑湿润,柔软致密,边缘整齐,无气生菌丝;絮状表皮癣菌和红色毛癣菌有气生菌丝,前者菌落初为白色鹅毛状,以后转变为黄色粉末状,后者呈蜡状或粉末状,背面红色,镜下菌丝和孢子形态多种多样(详见浅部感染真菌的鉴定实验相关内容)。

(2) 玻片培养:真实反映真菌的自然结构特征,可动态展示真菌生长发育全过程。

(四) 注意事项

(1) 在进行浅部感染真菌培养时,为避免孢子四处扩散,应用胶带将平板封闭。

(2) 菌种最好用真菌的孢子悬液,这样可均匀接种至培养基块的四周。

(3) 新生隐球菌 37 ℃培养生长良好,非致病性隐球菌 37 ℃一般不生长。

(4) 所有浅部真菌(除花斑癣菌外)、酵母型真菌、孢子丝菌及各种条件致病菌均可用沙保弱培养基进行分离培养,其他深部真菌也常用沙保弱培养基及脑心葡萄糖血琼脂进行分离培养,通过分离培养、菌落特性观察,一般可以初步鉴定是何种真菌。如要进一步检查证实鉴定的正确性,还可做培养物的显微镜下检查和血清学鉴定。

(五) 思考题

(1) 真菌分离培养的方法有哪些?各适用于哪些类型的真菌?

(2) 真菌的菌落形态有何特点?

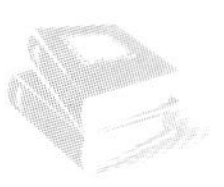

NOTE

二、真菌的形态学检查和生化鉴定

(一) 目的要求

(1) 掌握常用真菌染色技术中的乳酸酚棉蓝染色法、革兰染色法和墨汁负染色法。

(2) 掌握临床常见病原性真菌的常规鉴定方法。

(3) 熟悉不染色标本直接检查的制片技术。

(二) 器材与试剂

1. 菌种 浅部感染真菌(红色毛癣菌、石膏样小孢子菌)和深部感染真菌(白假丝酵母菌、新生隐球菌)的沙保弱培养基培养物等。

2. 标本 患者的甲屑、皮屑、毛发,新生隐球菌性脑膜炎患者的脑脊液等。

3. 培养基 沙保弱培养基、毛发穿孔液体培养基、各种糖发酵及糖同化实验培养基等。

4. 试剂 乳酸酚棉蓝染液、优质墨汁、100 g/L KOH 溶液、革兰染液、生理盐水等。

5. 其他 盖玻片、载玻片、镊子、无菌试管、普通光学显微镜等。

(三) 步骤与方法

1. 形态学鉴定

1) 不染色标本镜检 用镊子取甲屑、皮屑少许或病发一根,置于载玻片上,滴加 100 g/L KOH 溶液 1～2 滴。稍待片刻,盖上盖玻片,将载玻片置于火焰上方微微加热,使组织或角质溶解(切勿过热以免产生气泡或烤干)。冷却后,轻轻加压盖玻片使溶解的组织分散并使其透明,驱除气泡并吸去周围多余液体,避免污染盖玻片。镜检观察真菌菌丝和孢子的形态特征。

2) 染色标本镜检

(1) 乳酸酚棉蓝染色:取洁净载玻片一张,滴加 1～2 滴乳酸酚棉蓝染液,将被检标本放在染液中,盖上盖玻片后镜检,观察红色毛癣菌、石膏样小孢子菌的染色性和形态结构。

(2) 墨汁负染色:将新生隐球菌性脑膜炎患者脑脊液离心后取沉淀置于载玻片上,取一滴优质墨汁与被检标本混合,盖上盖玻片并轻轻压一下,使标本混合液变薄。镜检观察新生隐球菌的形态结构和染色性。

(3) 革兰染色:取洁净载玻片一张,滴加 1～2 滴革兰染液,将被检标本放在染液中,加上盖玻片后镜检,观察白假丝酵母菌的形态结构和染色性。

2. 生化鉴定

1) 糖发酵实验 将在沙保弱培养基上新培养的白假丝酵母菌、新生隐球菌用无菌生理盐水制成悬液,离心沉淀并反复洗涤后将其菌液接种于含葡萄糖、麦芽糖、蔗糖和乳糖的液体培养基中,并放入小导管,37 ℃培养 24～48 h,观察结果。

2) 糖同化实验 取 20 mL 已灭菌的糖同化培养基冷至 48 ℃,将培养 24～48 h 的待检菌混悬于 4 mL 无菌盐水中,调菌液浊度为 4 麦氏比浊标准,之后将全部菌液加入培养基中,混匀后倾注平板。凝固后,将含葡萄糖、麦芽糖、蔗糖和乳糖的纸片分别贴在平板表面,25 ℃或 37 ℃孵育 24～48 h,观察结果。

3. 结果

1) 不染色标本镜检 镜检时光线应稍弱,使视野稍暗为宜。先用低倍镜观察有无真菌菌丝和孢子,再用高倍镜观察菌丝、孢子的特征。低倍镜下,菌丝折光性强,呈分枝状排列;高倍镜下,可见菌丝分隔或见不同的孢子形态。10%KOH 溶液直接镜检皮肤癣菌菌丝见图 14-3。

2) 染色标本镜检

(1) 乳酸酚棉蓝染色法:酸性染料使真菌被染成蓝色。石膏样小孢子菌乳酸酚棉蓝染色后镜下可见大分生孢子呈纺锤形,具有分隔,每隔为一个细胞。菌丝两侧可有无柄或短柄的少数棍棒状小分生孢子,有时可见厚膜孢子,菌丝呈球拍状、梳状或结节状。石膏样小孢子菌镜下形态见图

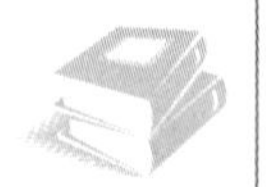
NOTE

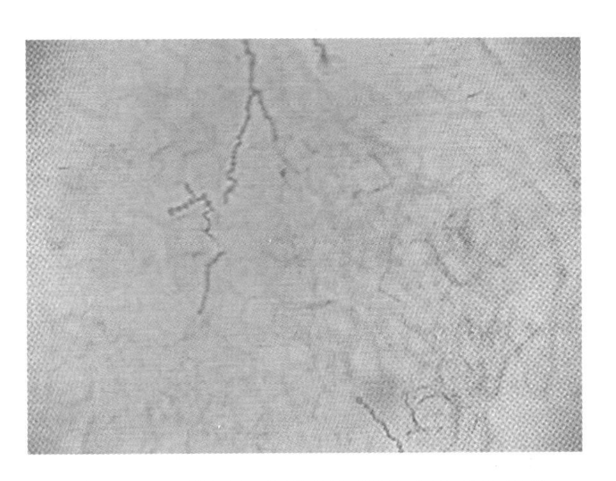

图 14-3 10%KOH 溶液直接镜检皮肤癣菌菌丝

14-4。红色毛癣菌乳酸酚棉蓝染色后镜下可见菌丝有隔，两侧可见梨形或棒状侧生小分生孢子，有的有较短的小分生孢子柄，大分生孢子较少，壁薄，细长，表面光滑呈棒状。红色毛癣菌镜下形态见图 14-5。在陈旧培养基中可见厚膜孢子、关节孢子、球拍状菌丝。

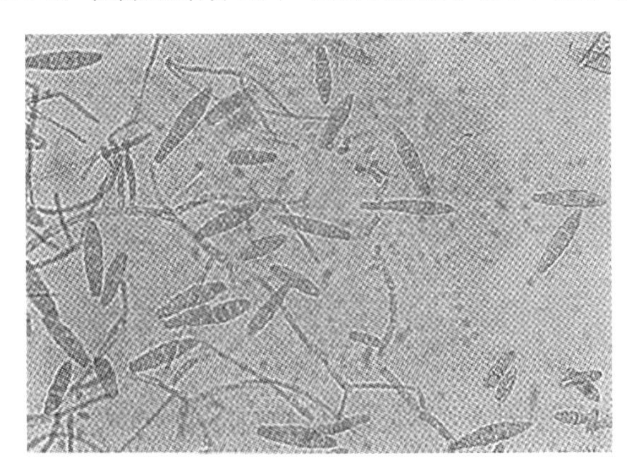

图 14-4 石膏样小孢子菌镜下形态(×1000)

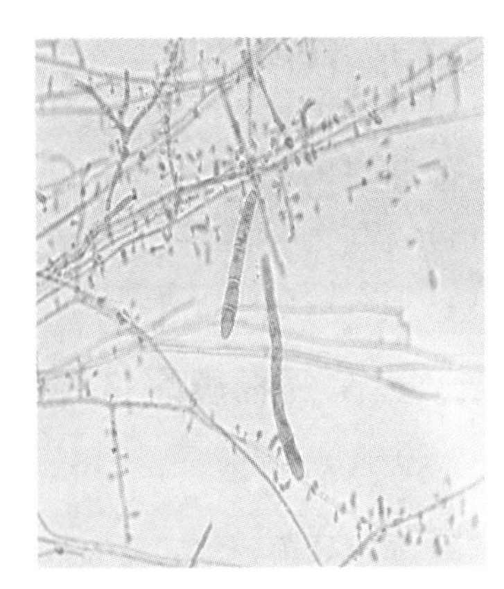

图 14-5 红色毛癣菌镜下形态(×400)

(2) 墨汁负染色法：新生隐球菌为圆形酵母型细胞，可见芽生孢子，菌体细胞周围包裹一较宽厚的胶质样荚膜，菌体和荚膜不着色，透亮，背景为黑色。新生隐球菌见图 14-6。

(3) 革兰染色法：白假丝酵母菌革兰染色阳性，着色不均匀，圆形或卵圆形菌体，有芽生孢子及假菌丝。白假丝酵母菌见图 14-7。

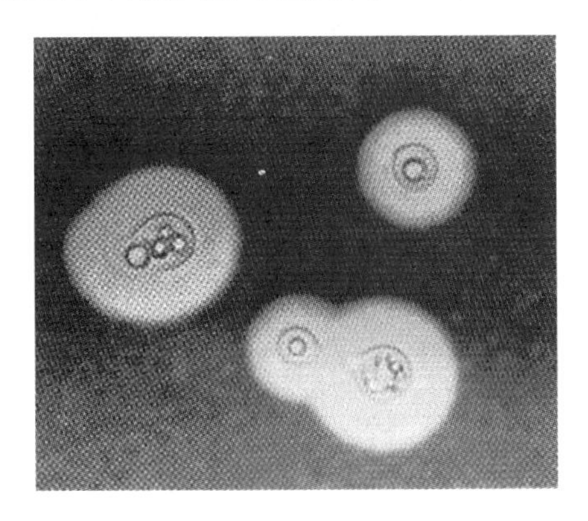

图 14-6 新生隐球菌(墨汁负染色)

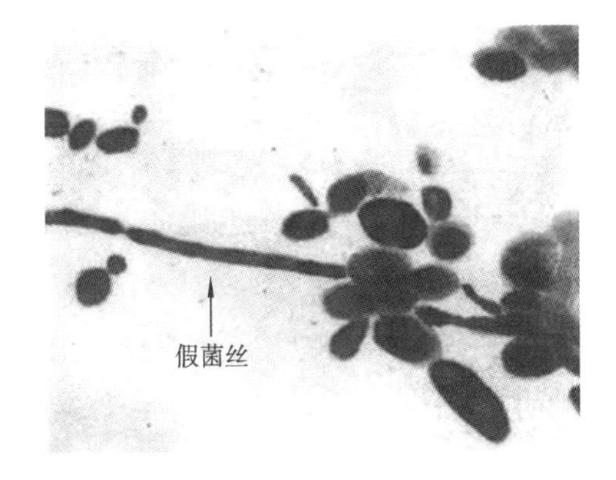

图 14-7 白假丝酵母菌(革兰染色)

3) 糖发酵实验 白假丝酵母菌能发酵葡萄糖、麦芽糖，产生二氧化碳和乙醇，使糖溶液中的指示剂由蓝变黄，且倒插管中有气泡产生，但不发酵蔗糖和乳糖；新生隐球菌不能发酵上述四种糖。

4) 糖同化实验 检查被检菌在纸片周围生长与否，如在含糖纸片周围有一明显生长圈为同化

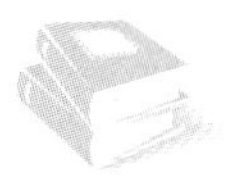

该糖。白假丝酵母菌和新生隐球菌对上述四种糖的同化结果均为葡萄糖(+)、麦芽糖(+)、蔗糖(+)、乳糖(-)。

(四) 注意事项与小结

(1) KOH 溶液的浓度以 100 g/L 为佳,具体浓度随标本角质层的厚薄而定,角质层增厚则增加浓度,KOH 浓度过高易干燥形成结晶,影响结果观察。

(2) 若要保存标本,使用等体积的 50 g/L KOH 和 250 g/L 甘油的混合液。

(3) 乳酸酚棉蓝染液中的乳酸酚对真菌有强杀灭作用。因此,从真菌实验室生物安全角度考虑,为避免真菌孢子扩散,用乳酸酚棉蓝染色时,一定要确保被检标本被染液完全覆盖。

(4) 优质墨汁中应加防腐剂防腐,以免细菌生长繁殖,使墨汁中胶体受到破坏,产生颗粒和沉淀现象,影响观察结果。染色时,先用生理盐水稀释墨汁,稀释倍数根据墨汁的浓度(一般 2~3 倍)或工作经验而定,以镜下背景墨褐色、菌体透亮为准。

(5) 直接取临床脑脊液标本经离心后做墨汁负染色检查,可见新生隐球菌的宽厚荚膜,如用新生隐球菌培养物涂片进行检查一般无荚膜,必须将菌种接种到动物体内,待动物发病后,取组织液涂片检查方可见荚膜。

(6) 观察真菌的形态结构,对大多数真菌的鉴定起重要作用,从人(或动物)体内或体表采集标本制片检查,发现真菌菌丝或孢子即可初步判断为真菌感染。

(7) 凡能发酵某种糖的菌株都同化相应的糖,但同化某种糖的菌株未必就能发酵该种糖。

(五) 思考题

(1) 为何在甲屑或皮屑中滴加 KOH 溶液后,还要将标本置于火焰上加热?

(2) 直接镜检如何辨别假丝酵母菌?单细胞真菌的假菌丝和多细胞真菌的菌丝有何区别?

三、真菌药物敏感性检测

(一) 目的要求

(1) 掌握真菌药敏实验的原理、操作方法和结果判读。

(2) 熟悉稀释法的质控。

(二) 器材与试剂

1. 菌种 假丝酵母菌等。

2. 培养基 沙保弱培养基、RPMI 1640 等。

3. 抗菌药物 两性霉素 B、酮康唑、5-FC、氟康唑等。

4. 其他 无菌生理盐水、蒸馏水、丙磺酸吗啉缓冲液(MOPS)、二甲基亚砜、96 孔培养板、分光光度计、0.5 麦氏标准比浊管、微量加样枪、接种环、培养皿、试管等。

(三) 实验原理

将抗真菌药物进行倍比系列稀释,然后接种定量待检菌,经孵育后观察结果,从而测定抗真菌药物抑制该菌的 MIC。

(四) 步骤与方法

1. 药物原液的配制 药物原液浓度 10 倍于最高实验浓度,5-FC、氟康唑用蒸馏水配制;多烯类药物用二甲基亚砜配制。

2. 接种菌液的制备 将待检菌接种于沙保弱培养基,35 ℃培养 24 h,至少传代两次,以保证纯种,挑取 5 个直径 1 mm 菌落置于 5 mL 无菌生理盐水中混匀 15 s,用分光光度计在 530 nm 波长下校正浊度为 0.5 麦氏比浊标准,相当于$(1\sim5)\times10^6$ CFU/mL,再以 RPMI 1640 稀释成 1∶2000,$(0.5\sim2.5)\times10^3$ CFU/mL。

NOTE

3. 药液稀释

(1) 非水溶性抗真菌药物：两性霉素 B、酮康唑用二甲基亚砜倍比稀释，浓度范围从原液浓度至实验终浓度的 100 倍，然后再以 RPMI 1640 做 10 倍稀释(即 160～0.3 μg/mL)作为实验时用量。

(2) 水溶性抗真菌药物：5-FC、氟康唑直接以 RPMI 1640 做倍比稀释，浓度范围为原液至 10 倍于实验终浓度(640～1.2 μg/mL)。

4. 常量稀释法 取上述系列稀释的药液 0.1 mL，于带螺帽的试管中，各管均再加入 0.9 mL 含菌培养液，使最终药物浓度为 16、8、4、2、1、0.5、0.25、0.12、0.06、0.03 μg/mL(两性霉素 B、酮康唑)或是 64、32、16、8、4、2、1、0.5、0.25、0.12 μg/mL(5-FC、氟康唑)。细菌生长对照管为 0.9 mL 含菌培养液＋0.1 mL 无药培养液，同时无菌、无药的培养基做阴性对照。35 ℃培养 48 h 后观察结果。

5. 微量稀释法 将 4 种制备好的实验用药用 RPMI 1640 稀释成 32～0.06 μg/mL(两性霉素 B、酮康唑)和 128～0.24 μg/mL(5-FC、氟康唑)。于 96 孔培养板中加入 0.1 mL，之后再加入 0.1 mL 1∶1000 稀释的菌液($(1\sim5)\times10^3$ CFU/mL)，同 4 所述，设置对照。35 ℃孵育后观察结果。

6. 结果判读 观察各管(孔)生长情况。

(1) 常量稀释法判读标准：两性霉素 B，MIC 定义为抑制测试菌肉眼可见生长的最低药物浓度；5-FC 和吡咯类，MIC 定义为与生长对照相比 80%生长被抑制的最低抑菌浓度。

(2) 微量稀释法判读标准：两性霉素 B，MIC 定义为完全抑制生长(微孔内完全透明)的最低药物浓度；5-FC 和唑类药物，MIC 定义为与生长对照相比 50%生长被抑制的最低药物浓度。

7. 质控 采用标准菌株作为每次测定质控菌株，其 MIC 应落在预期值范围内(表 14-1)。

表 14-1 常量稀释法质控菌株 MIC 预期值范围 (单位：μg/mL)

抗真菌药物	近平滑假丝酵母菌 ATCC22019	克柔假丝酵母菌 ATCC6258
两性霉素 B	0.5～4.0	1.0～4.0
氟康唑	2.0～8.0	16～64
伊曲康唑	0.06～0.25	0.12～0.5
酮康唑	0.06～0.25	0.12～0.5
5-FC	0.12～0.5	4.0～16
多黏菌素 B	0.25～1.0	0.5～2.0

(五) 注意事项

(1) 药物原液配制：抗真菌药物来自制药厂，不能使用临床制剂。配制时实际称量须根据各种药物生物活性加以校正。配制药物的原液应小量分装于无菌聚丙烯管，置于－60 ℃储存，开启后需当日使用。

(2) 培养基的 pH、离子浓度、孵育温度和时间对实验结果有影响；临床检验中常用标准菌株来进行质控，当标准菌株的结果在可接受的范围内，指定临床菌株的结果可靠。

(3) 结果判读标准的选择要考虑药物本身的特性，尤其在比较不同来源的抗真菌药敏实验结果时，更需要注意比较终点判读的标准是否相同，是 50%或者 80%还是 100%生长受抑制。

(4) 常量肉汤稀释法不宜处理大批量标本。

(六) 思考题

稀释法的原理是什么？检测的真菌主要包括哪些？

(张欠欠)

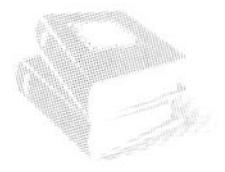

NOTE

实验十五　临床常见真菌的鉴定

一、表皮癣菌属

（一）临床意义

絮状表皮癣菌是表皮癣菌属内唯一致病菌，可引起皮肤感染，如股癣、体癣、足癣、手癣和甲癣。主要通过共用洗浴和健身设备感染。引起的股癣常两侧对称，边缘凸起，有皮疹和散在水疱，中央覆盖着鳞屑。引起的足癣常为水疱鳞屑型。

（二）表皮癣菌属的检验程序

表皮癣菌属的检验程序见图15-1。

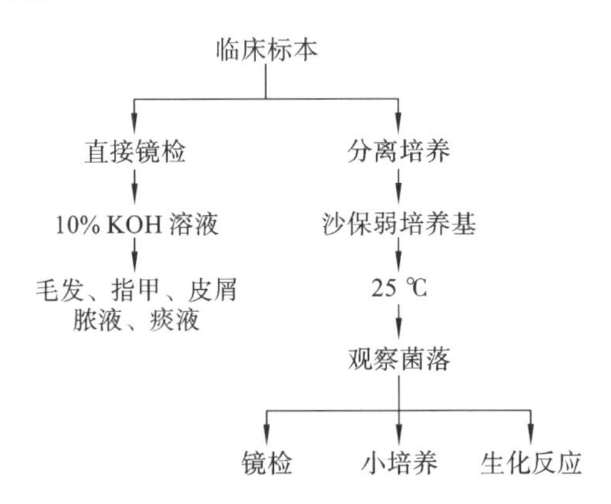

图15-1　表皮癣菌属的检验程序

（三）目的要求

掌握絮状表皮癣菌的培养特性和鉴定要点。

（四）器材与试剂

1. 菌种　絮状表皮癣菌等。

2. 培养基　沙保弱培养基等。

3. 试剂　乳酸酚棉蓝染液等。

4. 其他　盖玻片、载玻片、培养箱、擦镜纸等。

（五）步骤与方法

1. 形态观察　取絮状表皮癣菌培养物制片，经乳酸酚棉蓝染色，镜下观察其菌丝和孢子特征及染色性。

2. 分离培养　将絮状表皮癣菌接种于沙保弱培养基，25 ℃培养1～2周后观察菌落特点。

3. 结果

（1）菌体形态结构与染色特点：被检测真菌染成蓝色。镜下可见大分生孢子丰富，形成于菌丝顶端或侧壁，卵圆形或棒状、壁薄、光滑，无小分生孢子；菌丝较细，呈球拍状或破梳子状；在陈旧培养物中可见厚膜孢子。絮状表皮癣菌镜下形态见图15-2。

（2）菌落特点：沙保弱培养基25 ℃时培养，菌落初为白色鹅毛状，以后转变为黄色至黄绿色粉末状，背面褐色，边缘整齐，中心有不规则皱褶或沟回。絮状表皮癣菌菌落形态见图15-3。

（六）注意事项

（1）制片染色时要规范操作，防止孢子扩散。

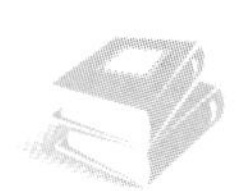

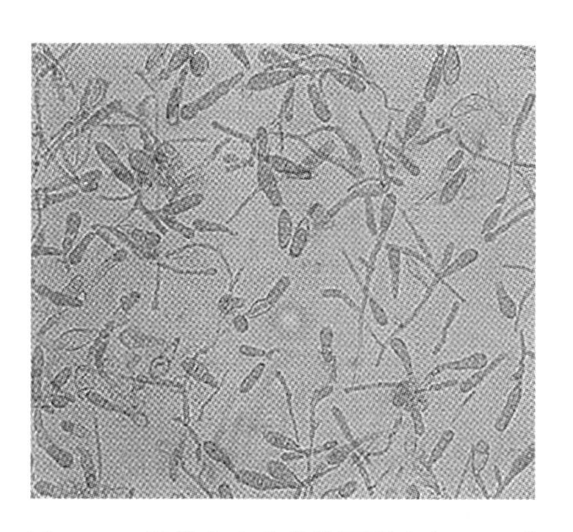

图 15-2 絮状表皮癣菌镜下形态(×1000)

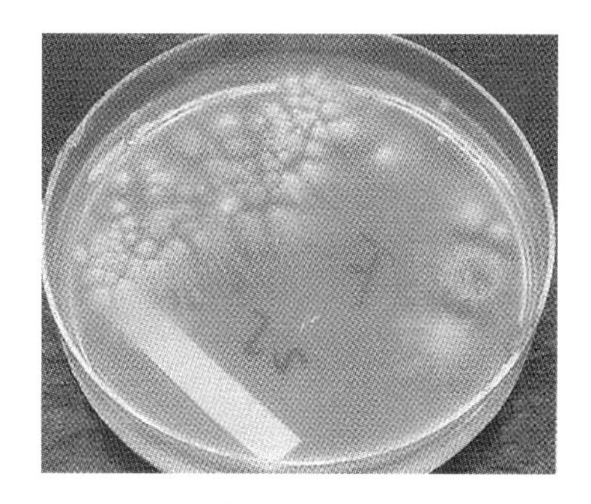

图 15-3 絮状表皮癣菌菌落形态

(2) 在表皮癣菌属中，只有本菌对人有致病作用，侵犯人类皮肤和甲板，但不累及毛发，可取相应感染部位的皮肤、皮屑、指(趾)甲或皮损处脓液标本直接检查。

(七) 思考题

对皮肤癣菌病患者如何进行微生物学诊断?

二、假丝酵母菌属

(一) 临床意义

假丝酵母菌俗称念珠菌，对人致病的有 11 种，其中以白假丝酵母菌为最常见、致病力最强的条件致病性真菌，可引起人类皮肤、黏膜和内脏的假丝酵母菌病。此外，热带假丝酵母菌、克柔假丝酵母菌和光滑假丝酵母菌也为常见致病菌。

(二) 假丝酵母菌属的检验程序

假丝酵母菌属的检验程序见图 15-4。

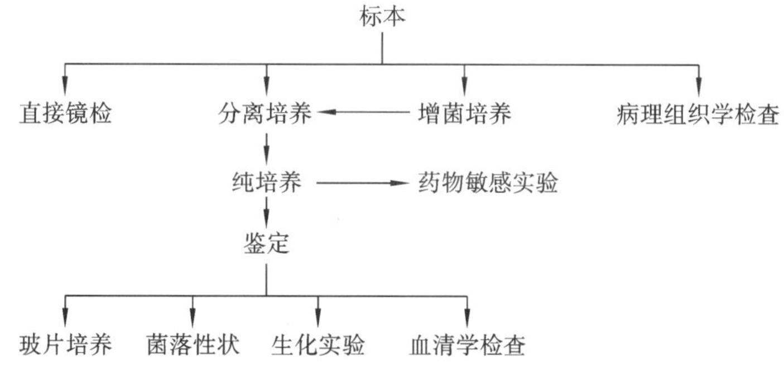

图 15-4 假丝酵母菌属的检验程序

(三) 目的要求

(1) 掌握常见致病性假丝酵母菌的培养特性和鉴定实验。

(2) 熟悉白假丝酵母菌、热带假丝酵母菌、克柔假丝酵母菌等在科玛嘉(CHROMagar)念珠菌显色平板上的鉴定要点。

(四) 器材与试剂

1. 菌种 白假丝酵母菌、热带假丝酵母菌、克柔假丝酵母菌等。

2. 培养基 沙保弱培养基、血琼脂平板、玉米粉吐温-80 琼脂平板、糖发酵及同化实验培养基、CHROMagar 念珠菌显色平板等。

3. 试剂 革兰染液、美蓝染液、小牛血清等。

4. 其他 盖玻片、载玻片、小试管、培养箱等。

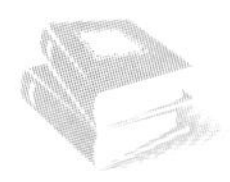

NOTE

（五）步骤与方法

1. 形态观察 无菌操作挑取白假丝酵母菌、热带假丝酵母菌、克柔假丝酵母菌的培养物制片，革兰染色，镜下观察其芽生孢子、是否有假菌丝以及染色性。

2. 分离培养 无菌操作挑取上述三种菌，分别接种于沙保弱培养基和血琼脂平板上，37 ℃培养 1～4 天后观察其菌落特征。

3. 鉴定实验

（1）芽管形成实验（试管法）：取无菌小试管三支，加入 0.2 mL 小牛血清，分别接种白假丝酵母菌、热带假丝酵母菌，充分振荡混匀数分钟后，置于 37 ℃培养箱孵育，每隔 1 h 用接种环取出试管内的含菌血清置于载玻片上，加上盖玻片镜检观察有无芽管形成，共检查 3～4 次。

（2）厚膜孢子形成实验：将上述三种菌分别接种于玉米粉吐温-80 琼脂平板上，25 ℃孵育 1～3 天后，将菌落连同周围培养基割下一小块置于载玻片上，再以盖玻片压平，美蓝染色，镜下观察是否有厚膜孢子。

（3）糖同化及发酵实验：无菌操作挑取白假丝酵母菌、热带假丝酵母菌培养物，分别接种葡萄糖、麦芽糖、蔗糖发酵管，37 ℃培养 1～2 天，观察结果；并同时做这三种糖的同化实验（具体方法参照实验十四）。

（4）CHROMagar 念珠菌显色平板鉴定：无菌操作挑取上述三种菌，分别分区划线接种于 CHROMagar 念珠菌显色平板上，37 ℃培养 1～2 天后观察菌落颜色和质地。

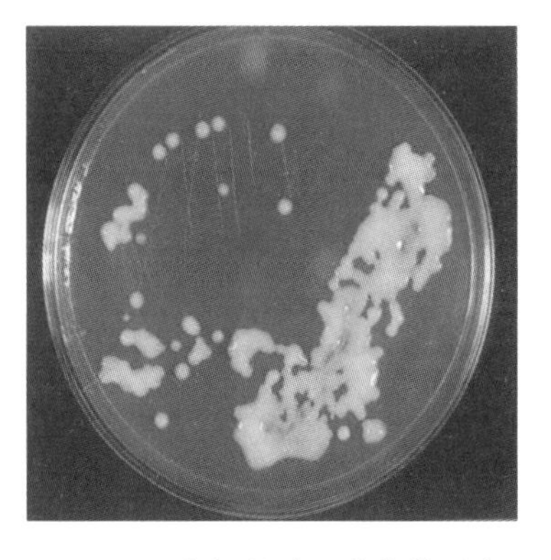

图 15-5 白假丝酵母菌菌落形态

4. 结果

（1）菌体镜下形态和菌落特征：镜下可见上述三种菌细胞均为革兰阳性、圆形或卵圆形菌体或芽生孢子，白假丝酵母菌、克柔假丝酵母菌镜下可见假菌丝。热带假丝酵母菌不形成假菌丝。三种假丝酵母菌菌落均为类酵母型，表面光滑湿润，边缘整齐，灰白色或奶酪色。白假丝酵母菌菌落形态见图 15-5。

（2）芽管形成实验：白假丝酵母菌在 37 ℃孵育 2～3 h 可由孢子长出芽管，热带假丝酵母菌在此条件下一般不形成芽管，但在 37 ℃孵育超过 6 h 也可形成芽管。白假丝酵母菌血清芽管实验见图 15-6。

（3）厚膜孢子形成实验：白假丝酵母菌在菌丝顶端、侧缘或中间形成大量壁厚、圆形的厚膜孢子，其他两种真菌都不产生厚膜孢子。白假丝酵母菌纯培养的镜下形态见图 15-7。

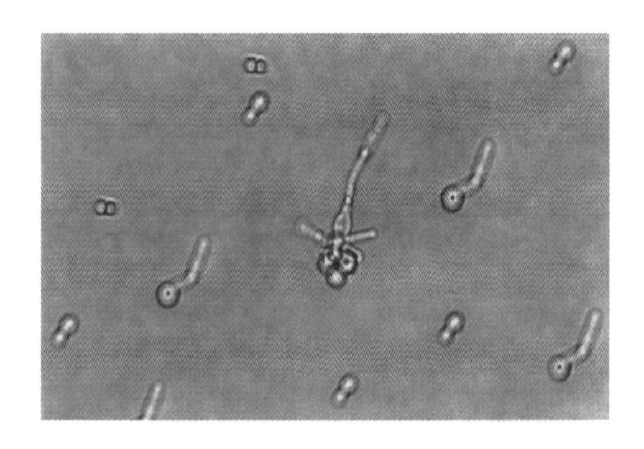

图 15-6 白假丝酵母菌血清芽管实验

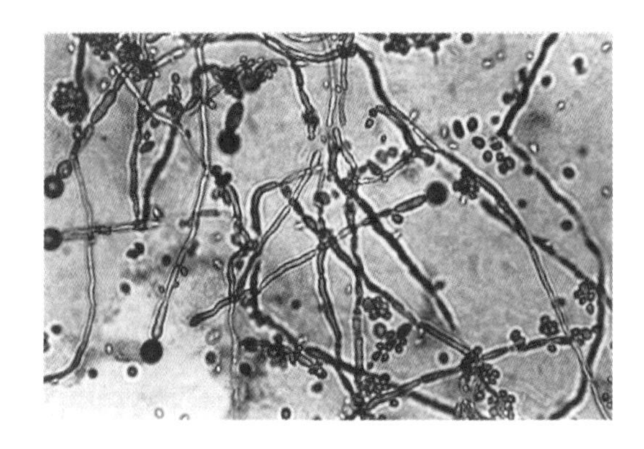

图 15-7 白假丝酵母菌纯培养的镜下形态（美蓝染色）

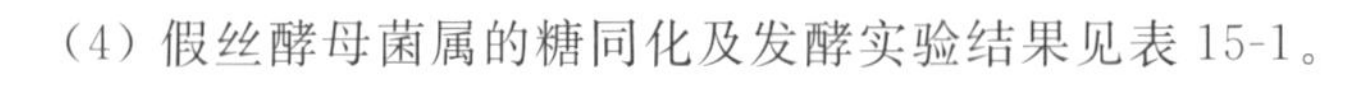

（4）假丝酵母菌属的糖同化及发酵实验结果见表 15-1。

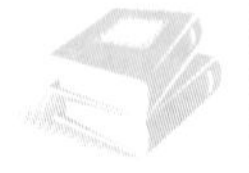

NOTE

表 15-1 假丝酵母菌属的糖同化及发酵实验

菌种	同化实验				发酵实验			
	葡萄糖	麦芽糖	蔗糖	乳糖	葡萄糖	麦芽糖	蔗糖	乳糖
白假丝酵母菌	+	+	+	−	⊕	⊕	−	−
热带假丝酵母菌	+	+	+	−	⊕	⊕	⊕	−
克柔假丝酵母菌	+	−	−	−	⊕	−	−	−
光滑假丝酵母菌	+	+	−	−	⊕	−	−	−
近平滑假丝酵母菌	+	+	+	−	⊕	−	−	−

注：+表示比阴性对照长得好；−表示长得不如对照或不发酵；⊕表示发酵产气。

(5) CHROMagar 念珠菌显色平板鉴定结果：白假丝酵母菌菌落呈蓝绿色，热带假丝酵母菌菌落呈蓝灰色，克柔假丝酵母菌菌落呈淡粉紫色。CHROMagar 念珠菌显色平板鉴定念珠菌见图 15-8。

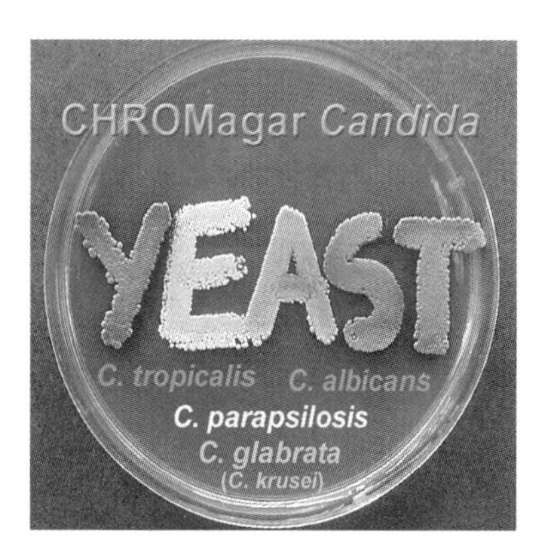

图 15-8 CHROMagar 念珠菌显色平板鉴定念珠菌

(六) 注意事项与小结

(1) 要注意芽管形成实验孵育时间不能超过 3 h，因 3 h 后可生成假菌丝。

(2) 芽管形成实验所用菌种应来自沙保弱培养基，菌龄为 24～48 h，接种菌量约为 10^6 CFU/mL。

(3) 做厚膜孢子形成实验鉴定白假丝酵母菌，孵育温度以 25 ℃最佳，因其在 30 ℃以上不产生厚膜孢子，此点是与都柏林假丝酵母菌的重要鉴别点。

(4) 绝大多数假丝酵母菌在 CHROMagar 念珠菌显色平板上，37 ℃培养 1 天便可得到准确鉴定，但热带假丝酵母菌、克柔假丝酵母菌在该平板上培养时间应延长至 2 天后，颜色反应方才明显。

(七) 思考题

(1) 通过直接镜检如何辨别常见的致病性假丝酵母菌？

(2) 假丝酵母菌的假菌丝与霉菌的菌丝有何不同？

三、曲霉菌属

(一) 临床意义

曲霉菌是条件致病菌，人体对其有天然免疫力，只有在人体免疫功能降低时才能致病，如长期使用广谱抗生素、免疫抑制剂及肾上腺皮质激素或患有糖尿病、恶性肿瘤及艾滋病等。曲霉菌孢子经呼吸道进入机体，可侵犯机体多个部位，引起多部位感染，统称为曲霉菌病。

(二) 曲霉菌属的检验程序

曲霉菌属的检验程序见图 15-9。

(三) 目的要求

掌握烟曲霉的形态、培养特性和鉴定要点。

(四) 器材与试剂

1. 菌种 烟曲霉等。

2. 培养基 沙保弱培养基等。

3. 试剂 乳酸酚棉蓝染液等。

4. 其他 盖玻片、载玻片、滴管等。

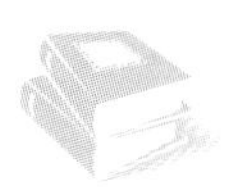

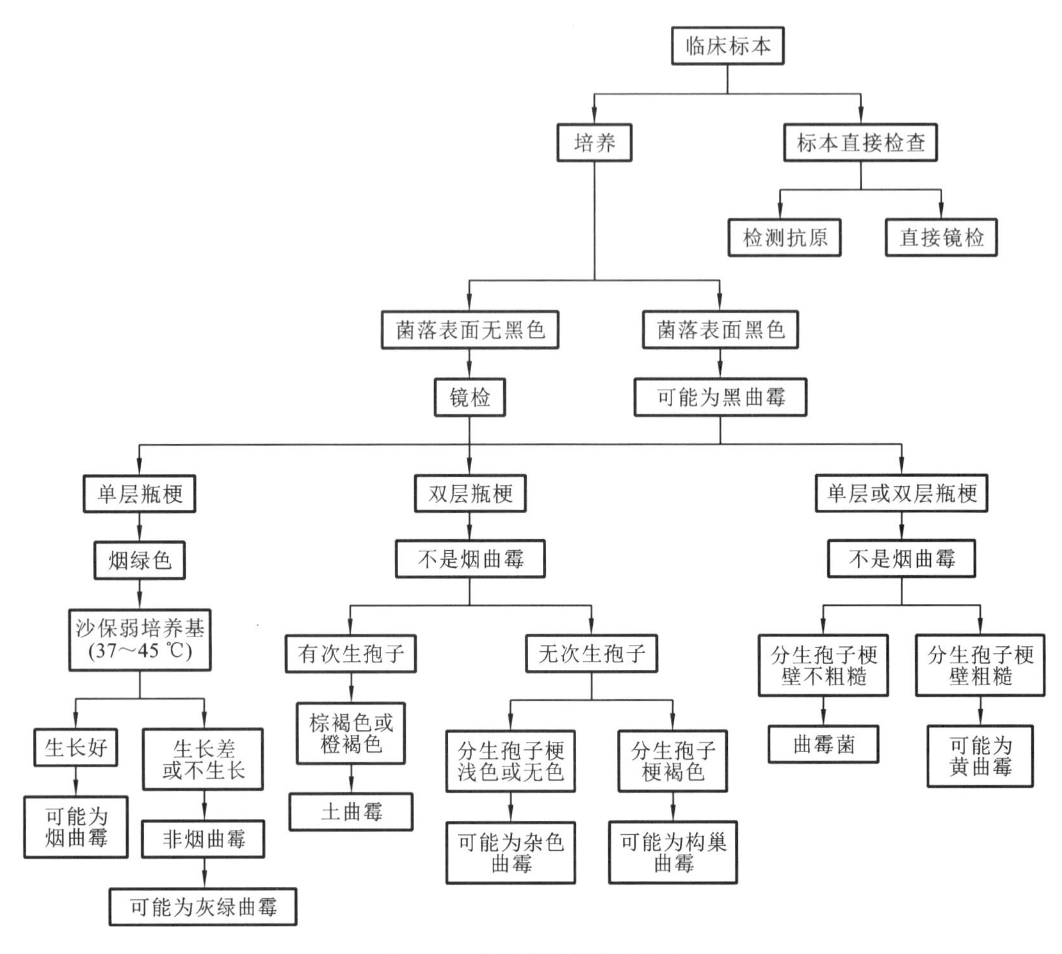

图 15-9　曲霉菌属的检验程序

（五）步骤与方法

1. 形态观察　取烟曲霉于沙保弱培养基 72 h 培养物制片，经乳酸酚棉蓝染色，镜下观察其特征性的分生孢子头和足细胞。

2. 分离培养　将烟曲霉接种于沙保弱培养基，25 ℃或 37 ℃培养 2～3 天，观察菌落特点。

3. 结果

（1）菌体形态结构：镜下可见分生孢子头呈圆柱状，长短不一，分生孢子梗无色或绿色、光滑，近顶端膨大形成倒立的烧瓶样顶囊，顶囊上分布有单层小梗。烟曲霉镜下形态见图 15-10 及文后彩图。

（2）菌落特点：烟曲霉在 25 ℃、37 ℃甚至 45 ℃培养，均生长良好，发育迅速。菌落呈绒毛状或絮状，开始为白色，经 2～3 天后转为蓝绿色至烟绿色，成粉末状。烟曲霉菌落形态见图 15-11 及文后彩图。

（六）注意事项

（1）烟曲霉 45 ℃生长良好，可与其他曲霉菌区分。

（2）由于曲霉菌孢子可经肺吸入致病，因此，制片和接种培养操作必须在二级生物安全柜中进行。

（七）思考题

烟曲霉与黑曲霉的分生孢子头形态有何区别？

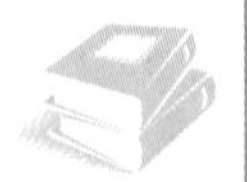

NOTE

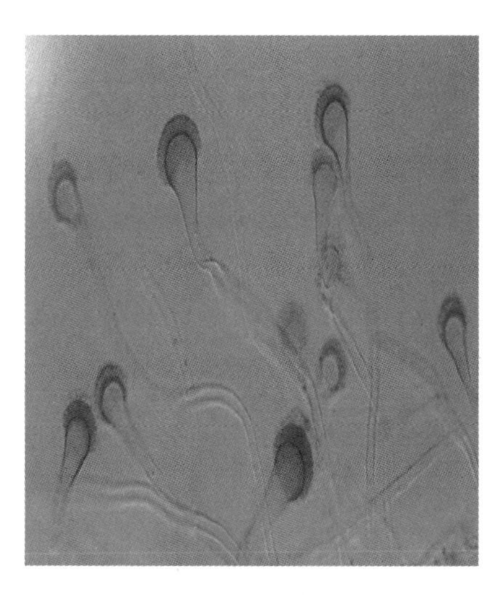

图 15-10　烟曲霉镜下形态(×400)

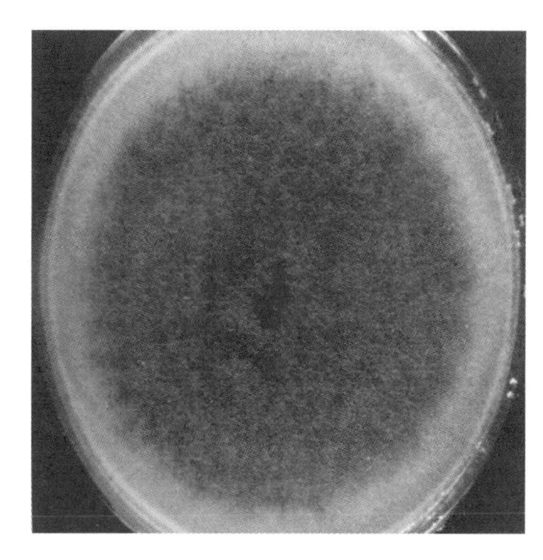

图 15-11　烟曲霉菌落形态

四、隐球菌属

(一) 临床意义

隐球菌属中对人致病的最主要的是新生隐球菌及其变种，一般引起外源性感染，主要侵犯肺、脑以及脑膜。新生隐球菌病好发于细胞免疫功能低下者，如艾滋病、恶性肿瘤、糖尿病、器官移植患者及大剂量使用糖皮质激素者。

(二) 新生隐球菌的检验程序

新生隐球菌的检验程序见图 15-12。

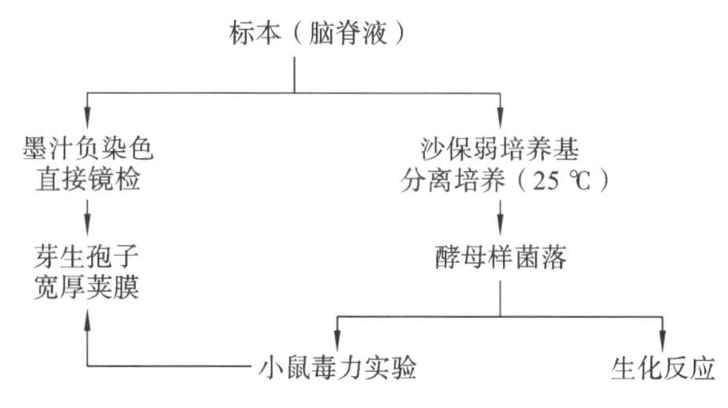

图 15-12　新生隐球菌的检验程序

(三) 目的要求

掌握新生隐球菌的形态、培养特性和鉴定要点。

(四) 器材与试剂

1. 菌种　新生隐球菌。

2. 培养基　沙保弱培养基，血琼脂平板，各种糖发酵及同化实验培养基，尿素琼脂培养基等。

3. 试剂　乳酸酚棉蓝染液，革兰染液，优质墨汁等。

4. 其他　盖玻片、载玻片、滴管等。

(五) 步骤与方法

1. 形态观察

(1) 标本墨汁负染色直接镜检：新生隐球菌性脑膜炎患者脑脊液离心后的沉淀物做墨汁负染色，镜下观察菌体与荚膜特点。

(2) 新生隐球菌培养物染色镜检：取新生隐球菌培养物制片，经乳酸酚棉蓝或革兰染色，镜下

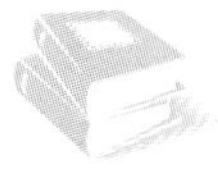

NOTE

观察其菌体和芽生孢子特点。

2. 分离培养 将新生隐球菌接种于沙保弱培养基或血琼脂平板上，25 ℃或 37 ℃培养 2～3 天，观察菌落特点。

3. 鉴定实验

(1) 糖同化及发酵实验：无菌操作挑取新生隐球菌培养物分别接种于葡萄糖、麦芽糖、蔗糖和乳糖发酵管中，37 ℃培养 2～3 天，观察结果；并同时做这四种糖的同化实验（具体方法参照实验十四相关内容）。

(2) 脲酶实验：将新生隐球菌接种于尿素琼脂培养基上，37 ℃培养 2～3 天，观察结果。

4. 结果

(1) 菌体形态结构：在黑色背景下可镜检到圆形透亮菌体，芽生孢子，细胞外有一层宽厚的透亮荚膜。新生隐球菌（墨汁负染色）见图 15-13。

(2) 菌落特点：新生隐球菌在沙保弱培养基和血琼脂平板上菌落为酵母型，初为白色奶油状，表面黏稠，随着时间的延长，菌落逐渐转为黏液样，颜色渐变为淡褐色。新生隐球菌菌落形态见图 15-14。

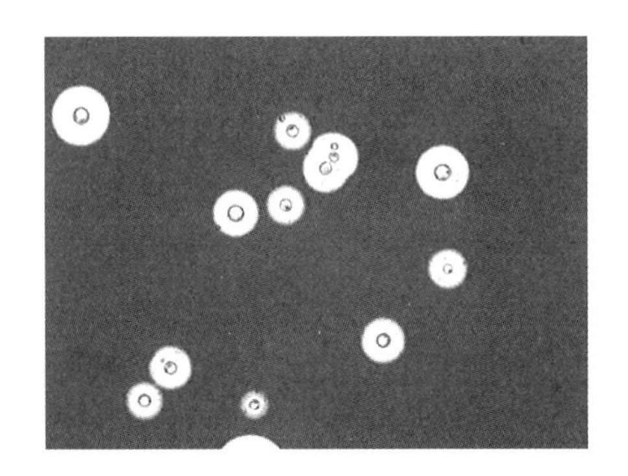

图 15-13 新生隐球菌（墨汁负染色）

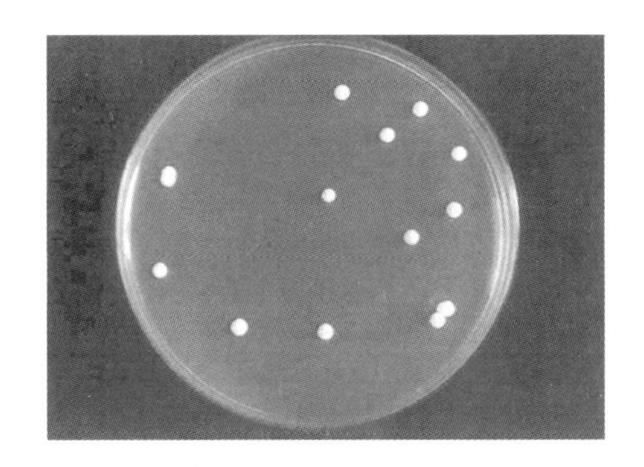

图 15-14 新生隐球菌菌落形态

(3) 生化反应：新生隐球菌不能发酵葡萄糖、麦芽糖、蔗糖和乳糖；能同化葡萄糖、麦芽糖、蔗糖，不能同化乳糖；能分解尿素，使培养基呈红色。

（六）注意事项

新生隐球菌在 25 ℃或 37 ℃下培养皆生长良好，而非病原性隐球菌在 37 ℃时不生长。

（七）思考题

(1) 临床上对新生隐球菌性脑膜炎患者如何进行快速病原学诊断？

(2) 新生隐球菌与白假丝酵母菌的菌落特点有何区别？

五、综合性实验

（一）目的要求

熟悉临床标本中常见真菌的检查方法。

（二）器材与试剂

1. 临床标本 体表真菌的标本可取毛发、皮屑、甲屑、痂等；深部真菌的标本可根据情况取痰、尿液、粪便、脓液、口腔或阴道分泌物、血液、脑脊液、各种穿刺液和活检组织等。

2. 培养基 沙保弱培养基、玉米粉吐温-80 琼脂、CHROMagar 念珠菌显色平板、血琼脂平板，各种糖发酵及同化实验培养基、尿素琼脂培养基等。

3. 试剂 10%KOH 溶液、生理盐水、乳酸酚棉蓝染液、革兰染液、优质墨汁等。

4. 其他 盖玻片、载玻片、镊子、滴管、小试管、培养箱、普通光学显微镜等。

(三) 步骤与方法

1. 采集标本 无菌操作采集标本。体表真菌的标本在分离前先用75%乙醇消毒。

2. 培养检查 标本接种于葡萄糖蛋白胨琼脂培养基上，置于室温或37 ℃培养1～3周。必要时可进行小培养协助鉴定。菌种鉴定常根据菌落的形态及显微镜下形态判断。

3. 菌种鉴定

(1) 丝状真菌：包括皮肤癣菌和霉菌，主要是形态学的鉴定，如直接涂片观察、小培养显微镜鉴定。根据菌落形成所需要的时间，在不同条件下生长的情况，菌落表面及背面的形态、色素，培养基中有无色素，培养物用乳酸酚棉蓝染色后镜检找特征性标志结构等。

(2) 酵母菌：分为形态学鉴定及生化实验。形态学鉴定主要是玉米粉吐温-80诱导下特征菌丝及特征孢子的检验，血清芽管形成，而在形态学基础上还必须进行生化鉴定。对于酵母样真菌首选CHROMagar念珠菌显色平板，而显色平板不能鉴定的酵母样真菌可采用自动仪器YBC卡或API板进行鉴定；而同化实验推荐平皿法，一个平皿内可观察多种糖类的同化情况，且结果易于观察，重复性好。

4. 结果记录及分析 记录并报告待检菌的结果。

(四) 注意事项

1. 培养基的选择 一般培养真菌同时选用两种培养基，一种为沙保弱培养基中加抗菌剂，常为氯霉素和放线菌酮；另一种是沙保弱培养基中仅加氯霉素，不加放线菌酮。如果单用一种培养基，则容易忽略其他种类的真菌诊断。

2. 培养时间 各种真菌的生长速度不同，所以报告的时间也不同。一般皮肤癣菌生长较缓慢，在26～28 ℃的环境下需要培养2～4周才能发报告，但是，皮肤癣菌涵盖的菌种较多，也需要区别对待；酵母菌生长较快，通常2～3天就可以发报告，如果为阴性则需要观察1周；霉菌生长也比较快，一般2～4天就可以发报告。

3. 确证 对于双相型真菌，采用小培养法培养后，还须经过脑心浸液培养基转相实验后确证。

(五) 思考题

(1) 引起深部感染的真菌有哪些？临床上如何进行鉴定？

(2) 怎样进行浅部真菌的临床标本检查？

(3) 简述双相真菌的特点。

(张欠欠)

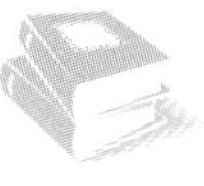

NOTE

第五章 临床常见病毒的培养与鉴定

近年来，病毒感染性疾病在临床上日益受到重视，对病毒的检测也成为临床微生物检验的主要内容之一。本章实验内容为临床上一些常见病毒的鉴定技术，包括鸡胚培养、动物接种、细胞培养、形态学鉴定、免疫学鉴定与分子生物学鉴定等。

实验十六 临床病毒检验的基本技术和方法

病毒的种类繁多，引起的疾病也多种多样，因此，病毒感染的临床检测对病毒性疾病的预防及治疗非常重要。病毒的检测方法主要分为两部分，一部分是基于病毒分离培养的鉴定；一部分是病毒的非培养鉴定。目前病毒的分离与鉴定仍是病原学诊断的金标准。

第一节 病毒的分离培养及鉴定

一、鸡胚培养

（一）临床意义

鸡胚培养是用来培养某些对鸡胚敏感的动物病毒的一种培养方法。此方法可用于进行多种病毒的分离、培养鉴定、中和实验、抗原制备以及疫苗的生产等。鸡胚的敏感范围很广，且一般无病毒隐性感染，多种病毒均能适应，因此，鸡胚培养是常用的一种培养动物病毒的方法。

（二）目的要求

熟悉病毒鸡胚培养的基本操作方法。

（三）器材与试剂

1. 毒种 牛痘病毒液、流感病毒液、乙型脑炎病毒液等。

2. 鸡胚 白壳受精卵（自产出后不超过 10 天，以 5 天以内的卵为最好）等。

3. 材料 孵箱、检卵灯、砂轮、蛋座木架、1 mL 注射器、无菌生理盐水、2.5%碘酒、70%乙醇、无菌手术刀、镊子、剪刀、橡皮乳头、封蜡（固体石蜡加 1/4 凡士林，溶化）、无菌培养皿、灭菌盖玻片等。

（四）步骤与方法

1. 准备鸡胚 选择健康来亨鸡的受精卵，将受精卵置于相对湿度 40%～70%的 38～39 ℃孵箱孵育 3 天，每天翻动鸡胚 1 次。第 4 天起，用检卵灯观察鸡胚发育情况。活受精卵可看到清晰的血管和鸡胚的暗影，随着转动鸡胚可见胚影活动。未受精卵只见模糊的卵黄阴影，不见鸡胚的形迹。若出现胚动呆滞或胚影固定于卵壳或血管暗淡模糊者，说明鸡胚生长不良，应随时淘汰。选择生长良好的鸡胚一直孵育到接种前，需依据所培养的病毒种类和接种途径来选取适当胚龄的受精卵。

2. 接种方法

1）绒毛尿囊膜接种法

（1）将孵育 10～12 天的鸡胚放在检卵灯上，用笔画出胚胎近气室端绒毛尿囊膜发育良好的地方。

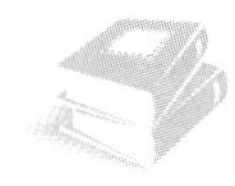
NOTE

(2) 用碘酒消毒标记的记号处，并用砂轮在该处的卵壳上磨开一三角形(每边约 6 mm)的小窗，切忌弄破下面的壳膜。同时用无菌刀尖在气室顶端钻一个小孔。

(3) 用镊子揭去所开小窗处的卵壳，露出下面的壳膜，在壳膜上滴一滴生理盐水，用针尖小心划破壳膜，切勿损伤下面的绒毛尿囊膜，此时生理盐水自破口处流至绒毛尿囊膜，以利于两膜分离。

(4) 用针尖刺破气窗小孔处的壳膜，再用橡皮乳头吸出气室内的空气，使绒毛尿囊膜下陷而形成人工气室。

(5) 用注射器通过壳膜窗孔滴 0.05～0.1 mL 牛痘病毒液于绒毛尿囊膜上。

(6) 在卵壳的窗口周围涂上半凝固的石蜡，使之成堤状，立即盖上消毒盖玻片。也可用揭下的卵壳封口，接缝处涂以石蜡，但石蜡不能过热，以免流入卵内。将胚始终保持在人工气室上方的位置进行培养，温度为 37 ℃，观察 48～96 h 后收获。

(7) 若接种成功，可收获病毒。首先将待收获的鸡胚人工气室处消毒，用无菌镊子扩大卵窗，除去卵壳及壳膜，轻轻夹起绒毛尿囊膜，沿人工气室周围将接种的绒毛尿囊膜全部剪下，置于无菌平皿内，用无菌生理盐水洗涤 1～2 次，观察病毒，可在绒毛尿囊膜上见到痘斑。低温保存备用。

2) 尿囊腔接种法

(1) 将孵育 10～12 天的鸡胚在检卵灯上观察，用铅笔画出气室与胚胎位置，并在绒毛尿囊膜血管较少的地方，大约距气室底边 0.5 cm 处做记号。

(2) 将鸡胚竖放在蛋座木架上，钝端向上。用碘酒消毒气室蛋壳，并用无菌刀尖在记号处钻 1 个小孔。

(3) 用带 18 mm 长针头的 1 mL 注射器吸取流感病毒液，针头刺入孔内，经绒毛尿囊膜入尿囊腔，注入 0.1～0.2 mL 病毒液。

(4) 用石蜡封孔后置于 35 ℃孵箱内孵育 48～72 h，每天检视鸡胚。

(5) 72 h 后取出，放于 4 ℃冰箱内过夜，目的是冻死鸡胚并使血液凝固，避免收获时血细胞凝集病毒而降低病毒滴度。

(6) 次日取出鸡胚，消毒气室部位的卵壳，用无菌剪刀沿气室线上缘剪去卵壳，用无菌镊子撕去卵膜。再用无菌毛细管吸取尿囊液，收集于无菌试管内。注意避开血管且不要刺破卵黄囊，每只鸡胚可收获尿液 5～6 mL，利用血凝实验检测有无病毒。

3) 羊膜腔接种法

(1) 将孵育 10～12 天的鸡胚在检卵灯上观察，用铅笔画出气室与胚胎位置，并在胚胎最靠近卵壳的地方做记号。

(2) 用碘酒消毒气室部位的蛋壳，并用砂轮在记号处的卵壳上磨开一三角形(每边约 6 mm)的小窗，切忌弄破下面的壳膜。

(3) 用无菌镊子揭去蛋壳和壳膜，滴加无菌液体石蜡 1 滴于下层壳膜上，使其透明以便视察。

(4) 用灭菌尖头镊子，刺穿下层壳膜和绒毛尿囊膜没有血管的地方，并夹住羊膜将其提出绒毛尿囊膜之外。

(5) 将带有针头的注射器刺入羊膜腔内，注入流感病毒液 0.1～0.2 mL。最好用无斜削尖端的钝头，以免刺伤胚胎。同时用镊子将羊膜轻轻送回原位。

(6) 用绒毛尿囊膜接种法的封闭方法将卵壳的小窗封住，置于 35 ℃孵箱内孵育 36～48 h，保持鸡胚的钝端朝上。

(7) 收获时，先消毒气室部，剪去壳膜及绒毛尿囊膜，吸弃尿囊液，夹起羊膜，用细头毛细管刺入羊膜腔内吸取羊水，收集于无菌小瓶内冷藏备用。每只鸡胚可收获羊水 0.5～1 mL。

4) 卵黄囊接种法

(1) 取 5～8 天的鸡胚，在检卵灯下标记气室及胚胎位置，垂直放于蛋架上，气室端向上。

(2) 用碘酒、乙醇消毒鸡胚顶部气室中央，用无菌刀尖打 1 个小孔，不损伤壳膜。

(3) 将 1 mL 注射器换上 12 号长针头，吸取乙型脑炎病毒液，迅速稳定自小孔刺入。对准胚胎

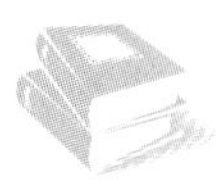

NOTE

对侧，垂直接种于卵黄囊内(约 30 mm)，注入病毒液 0.2～0.5 mL，退出注射器。

(4) 用蜡封口，置于 35 ℃孵箱内孵育，每天检视并翻动 2 次。

(5) 取孵育 24 h 以上濒死的鸡胚，无菌操作用镊子除去气室卵壳，撕去绒毛尿囊膜和羊膜，夹起鸡胚，切断卵黄囊，将卵黄囊和绒毛尿囊膜分开，用无菌生理盐水冲去卵黄，留取卵黄囊。

(五) 注意事项

(1) 接种鸡胚所用器械和物品均需无菌，严格遵守无菌操作程序。

(2) 注射器抽取病毒液后排除气体时，针头处放一个无菌干棉球，以防止病毒液溅出。

(3) 在接种后 24 h 内死亡的鸡胚为非特异性死亡，应弃去不用。

(4) 鸡胚具有广泛易感性，收获物中富含大量病毒，结果易于判断，条件易于控制。

(5) 鸡胚来源方便，价格低廉，操作简便，适用于病毒分离和大量抗原的制备。

(六) 思考题

(1) 鸡胚培养的基本步骤有哪些?

(2) 鸡胚培养的注意事项有哪些?

二、动物培养

(一) 临床意义

动物实验是最早用于病毒培养的实验技术，可用于病毒的分离鉴定，还可用于抗病毒血清的制备、致病性和抗病毒药物研究等实验。根据不同的实验目的、实验动物种类和接种材料，采用不同的接种途径。常用的接种途径有皮下接种、皮内接种、静脉接种、腹腔接种，颅内接种、鼻腔接种等。

(二) 目的要求

(1) 熟悉小白鼠颅内接种病毒的方法。

(2) 熟悉小白鼠鼻腔接种病毒的方法。

(三) 器材与试剂

(1) 毒种：乙型脑炎病毒液、鼠肺适应株流感病毒液等。

(2) 其他：小白鼠(3 周龄)、1 mL 注射器、无菌毛细管等。

(四) 步骤与方法

1. 小白鼠颅内接种

(1) 用左手将小白鼠的头部和体部进行固定。

(2) 将小白鼠头部右侧眼和耳之间的部位用碘酒、乙醇消毒。

(3) 用带有 26 号针头的 1 mL 注射器抽取乙型脑炎病毒液，在小白鼠眼后角与耳前缘及颅中线构成的三角形中心，刺入颅腔(其深度为针头的 1/3)，注射 0.01～0.02 mL 病毒液。注射完毕，将用过之物一并煮沸。

(4) 接种后每天观察数次，一般在 3～4 天后发病，小白鼠食欲减退，活动迟钝、耸毛、震颤、卷曲，尾强直，逐渐麻痹、瘫痪甚至死亡。取小白鼠脑组织、制备匀浆上清液，可进一步传代并进行病毒鉴定。

2. 小白鼠鼻腔接种

(1) 接种前先用蘸有乙醚的棉球放于小白鼠鼻处，通过吸入麻醉小白鼠。

(2) 用无菌毛细管吸取少许鼠肺适应株流感病毒液，将麻醉后的小白鼠鼻孔向上，直接滴入流感病毒液，使液滴随动物呼吸进入鼻腔，一般滴入 0.03～0.05 mL，不宜过多。

(3) 继续将小白鼠放入笼中喂养，逐日观察。

(4) 小白鼠一般数日后发病，出现咳嗽、呼吸加快，最后死亡。剖检肺部可发现感染性病灶，取呼吸道洗液可获病毒。

NOTE

（五）注意事项与小结

（1）动物实验室必须达到相应的级别，具备严格的消毒条件。操作人员应注意安全。

（2）操作要细致，防止小白鼠死亡。

（3）实验所用物品及实验动物，用后需彻底消毒，以确保不污染环境。

（六）思考题

小白鼠鼻腔接种法和颅内接种法可应用于哪些病毒？

三、组织细胞培养

（一）临床意义

细胞培养是病毒分离检测的常规手段，从培养细胞中分离病毒的方法被认为是病毒检测和诊断的金标准，可分为原代培养和传代培养两种。常用于病毒的分离鉴定、疫苗的制备及抗病毒药物筛选等研究。病毒对宿主细胞常见的损害包括致细胞病变效应（CPE），使细胞变圆，细胞质地发生改变（颗粒状或透明玻璃质），以及发生细胞融合、病毒包涵体形成、细胞空泡形成等，甚至死亡、溶解等情况。

（二）目的要求

（1）掌握细胞原代培养的基本方法，观察细胞感染后出现的 CPE。

（2）掌握细胞传代培养的基本方法。

（三）器材与试剂

1. 毒种 水疱性口炎病毒液。

2. 培养基 细胞生长培养基（含 10%胎牛血清及 100 U/mL 青霉素、链霉素双抗的 RPMI 1640 液），维持培养基（无血清或含 2%胎牛血清的 RPMI1640 液），血清需经 56 ℃ 30 min 灭活，以消除对病毒的干扰。

3. 宿主细胞 9～11 天鸡胚，Hela 细胞等。

4. 试剂 0.25%胰蛋白酶、Hanks 液、75%乙醇、双抗（青霉素和链霉素）、PBS，Bouin's 固定液、姬姆萨缓冲液、姬姆萨染液、二甲苯、丙酮、丙酮：二甲苯（2：1）、丙酮：二甲苯（1：2）、中性树胶等。

5. 其他 培养瓶、青霉素瓶、小玻璃漏斗、三角烧瓶、平皿、吸管、试管、无菌眼科剪、废液缸、血细胞计数板、蜡盘、手术器械、10～100 μL 加样枪、生物安全柜（超净台）、二氧化碳培养箱、倒置显微镜等。

（四）步骤与方法

1. 原代培养

（1）取胚：以 75%乙醇消毒鸡胚气室部分，除去卵壳，用无菌镊子将鸡胚取出，放置于无菌平皿中，用 Hanks 液洗涤 3 次。

（2）分离组织：用手术器械分离外膜和结缔组织后，用弯头剪将胚胎尽量剪碎，使每个组织块小于 1 mm^3。在操作时应尽量将平皿盖半盖住平皿以防空气中尘埃落下污染组织。再用含有双抗的 Hanks 液洗涤 2 次后自然沉淀，用吸管吸去上清液。

（3）消化：加入 0.25%胰酶溶液进行消化，置于 37 ℃水浴箱消化 15～30 min，吸弃胰酶溶液，用冷的 Hanks 液轻洗 1～3 次，以去除残存的胰酶。

（4）分散细胞及计数：加入 10 mL 不含血清的培养液，反复吹打细胞悬液使其充分分散，再将细胞悬液通过不锈钢筛网进行收集并用血细胞计数板进行计数。

（5）细胞分装培养：以 3×10^4 个/毫升的细胞浓度接种分装于培养瓶内，培养基为细胞生长培养基。轻轻地前、后、左、右摇晃使细胞分布均匀。将培养瓶置于二氧化碳培养箱培养过夜，第二天

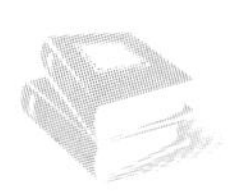
NOTE

在倒置显微镜下观察细胞是否长出单层，分布是否均匀并达到80%以上的融合度。

(6) 病毒的接种：选择2瓶已长成单层的细胞，吸去培养液，用Hanks液洗涤2次，其中1瓶加入100 μL病毒液和0.5 mL维持培养基，摇匀，置于二氧化碳培养箱37°C吸附30 min，然后吸弃病毒接种液，加新鲜维持培养基；另1瓶不接种，直接加入新鲜维持培养基后，作为空白对照。将2瓶细胞置于二氧化碳培养箱37°C培养24 h，追踪观察CPE发生情况。

(7) 姬姆萨染色：一旦观察到CPE，轻轻地用PBS先将细胞洗3次，每次5 min，继而加入Bouin's固定液固定10 min后，用姬姆萨缓冲液洗3次，然后加入姬姆萨染液染色1 h，再用姬姆萨缓冲液清洗后依次用丙酮处理15 s，2∶1的丙酮-二甲苯处理30 s，1∶2的丙酮-二甲苯处理30 s，最后用二甲苯处理10 min，紧接着用中性树胶封片。显微镜下观察CPE、包涵体、细胞融合及病毒空泡形成情况。

(8) 病变程度用"+"表示：

－：无细胞变化。

＋：1/4的细胞出现病变。

＋＋：1/4～1/2的细胞病变。

＋＋＋：1/2～3/4的细胞病变。

＋＋＋＋：3/4～全部的细胞病变。

2. 传代培养

1) 传代

(1) 选择细胞覆盖率达到80%～90%的单层Hela细胞1瓶，先将原有培养基吸弃，再用Hanks液洗涤2次。

(2) 加适当的0.25%胰蛋白酶溶液，使其覆盖细胞单层，消化1～2 min。

(3) 在显微镜下观察到细胞固缩、变圆，细胞间出现间隙时终止消化。

(4) 吸弃消化液，加入等体积的细胞生长培养基，用吸管吹打细胞，使细胞脱落、悬浮成为单个细胞。

(5) 按原来体积2～4倍的比例稀释后分瓶培养，一般2～3天即可长成单层。

2) 冻存

(1) 把细胞消化下来并离心(同上)。

(2) 用配好的冻存液将细胞悬浮起来，分装到灭菌的冻存管中，静置几分钟，写明细胞种类，冻存日期。

(3) 依次置于4 ℃ 30 min，－20 ℃ 30 min，－80 ℃过夜，然后放到液氮罐中保存。

3) 复苏

(1) 把冻存管从液氮中取出来，立即投入37 ℃水浴锅中，轻微摇动。融化后(大概1～1.5 min)，拿出来喷乙醇后放到超净工作台里。

(2) 把上述细胞悬液吸到装10 mL培养基的15 mL的离心管中(用培养基把冻存管洗一遍，把黏在壁上的细胞都洗下来)，1000 r/min离心5 min。

(3) 弃上清液，加1 mL培养基把细胞悬浮起来。吸到装有10 mL培养基的10 cm培养皿中，前、后、左、右轻轻摇动，使培养皿中的细胞均匀分布。

(4) 标好细胞种类、日期、培养人名字等，放到二氧化碳培养箱中培养，细胞贴壁后换培养基。

(5) 每3天换一次培养基。

(五) 注意事项与小结

(1) 严格进行动物皮肤消毒，使用三套器械取材。新生动物皮肤先用2%碘酒消毒，成年动物先用3%～5%碘酒消毒，后用75%乙醇消毒。

(2) 严格进行无菌操作，防止细菌、霉菌、支原体污染，避免化学物质污染。

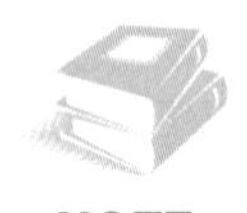
NOTE

(3) 吸取液体前，瓶口和吸管进行火焰消毒；吸取液体时，避免瓶口和吸管碰撞。

(4) 离心管入台前,管口、管壁应消毒。

(5) 实验者离开超净台时,要随时用肘部关闭工作窗。

(6) 使用过的器械用酒精棉球擦去血污后,移入另一个器皿中继续消毒,在浸泡器械时剪刀口要叉开放,镊子弯头要向下放,并加盖消毒。

(六) 思考题

(1) 细胞培养法可应用于哪些病毒的检测?

(2) 如何避免细胞培养过程中受到污染?

四、病毒定量的常用方法

1. 血凝实验

1) 原理　血凝实验是对病毒颗粒进行间接定量的最常用的方法,检测样本通常为细胞培养上清液或从鸡蛋中收集的鸡胚尿囊液。本实验是利用有些病毒蛋白(如流感病毒的凝集素)具有结合并凝集红细胞(RBC)的特性。

2) 步骤与方法

(1) 制备病毒稀释液,每孔加 50 μL PBS 至圆底 96 孔培养板。

(2) 加 50 μL 病毒液至第一孔,混合均匀后,吸 50 μL 至第 2 孔,混匀,依次倍比稀释,最后一孔吸 50 μL,弃至漂白水中。

(3) 依次向各孔加入 0.5% 火鸡红细胞悬液 50 μL,轻轻混匀,室温下静置 30~60 min 后观察结果。

3) 结果　阴性结果即不凝集者(—),红细胞呈点状沉于孔底,若红细胞发生凝集,红细胞会均匀平铺于整个孔底,则为阳性。以出现 50%凝集阳性的最高稀释度为病毒的血凝滴度。

2. 病毒空斑实验

1) 原理　病毒空斑实验是使用最广泛的病毒滴度检测方法之一。一个蚀斑通常是由最初感染培养的宿主细胞单层的一个病毒颗粒形成的。在细胞单层上覆盖一层半固体培养基(最常用的是琼脂糖),以防病毒从一开始的宿主细胞扩散至附近未感染的细胞。这样,每个病毒颗粒会在单层细胞上造成一个由未感染细胞围绕的小圆斑,称为空斑,当空斑长到足够大时,可在显微镜下观察甚至直接肉眼可见。计数不同稀释度下的空斑形成数量可以知道每毫升病毒颗粒数或每毫升空斑形成单位(PFU)。由于每个空斑来自起初的 1 个病毒颗粒,这样可以从单个空斑中纯化得到来源于单个克隆的病毒种群。但很多时候,为了更清楚地辨别空斑,需要对细胞用 MTT 或中性红等染料进行染色以增加细胞与空斑间的对比度。

2) 步骤与方法

(1) 细胞接种:每孔按 1×10^6 个细胞/毫升培养基接种细胞至 6 孔培养板内。轻轻地前、后、左、右摇晃培养板使细胞分布均匀。将细胞置于培养箱生长过夜。第二天,显微镜下观察细胞,确认细胞是否分布均匀并达到 80%以上的融合度。

(2) 制备琼脂糖:用蒸馏水配制 2%的琼脂糖,高压蒸汽灭菌并使之溶化,然后将琼脂糖置于 42 ℃水浴中使之保持在溶解状态。同时将细胞培养基预热至 37 ℃。

(3) 准备病毒梯度稀释液:标记 6 个无菌离心管,用于制备病毒稀释液。在第 1 管内加入 990 μL细胞生长培养基,剩下 5 管分别加入 900 μL 细胞生长培养基。按以下方法进行梯度稀释:在第 1 管中加入 10 μL 病毒原液(稀释度 1∶100)充分混匀,然后从第 1 管吸 100 μL 加入第 2 管,依次类推,进行 10 倍梯度稀释。第 2 管至第 6 管的稀释度分别为 10^{-3} 到 10^{-7}。

(4) 感染细胞单层:用无菌吸管吸去 6 孔培养板中的培养液,每孔加入 100 μL 上述稀释好的 10^{-3} 到 10^{-7} 的病毒液,留一个孔不加病毒液作为空白对照。每板按同样的方法操作。室温放置1 h 让病毒进入宿主细胞。

(5) 覆盖琼脂糖:1 h 后,小心吸去病毒液,避免碰到细胞。将 2%的琼脂糖和预热的培养基按

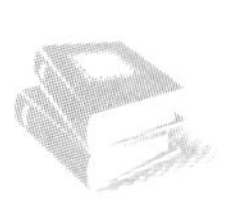
NOTE

1∶1 的比例混匀后轻轻地加 1.5 mL 至每孔细胞上，室温静置 20 min 使其冷却凝固成覆盖层。将培养板置于室温或 37 ℃培养 6～10 天。

3）结果　空斑观察和计数：用光从 45°角照射培养板，或者将培养板倒置于一个黑色背景上，计数空斑数量。为了更易于观察，也可以每孔加入 1 mL 0.03%的中性红（用水或 PBS 稀释），室温或 37 ℃孵育 2～3 h，未被病毒感染的细胞会被中性红染上而中间未被着色的小区域即为空斑（直径为 0.5～3 mm）。计数每孔的空斑数量并按以下方法计算病毒滴度：病毒滴度（PFU/mL）＝空斑数×（1 mL/0.1 mL）/稀释倍数。

3. 半数组织培养感染剂量 $TCID_{50}$ 测定

1）原理　$TCID_{50}$（tissue culture infective dose）即半数组织培养感染剂量，又称 50%组织细胞感染量，是指能在半数细胞培养板孔或试管内引起 CPE 的病毒量。病毒的毒价通常以每毫升或每毫克含多少 $TCID_{50}$ 表示。

2）步骤与方法

（1）宿主细胞接种：每孔按 1×10^4 个/毫升细胞浓度接种细胞至 48 孔培养板内，轻轻地前、后、左、右摇晃培养板使细胞分布均匀。将细胞置于培养箱生长过夜。第二天在显微镜下观察细胞，确认细胞是否分布均匀并达到 80%以上的融合度。

（2）制备病毒梯度稀释液：在病毒感染当天，将病毒原液用细胞生长培养基按以下方法做 1∶10 梯度稀释。每个病毒样本标记 24 个无菌离心管，按 6（行）×4（列）排好，每列有 6 管。在第一行的 4 个管内加入 990 μL 细胞生长培养基，剩下 5 行每管加 900 μL 细胞生长培养基。将病毒原液加 10 μL 至第 1 行的每个管中作 1∶100 稀释。然后从第一行每管中吸取 100 μL 加入第 2 行相对应的管中，依次类推，进行 10 倍梯度稀释。每列第 2 管至第 6 管的稀释度分别为 10^{-3} 到 10^{-7}。

（3）感染细胞单层：在 48 孔培养板的盖子上做好标记，每个条件有 4 个复孔，上方写上病毒名称，侧面标上每行相应的病毒稀释度，每板要有 4 孔不加病毒的阴性对照。小心吸去每孔内的培养基至剩 0.1 mL，轻轻加入 0.1 mL 不同稀释度的病毒液至每孔内，每个稀释度感染 4 个复孔，按稀释度从高到低顺序加，即从 48 孔培养板的下面往上加。在 37 ℃孵育 2 h 使病毒充分接触细胞，然后在每孔中加入 0.5 mL 维持培养基，并将细胞置于 37 ℃二氧化碳培养箱内培养 1～4 周，其间监测 CPE 的形成情况。

3）结果　观察并计算 $TCID_{50}$ 值：在倒置显微镜下观察各稀释度的 CPE 发生情况。用一系列梯度稀释的病毒样本感染培养的细胞单层，每个稀释度感染 4 孔细胞（4 个复孔）。培养一定的时间后，观察 CPE，其中观察到 CPE 的孔标记为阳性（＋）。如某稀释度的 4 个孔中，有一半的孔（2 孔）为 CPE 阳性，其余一半（2 孔）为阴性，则该稀释度即为终点（50%的平行培养的细胞复孔被病毒感染的稀释度）。根据该结果可计算每毫升 50%感染剂量（即 $TCID_{50}$）。

第二节　病毒的非培养鉴定技术

一、病毒的抗原检测（胶体金法检测粪便中诺如病毒抗原）

（一）临床意义

诺如病毒（NoV）是引起腹泻的主要病原体之一，常在社区、学校等场所集体暴发，尤其对儿童可导致水、电解质紊乱，严重危害患儿身心健康甚至危及生命，在临床越来越受到重视。该病毒主要来源于粪便，具有高度传染性，对其中病毒抗原的检测是诊断人类诺如病毒感染的特异性方法，可为临床提供有价值的依据。

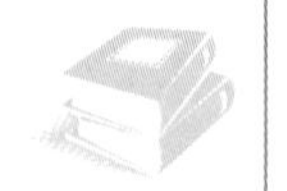

（二）目的要求

掌握胶体金法检测粪便中诺如病毒抗原的操作方法、结果判断及临床意义。

NOTE

（三）器材与试剂

1. 标本 待检粪便。

2. 材料 测试卡 20 份，样本收集管（含样本稀释液）20 支等。

（四）步骤与方法

1. 原理 诺如病毒检测试条是以双抗体夹心法为基础，采用免疫层析金标记技术，快速检测患者粪便中诺如病毒抗原。检测时一个抗体吸附在硝酸纤维素膜（NC 膜）上，另一个抗体结合于胶体金颗粒表面，当粪便标本中含有诺如病毒抗原时，先与 NC 膜上面抗体结合，然后与金标记抗体液反应，于是形成抗体-抗原-金标记抗体的夹心复合物。并呈现出紫红色沉淀线即可确证。

2. 方法

(1) 用样本收集拭子从大便标本中收取大约 50 mg 的样本。

(2) 打开样本收集管，插入拭子。

(3) 搅动拭子直到样本溶入样本稀释液中，然后丢弃拭子。

(4) 从包装盒里拿出测试卡，平放于干燥平面上。

(5) 将样本收集管摇匀后，吸取一定量的样本上清液，滴加 3～4 滴（120～150 μL）到测试卡加样孔中。

(6) 室温下 10～20 min 内报告结果。

(7) 结果观察：

阴性结果：在反应窗内只出现质控线 C 带紫红色线。

阳性结果：在反应窗内出现检测线 T 带和质控线 C 带两条紫红色线。

无效结果：反应窗内在测试后不出现紫红色线，表明测试无效，建议使用新的测试卡。

（五）注意事项与小结

(1) 在规定的观察时间内，无论色带深浅均判定为阳性结果。

(2) 为防止引起医院内感染，对送检粪便样本及实验废弃物均视作生物危险品处理。

（六）思考题

(1) 免疫层析金标记技术的基本步骤有哪些？

(2) 免疫层析金标记技术的注意事项有哪些？

二、病毒的抗体检测（ELISA 检测 HIV 抗体）

（一）临床意义

酶联免疫吸附实验（ELISA）通过对抗原或抗体的酶标记，利用酶反应的敏感度和抗体的特异性，在临床快速病原检测中得到广泛应用。ELISA 主要有两大类型：一是检测抗原的 ELISA，即通过特异性抗体与固相载体结合，检测样本中相应的病毒抗原；二是检测抗体的 ELISA，即通过抗原与固相载体结合，检测样本中相应的特异性抗体。本实验是将 HIV 抗原包被于固相基质表面用以检测患者样本中相应的 HIV 特异性抗体的水平。

（二）目的要求

掌握 ELISA 检测 HIV 特异性抗体的操作方法、结果判断及临床意义。

（三）器材与试剂

1. 抗原 HIV 抗原。

2. 试剂 包被液（50 mmol/L 碳酸钠，pH9.6；20 mmol/L Tris-HCL，pH8.5）、洗涤液（PBS-吐温-20：每升 PBS 加 1 mL 吐温-20）、封闭液（含 1% BSA 的 PBS 或脱脂牛奶）、0.1 mol/L 醋酸钠的 TMB 溶液（加 30%过氧化氢溶液使醋酸终浓度为 0.01%），第二抗体等。

3. 材料 10～100 μL 加样枪、枪头、高吸附平底 96 孔培养板、离心管、酶标仪等。

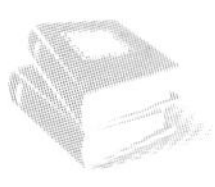

(四)步骤与方法

1. 抗原包被 用包被液稀释抗原(浓度范围为 0.2～10 μg/mL),每孔加 100 μL 至高吸附平底 96 孔培养板,用封口膜将培养板密封以防止挥发,置于 4 ℃冰箱孵育过夜或置于室温孵育 2 h(也可以在 37 ℃孵育 1 h)。第二天,弃去包被液并用蒸馏水或去离子水洗两遍。

2. 封闭 每孔加入 50～200 μL 封闭液,37 ℃或室温孵育 1 h,孵育时用保鲜膜包好或置于湿盒中。

3. 加受检抗体 弃去封闭液,加 100 μL 患者血清样本至每孔,37 ℃孵育 1 h。样本的推荐稀释度为 1∶10,1∶100,1∶1000,1∶10000,以及不稀释。吸去含被检样本的溶液,用洗涤液或蒸馏水清洗 10 遍。用封闭液将第二抗体稀释至推荐浓度,每孔加入 100 μL,密封,在室温或 37 ℃摇晃孵育 1 h,洗涤。

4. 底物显色 每孔加 100 μL TBM 溶液,室温反应 30 min。如有需要,当颜色深度达到要求后,加入 50 μL 10%的磷酸溶液终止反应,在酶标仪上检测相应波长的吸光度。

(五)注意事项与小结

(1)试剂使用前轻摇混匀。浓缩液出现结晶时,置于 37 ℃溶解。不同批号或不同厂家的试剂不可混用。

(2)所有标本、废弃物、对照等均按传染性污染物处理。

(3)结果判定必须在 15 min 内完成。

(六)思考题

(1)ELISA 的基本步骤有哪些?

(2)ELISA 的注意事项有哪些?

三、病毒的核酸检测(PCR 法检测 HPV DNA)

(一)临床意义

利用分子生物学方法检测血液中是否存在病毒核酸,从而诊断有无相应病毒感染是目前病毒性疾病快速诊断的主要方法,主要包括 PCR、核酸杂交等。本实验通过 PCR 法检测患者宫颈脱落细胞标本中 HPV DNA,为临床尖锐湿疣、宫颈癌等疾病的诊断和治疗提供参考。

(二)目的要求

掌握 PCR 法检测 HPV DNA 的分子生物学原理及应用方法。

(三)器材与试剂

1. 标本 临床标本及对照 HBV 待检血清、阳性对照血清或者阳性模板等。

2. PCR 反应试剂 细胞裂解液即 50 mmol/L pH7.4 Tris-HCl、150 mmol/L NaCl、1 mmol/L PMSF、1 mmol/L EDTA、5 μg/mL Aprotinin、5 μg/mL Leupeptin、1% Triton X-100、1% Sodium deoxycholate dNTPs,Taq DNA 聚合酶,HPV 阳性模板 10ng/mL 等。

3. 引物 HPV 上游引物 5'-CGTCCAAGAGGAAACTGATC-3'和下游引物 5'-GCACAGGGACATAATAATGG-3'各 12.5 pmol/L,能检测包括 HPV6、11、16、18 型等在内的多型 HPV 病毒。

4. 电泳用试剂 琼脂糖、溴化乙啶、DNA Marker、电泳缓冲液(TAE pH 7.8)等。

5. 仪器 PCR 扩增仪、电泳仪、凝胶成像仪等。

6. 其他 Eppendorf 管、PCR 反应管、微量加样枪等。

(四)步骤与方法

NOTE

1. 标本处理 取患者宫颈脱落细胞标本,经 1500 r/min 离心 10 min 后,弃去上清液,加入 100 μL细胞裂解液混匀。经 55 ℃水浴 50 min 及 100 ℃沸水浴 10 min,继续以 10000 r/min 离心 5

min 后取上清液作为标本 DNA 模板。

2. 核酸扩增 取 PCR 反应管加入提取好的标本 DNA 模板 2 μL(或直接加 2 μL 阳性模板做阳性对照),加入 HPV 上游引物、下游引物、dNTPs,无菌去离子水加至 50 μL 后放入 95 ℃水浴 10 min,取出后 5000 r/min 离心数秒,加入 Taq DNA 聚合酶 3 U/μL 和 50 μL 无菌液体石蜡按下列条件扩增:93 ℃ 3 min,预变性,然后按 93 ℃变性反应 1 min、55 ℃退火反应 45 s、72 ℃延伸反应 1.5 min,共做 35 个循环,最后置于 72 ℃保温 5 min。

3. 电泳检测 直接从 PCR 扩增后的反应管中取 10 μL 下层液体加样,经 2%的琼脂糖凝胶电泳 30 min(5 V/cm)后于凝胶成像仪上观察。若在阳性模板对照处出现橙黄色条带,则为 HPV 阳性。

(五) 注意事项与小结

(1) DNA 提取物使用前需充分融化后混匀。

(2) 反应液表面要加封盖剂,防止反应液蒸发。

(3) 反应管加入标本 DNA 模板后要充分混匀。

(4) 电泳点样时,枪头切勿损坏样本槽,否则影响条带形成。

(六) 思考题

(1) PCR 法的基本步骤有哪些?

(2) PCR 法的注意事项有哪些?

(王 健)

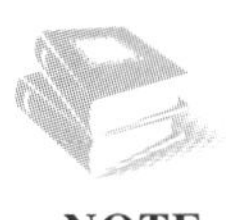

NOTE

第六章　设计性实验

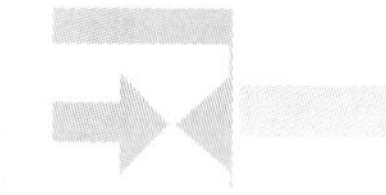

设计性实验是以探究为载体，构建一种开放性、学生自动参与、创造性实践的教学模式。旨在充分调动学生学习的主动性、积极性和创造性，并把所学的知识应用于实验的设计，通过自主设计实验步骤与方案，在一定的实验条件和范围内，完成从资料查询、实验设计、动手操作到结果分析和报告撰写全过程。通过实验条件摸索、现象观察、数据分析及结论的确定，使学生能够发现问题、提出问题、分析问题和解决问题，提高学生的自主学习、独立实践和团队协作能力，培养学生的科学思维和创新水平。

"临床标本的微生物学检验"设计性实验的开设，是在学生完成一定的基础与专业知识学习以后，面向学生开设的设计性实验，旨在通过学生自行设计、完成实验，培养学生实验操作与科研能力。

【实验目的】

(1) 初步掌握实验设计的方法和原则。

(2) 培养学生综合运用理论知识和实验技能的能力。

(3) 培养学生分析问题和解决问题的能力。

(4) 培养创新、合作精神，锻炼写作和表达能力。

【流程】

1. 根据选题，设计、修改实验方案

(1) 设计实验方案：针对命题，利用文献检索、已经掌握的理论和实验技术，设计实验方案。实验方案的内容包括设计思路、实验方法、具体的操作步骤、需要的试剂和器材、培养的条件、结果观察方法、可能出现的问题，以及预期实验结果等。

(2) 讨论、修改实验方案：将实验设计方案制作成 Power Point 汇报，接受同学和老师的提问和建议后，进一步修改、完善实验方案。

2. 实施

(1) 实验前准备：提前 1 周准备好实验材料，包括培养基、试剂、器材、实验动物等，熟悉实验方法、操作流程以及仪器使用规范等。

(2) 实验：按完善后的设计方案进行实验，并认真、翔实记录实验过程中各种实验现象、实验结果以及实验中出现的问题。

3. 结果分析

(1) 实验结束后，进行结果分析，写出实验报告。

(2) 对存在的问题进行分析、讨论。

(3) 撰写实验总结和心得体会。

4. 汇报　按论文汇报制作 Power Point（包括实验设计、操作、结果和分析等），按论文汇报的方式，进行公开汇报，同学参与答辩过程，最后由带教老师进行点评。

5. 总结　老师对整个过程进行总结。在鼓励并肯定学生能力的同时，针对设计中的不足、实验过程中出现的失误或差错、实验结果不理想等问题进行引导式分析和总结。

【注意事项】

(1) 遵守实验室各项规章制度，爱护仪器设备并规范操作，接受实验室生物安全培训。

(2) 设计综合性实验在强调其先进性和创新性同时应注意可行性，切忌脱离现实实验条件。

(3) 对不符合自主设计的抄袭方案将取消实验资格；对不能及时独立立题的小组，同学将分散到其他小组观摩实验。

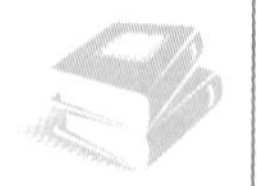

NOTE

（4）认真填写实验室的各项记录。

（5）实验过程中注意安全，发生菌液流洒桌面、衣物等突发情况时，及时按实验室突发事件处理措施处理，同时报告带教老师。

（6）实验结束后，认真洗刷和整理好实验用品，处理好医疗垃圾和生活垃圾，关好门、窗、水、电，经带教老师允许后，洗手离开。

实验十七　化脓与创伤标本的微生物学检验

通过分析问题背景资料，采用恰当的方法采集合适的临床标本做细菌学检验，并对检验结果做出合理解读，为临床抗菌药物合理使用提供依据。具体内容包括：化脓及创伤标本的采集方法和注意事项；标本中未知细菌的分离与鉴定；标本中检出细菌的药敏实验；标本的检验报告的发送。

一、问题背景资料

感染科门诊一女性患者，57 岁，主诉右侧臀部溃烂长达一年余，主因一年前感冒后在家门口诊所内肌注退热药，之后注射部位开始红肿溃烂。外院多次治疗效果不佳，一直未明确感染病原体，感染反复，窦道融合，创面扩大。

请以上述病例资料为背景进行本次实验设计。

二、实验设计提示

（一）标本采集与送检

1. 标本采集　分析症状指征和疾病指征，采用恰当的方法采集合适的标本。

2. 标本送检　标本采集后，室温条件下应在 2 h 内送至微生物实验室。必要时可申请床旁接种。

（二）细菌学检验

1. 检验程序　据采集标本类型绘制检验流程图。

2. 检验方法

（1）显微镜检查：湿片检查、固定染色检查（革兰染色、抗酸染色等）。

（2）培养和鉴定：需氧菌的分离培养、厌氧菌的分离培养、其他细菌的分离培养、病原菌的识别和鉴定。

（3）药敏实验：请参照最新版 CLSI M100 文件。

（4）脓液及创伤标本中常见病原微生物见表 17-1。

表 17-1　脓液及创伤标本中常见病原微生物

种　类	病　原　菌
革兰阳性球菌	葡萄球菌、链球菌、肠球菌
革兰阳性杆菌	破伤风梭菌、炭疽芽孢杆菌、产气荚膜梭菌、白喉棒状杆菌、类白喉棒状杆菌、溃疡棒状杆菌、微小棒状杆菌、红斑丹毒丝菌、痤疮丙酸杆菌
革兰阴性球菌	卡他布兰汉菌、脑膜炎奈瑟菌、干燥奈瑟球菌
革兰阴性杆菌	大肠埃希菌、变形杆菌、产气肠杆菌、枸橼酸杆菌、土拉热弗朗西斯菌、阴沟肠杆菌、肺炎克雷伯菌、铜绿假单胞菌、腐败假单胞菌、粪产碱杆菌、流感嗜血杆菌、多杀巴斯德菌
其他	结核分枝杆菌、非结核分枝杆菌、放线菌、奴卡菌、白假丝酵母菌、毛癣菌、小孢子菌、絮状表皮癣菌、糠秕马拉色菌、申克孢子丝菌

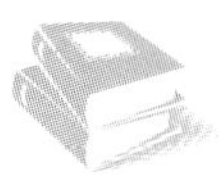
NOTE

(三) 报告与解释

(1) 阳性结果报告:包括显微镜检查结果和培养结果。

(2) 阴性结果报告:包括显微镜检测结果和培养结果。

(3) 阳性或阴性报告结果解释。

(四) 实验器材和试剂

根据上述设计内容列出完成本次实验所需实验器材和试剂。

三、思考题

(1) 若此标本涂片抗酸染色阳性,是否提示为结核分枝杆菌感染?据涂片结果可以给临床什么提示?在培养时应注意接种何种培养基,据培养结果又可以给临床哪些指导意见?

(2) 若临床送检的脓液标本培养阴性,试分析其原因有哪些?

实验十八　尿液标本的微生物学检验

通过分析问题背景资料,采用恰当的方法采集合适的临床标本做细菌学检验,并对检验结果做出合理解读,为临床抗菌药物合理使用提供依据。具体内容包括:尿液标本的采集方法和注意事项;标本的涂片染色镜检;标本的定量接种;标本中未知细菌的分离与鉴定;标本检出细菌的药敏实验;标本检验报告的发送。

一、问题背景资料

李某,女,48 岁。三天前因劳累后出现腰痛,并逐步出现尿频、尿急、尿痛,无肉眼血尿。体温 39.1 ℃,无寒战、水肿。

请以上述病例资料为背景进行本次实验设计。

二、实验设计提示

(一) 标本采集与送检

1. 标本采集　分析症状指征和疾病指征,采用恰当的方法采集合适类型的标本。

2. 标本送检　标本采集后,室温条件下应在 2 h 内送至微生物实验室。

(二) 细菌学检验

1. 检验程序　据采集标本类型绘制检验流程图。

2. 检验方法

(1) 显微镜检查:固定染色检查(革兰染色)。

(2) 培养和鉴定:定量接种;需氧菌的分离培养、厌氧菌的分离培养、其他细菌的分离培养、病原菌的识别和鉴定。

(3) 药敏实验:请参照最新版 CLSI M100 文件。

(4) 尿液标本中常见病原微生物见表 18-1。

表 18-1　尿液标本中常见病原微生物

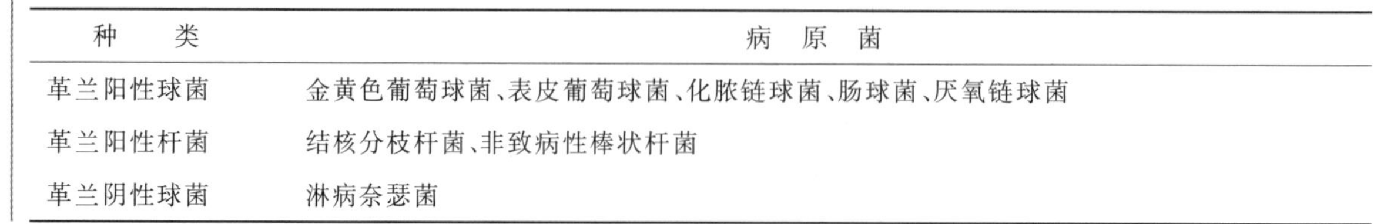

种　类	病　原　菌
革兰阳性球菌	金黄色葡萄球菌、表皮葡萄球菌、化脓链球菌、肠球菌、厌氧链球菌
革兰阳性杆菌	结核分枝杆菌、非致病性棒状杆菌
革兰阴性球菌	淋病奈瑟菌

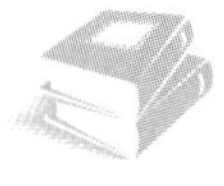

NOTE

续表

种　类	病　原　菌
革兰阴性杆菌	大肠埃希菌、变形杆菌、不动杆菌、产气肠杆菌、肺炎克雷伯菌、铜绿假单胞菌、沙雷菌、沙门菌
其他	念珠菌、支原体、衣原体

(三) 报告与解释

(1) 阳性结果报告：包括显微镜检查结果和培养结果。

(2) 阴性结果报告：包括显微镜检查结果和培养结果。

(3) 阳性或阴性报告结果解释。

(四) 实验器材和试剂

根据上述设计内容列出完成本次实验所需实验器材和试剂。

三、思考题

(1) 清洁中段尿显微镜检查可见革兰阴性杆菌，但需氧菌的分离培养未见细菌生长，试分析其原因，并简述进一步检查的方法。

(2) 留置导尿管的患者出现发热应采用何种方法采集尿液标本做细菌学检验？

实验十九　粪便标本的微生物学检验

通过分析问题背景资料，采用恰当的方法采集合适的临床标本做细菌学检验，并对检验结果做出合理解读，为临床抗菌药物合理使用提供依据。具体内容包括：粪便标本的采集方法和注意事项；标本的涂片检查；标本中未知细菌的分离与鉴定；标本检出细菌的药敏实验；标本检验报告的发送。

一、问题背景资料

患儿，男，4 月龄，主因“发热、腹泻 1 天”于 2018 年 6 月 3 日门诊以“腹泻、中度脱水”收住院。患儿于入院前 1 天无明显诱因出现发热，体温 38.3～39.5 ℃，伴腹痛、腹泻，5～6 次/天，为黄色泡沫样大便，无脓血，不伴呕吐、恶心、咳嗽、皮疹、抽搐等症状，就诊于当地医院，给予肌注药物(具体不详)，口服“止泻颗粒、头孢类、奥司他韦颗粒、布洛芬”等药物治疗，患儿仍发热、腹泻，为求诊治今日就诊于我院门诊，以“腹泻、中度脱水”收住院。

请以上述病例资料为背景进行本次实验设计。

二、实验设计提示

(一) 标本采集与送检

1. 标本采集　分析症状指征和疾病指征，采用恰当的方法采集合适类型的标本。

2. 标本送检　标本采集后，室温条件下应在 2 h 内送至微生物实验室。

(二) 细菌学检验

1. 检验程序　根据采集标本类型绘制检验流程图。

2. 检验方法

(1) 显微镜检查：固定染色检查(革兰染色)。

(2) 培养和鉴定：定量接种；需氧菌的分离培养、厌氧菌的分离培养、其他细菌的分离培养；病

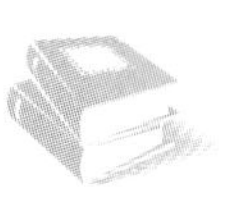

NOTE

原菌的识别和鉴定。

(3) 药敏实验:请参照最新版 CLSI M100 文件。

(4) 粪便标本中常见病原微生物见表 19-1。

表 19-1 粪便标本中常见病原微生物

肠毒素为主的病原菌	侵袭性为主的病原菌	病　毒
霍乱弧菌、志贺菌(福氏、宋内)、大肠埃希菌(ETEC、EHEC、EAggEC)、金黄色葡萄球菌,难辨梭菌、产气荚膜梭菌	沙门菌、大肠埃希菌(EPEC、EIEC)、志贺菌(鲍氏、志贺)、弯曲菌、副溶血弧菌、小肠结肠炎耶尔森菌、结核分枝杆菌、白假丝酵母菌	轮状病毒、埃可病毒、Norwolk 病毒、甲型肝炎病毒、戊型肝炎病毒、腺病毒

(三) 报告与解释

(1) 阳性结果报告:包括显微镜检查结果和培养结果。

(2) 阴性结果报告:包括显微镜检查结果和培养结果。

(3) 阳性或阴性报告结果解释。

(四) 实验器材和试剂

根据上述设计内容列出完成本次实验所需实验器材和试剂。

三、思考题

(1) 对于 4 月龄患儿,应如何指导家属正确采集粪便标本?若患儿家属用留取在纸尿裤上的标本是否可以做细菌学检验,为什么?

(2) 若检出菌种为鼠伤寒沙门菌,药敏实验应如何选择抗菌药物?

实验二十　呼吸道标本的微生物学检验

一、上呼吸道标本的微生物学检验

通过分析问题背景资料,采用恰当的方法采集合适的临床标本做细菌学检验,并对检验结果做出合理解读,为临床抗菌药物合理使用提供依据。具体内容包括:上呼吸道标本的采集方法和注意事项;上呼吸道标本中未知细菌的分离与鉴定;上呼吸道标本检出细菌的药敏实验;上呼吸道标本检验报告的发送。

(一) 问题背景资料

牛某某,女,6 岁,2 天前无明显诱因出现咽疼、食欲差,在儿内科就诊,体温 37.5 ℃,查体可见右侧扁桃体红肿,血常规检查白细胞计数 12.3×10^9/L,中性粒细胞占 80%。

请以上述病例资料为背景进行本次实验设计。

(二) 实验设计提示

1. 标本采集与送检

1) 标本采集　分析症状指征和疾病指征,采用恰当的方法采集合适类型的标本。

2) 标本送检　标本采集后,室温条件下应在 2 h 内送至微生物实验室。

2. 细菌学检验

1) 检验程序　根据采集标本类型绘制检验流程图。

2) 检验方法

(1) 显微镜检查:涂片固定染色检查。

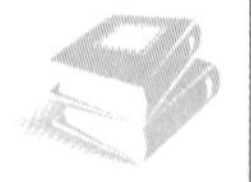
NOTE

(2) 培养和鉴定:根据标本类型选择合适的接种方法;需氧菌的分离培养、病原菌的识别和鉴定。

(3) 药敏实验:请参照最新版 CLSI M100 文件。

(4) 呼吸道标本中常见正常菌群及病原菌见表 20-1。

表 20-1　呼吸道标本中常见正常菌群及病原菌

	革兰阳性细菌及真菌	革兰阴性细菌
正常菌群	草绿色链球菌、微球菌、表皮葡萄球菌、四联球菌、白喉以外的棒状杆菌、乳杆菌	除脑膜炎和淋病奈瑟菌外的其他奈瑟菌
上呼吸道常见病原菌	B 群链球菌、肺炎链球菌、金黄色葡萄球菌、厌氧菌、白假丝酵母菌、米勒链球菌属、曲霉菌	流感嗜血杆菌、铜绿假单胞菌、肠杆菌科细菌、嗜麦芽窄食单胞菌
上呼吸道偶见病原菌	白喉棒状杆菌、百日咳棒状杆菌,副百日咳棒状杆菌	脑膜炎奈瑟菌
下呼吸道常见病原菌	肺炎链球菌、金黄色葡萄球菌、β-溶血性链球菌、白假丝酵母菌、曲霉菌	流感嗜血杆菌、卡他布兰汉菌、非发酵革兰阴性菌、肠杆菌科细菌、巴斯德菌、嗜血杆菌、脑膜炎奈瑟菌

3. 报告与解释

(1) 阳性结果报告:包括显微镜检查结果和培养结果。

(2) 阴性结果报告:包括显微镜检查结果和培养结果。

(3) 阳性或阴性报告结果解释。

4. 实验器材和试剂

根据上述设计内容列出完成本次实验所需实验器材和试剂。

(三) 思考题

(1) 上呼吸道标本的采集送检注意事项有哪些?

(2) 上呼吸道标本中有大量正常菌群存在,是否可以引起下呼吸道感染?如何正确评价这类菌群的致病作用?

二、下呼吸道标本的微生物学检验

通过分析问题背景资料,采用恰当的方法采集合适的临床标本做细菌学检验,并对检验结果做出合理解读,为临床抗菌药物合理使用提供依据。具体内容包括:下呼吸道标本的采集方法和注意事项;下呼吸道标本的涂片检查;下呼吸道标本培养前的处理方法;下呼吸道标本中未知细菌的分离与鉴定;下呼吸道标本检出细菌的药敏实验;下呼吸道标本检验报告的发送。

(一) 问题背景资料

王某某,男,63 岁。主因“咳嗽、咳痰 1 月,发热 1 天”入院。既往慢性咳嗽、咳痰 10 余年,活动后气促 5 年。吸烟 30 年,50 支/日。患者起病急,于一个月前无明显诱因出现咳嗽、咳黄白黏痰,伴活动后气促,无发热、胸痛、心悸、返酸等不适,曾在当地卫生院输液治疗(具体用药不详)10 天,效果差。患者咳嗽、咳黄脓痰,痰有臭味,气促较前加重,伴全身乏力。1 天前患者出现发热,体温最高 39.5 ℃,无畏寒、寒战、咯血、盗汗、恶心、呕吐、头痛、腹泻等。就诊于当地县医院,行胸部 CT 示右肺脓肿。为求进一步诊治,今日收住我科。查体:体温 37.5 ℃,脉搏 101 次/分,呼吸 22 次/分,血压 124/70 mmHg,血氧饱和度 88%。神志清楚,平卧位,口唇略紫绀,双肺呼吸音粗,右肺可闻及湿性啰音,双肺未闻及干性啰音,心率 101 次/分,律齐,各瓣膜区无杂音。腹软,肝脾肋下未触及,

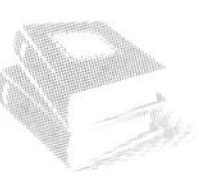
NOTE

双下肢无浮水肿。

请以上述病例资料为背景进行本次实验设计。

(二) 实验设计提示

1. 标本采集与送检

1) 标本采集　分析症状指征和疾病指征，采用恰当的方法采集合适类型的标本。

2) 标本送检　标本采集后，室温条件下应在 2 h 内送至微生物实验室。

2. 细菌学检验

1) 检验程序　根据采集标本类型绘制检验流程图。

2) 检验方法

(1) 显微镜检查：湿片检查、固定染色检查（革兰染色、抗酸染色等）。

(2) 培养和鉴定：根据标本类型选择合适的接种方法；需氧菌的分离培养、厌氧菌的分离培养、其他细菌的分离培养、病原菌的识别和鉴定。

(3) 药敏实验：请参照最新版 CLSI M100 文件。

3. 报告与解释

(1) 阳性结果报告：包括显微镜检查结果和培养结果。

(2) 阴性结果报告：包括显微镜检查结果和培养结果。

(3) 阳性或阴性报告结果解释。

4. 实验器材和试剂

根据上述设计内容列出完成本次实验所需实验器材和试剂。

(三) 思考题

(1) 下呼吸道感染细菌学检验的标本采集方法有哪几种？最常用的采集方法是什么？如何采集到高质量标本？

(2) 痰涂片看到革兰阳性细杆状、弯曲有分枝、呈弱抗酸性细菌，请问可疑为何种菌？并简述如何与临床沟通。

(3) 简述自然咳痰法留取的痰标本的质量判断标准。

实验二十一　生殖道标本的微生物学检验

通过分析问题背景资料，采用恰当的方法采集合适的临床标本做细菌学检验，并对检验结果做出合理解读，为临床抗菌药物合理使用提供依据。具体内容包括：生殖道标本的采集方法和注意事项；生殖道标本中未知细菌的分离与鉴定；生殖道标本检出细菌的药敏实验；生殖道标本检验报告的发送。

一、问题背景资料

刘某某，男，21 岁。自诉小便时有烧灼感，已持续几天。早晨尿道口红肿且有脓性分泌物流出。询问后发现，近日曾进行几次无保护措施的性活动。医生因急事离开，实习生不清楚如何采集标本送检，向您请求指导。请问应如何采集、运送标本？需做哪些检查？如何进行相应标本的细菌学检验？

请以上述病例资料为背景进行本次实验设计。

二、实验设计提示

(一) 标本采集与送检

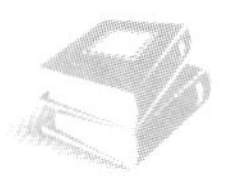

NOTE

1. 标本采集　分析症状指征和疾病指征，采用恰当的方法采集合适类型的标本。

2. 标本送检 标本采集后，室温条件下应在 2 h 内送至微生物实验室。

（二）细菌学检验

1. 检验程序 根据采集标本类型绘制检验流程图。

2. 检验方法

（1）显微镜检查：固定染色检查（革兰染色）。

（2）培养和鉴定：需氧菌的分离培养、病原菌的识别和鉴定。

（3）药敏实验：请参照最新版 CLSI M100 文件。

（4）生殖道标本中常见病原菌见表 21-1。

表 21-1 生殖道标本中常见病原菌

种　类	病　原　菌
革兰阳性球菌	葡萄球菌、化脓链球菌、肠球菌、厌氧链球菌
革兰阳性杆菌	结核分枝杆菌、阴道加德纳菌
革兰阴性球菌	淋病奈瑟菌
革兰阴性杆菌	大肠埃希菌、变形杆菌、不动杆菌、铜绿假单胞菌、杜克嗜血杆菌
其他	念珠菌、支原体、衣原体、梅毒螺旋体

（三）报告与解释

（1）阳性结果报告：包括显微镜检查结果和培养结果。

（2）阴性结果报告：包括显微镜检查结果和培养结果。

（3）阳性或阴性报告结果解释。

（四）实验器材和试剂

根据上述设计内容列出完成本次实验所需实验器材和试剂。

三、思考题

（1）生殖道分泌物标本送检注意事项有哪些？

（2）简述尿道分泌物标本制片方法。

实验二十二　组织标本的微生物学检验

通过分析问题背景资料，采用恰当的方法采集合适的临床标本做细菌学检验，并对检验结果做出合理解读，为临床抗菌药物合理使用提供依据。具体内容包括：组织标本的采集方法和注意事项；组织标本培养前的处理方法；组织标本中未知细菌的分离与鉴定；组织标本检出细菌的药敏实验；组织标本检验报告的发送。

一、问题背景资料

张某某，女，43 岁，因急性早幼粒细胞白血病复发入院治疗，在住院期间发现右下肺阴影，经验性抗感染治疗效果不佳，疑为曲霉菌感染，为明确诊断，择日行 CT 引导下经皮肺穿刺，穿刺组织一份送微生物实验室检验。

请以上述病例资料为背景进行本次实验设计。

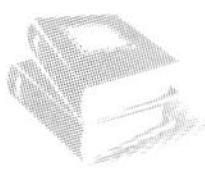

NOTE

二、实验设计提示

(一) 标本采集与送检

1. 标本采集 分析症状指征和疾病指征,采用恰当的方法采集合适类型的标本。

2. 标本送检 标本采集后,室温条件下应在2 h内送至微生物实验室。

(二) 细菌学检验

1. 检验程序 根据采集标本类型检验流程图。

2. 检验方法

(1) 显微镜检查:湿片检查、固定染色检查(革兰染色、抗酸染色等)。

(2) 培养和鉴定:标本的前处理(研磨标本);根据标本类型选择合适的接种方法;需氧菌的分离培养、厌氧菌的分离培养、其他细菌的分离培养、病原菌的识别和鉴定。

(3) 药敏实验:请参照最新版CLSI M100文件。

(三) 报告与解释

(1) 阳性结果报告:包括显微镜检查结果和培养结果。

(2) 阴性结果报告:包括显微镜检查结果和培养结果。

(3) 阳性或阴性报告结果解释。

(四) 实验器材和试剂

根据上述设计内容列出完成本次实验所需实验器材和试剂。

三、思考题

(1) 肺穿刺组织标本采集量有限,请指导临床采样后如何正确保存和送检标本?

(2) 肺穿刺标本量少且珍贵,临床对病原体感染各类不确定,需实验室针对多种病原体做检测(细菌、真菌、抗酸杆菌及少见病原体),面对上述情况实验室应如何处理这份标本?

实验二十三 无菌体液的微生物学检验

一、血液与骨髓标本的微生物学检验

通过分析问题背景资料,采用恰当的方法采集合适的临床标本做细菌学检验,并对检验结果做出合理解读,为临床抗菌药物合理使用提供依据。具体内容包括:血液与骨髓标本的采集方法和注意事项;血液与骨髓标本的增菌培养;血液与骨髓标本中未知细菌的分离与鉴定;血液与骨髓标本检出细菌的药敏实验;血液与骨髓标本三级检验报告的发送。

(一) 问题背景资料

郑某某,男,42岁,近半年频繁出现间断发热,体温升高时可达39 ℃,其间自行服药(用药不详),为明确诊断就诊于某三甲医院,以“发热待诊”收住院。

请以上述病例资料为背景进行本次实验设计。

(二) 实验设计提示

1. 标本采集与送检

1) 标本采集 分析症状指征和疾病指征,采用恰当的方法采集合适类型的标本。

2) 标本送检 标本采集后,室温条件下应在2 h内送至微生物实验室。

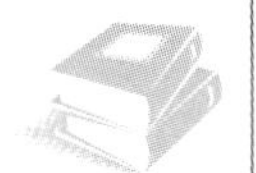

NOTE

2. 细菌学检验

1）检验程序：根据采集标本类型绘制检验流程图。

2）检验方法

（1）增菌培养：需氧菌的培养、厌氧菌的培养、其他细菌的分离培养。

（2）显微镜检查：革兰染色、瑞氏染色等。

（3）转种培养及鉴定。

（4）药敏实验：请参照最新版 CLSI M100 文件。

（5）血液标本中常见病原菌见表 23-1。

表 23-1　血液标本中常见病原菌

种　类	病　原　菌
革兰阳性球菌	金黄色葡萄球菌、凝固酶阴性葡萄球菌、肺炎链球菌、化脓链球菌、草绿色链球菌、肠球菌
革兰阳性杆菌	结核分枝杆菌、产单核李斯特菌、阴道加德纳菌
革兰阴性球菌	脑膜炎奈瑟菌、淋病奈瑟菌、卡他布兰汉菌
革兰阴性杆菌	大肠埃希菌、铜绿假单胞菌、克雷伯菌、肠杆菌、变形杆菌、沙雷菌、不动杆菌、嗜麦芽窄食单胞菌、伤寒及副伤寒沙门菌、布鲁菌
真菌	念珠菌、马尔尼菲青霉菌、隐球菌、球孢子菌、曲霉菌
厌氧菌	类杆菌、产气荚膜梭菌、丙酸杆菌

3. 报告与解释

（1）阳性结果报告：包括显微镜检查结果、培养结果、血培养的三级报告。

（2）阴性结果报告：培养结果。

（3）阳性或阴性报告结果解释。

4. 实验器材和试剂

根据上述设计内容列出完成本次实验所需实验器材和试剂。

（三）思考题

（1）血培养常见污染菌有哪些，如何判断血培养污染菌？

（2）如何降低血培养的污染率？

（3）简述血培养增菌阳性瓶培养液的变化特征及可能的细菌。

二、脑脊液标本的微生物学检验

通过分析问题背景资料，采用恰当的方法采集合适的临床标本做细菌学检验，并对检验结果做出合理解读，为临床抗菌药物合理使用提供依据。具体内容包括：脑脊液标本的采集方法和注意事项；脑脊液标本的涂片检查；脑脊液标本培养前的处理方法；脑脊液标本中未知细菌的分离与鉴定；脑脊液标本检出细菌的药敏实验；脑脊液标本检验报告的发送。

（一）问题背景资料

张某某，男，26 岁，11 天前无明显诱因出现全身乏力，不伴头痛、恶心、呕吐、发热，自以为“感冒”，在当地诊所输液 3 天（具体用药不详）后，患者全身乏力好转，5 天前再次出现乏力，伴头痛、恶心、呕吐、发热，体温达 38 ℃，不伴肢体抽搐，自行口服藿香正气液、维 C 银翘片、扑热息痛片，病情未较前明显好转，今日头痛加重，就诊于某院急诊科。入院查体，体温 36.7 ℃、呼吸 21 次/分、脉搏 71 次/分、血压 128/74 mmHg、血氧饱和度 100%，双肺呼吸音粗，未闻及干、湿性啰音。心率 71 次/分，律齐，未闻及杂音。腹软。专科检查：意识清楚，言语清晰，双侧瞳孔等大等圆，直径约 3.0 mm，对光反射灵敏，双眼球各方向活动到位，双侧鼻唇沟对称，伸舌居中，四肢肌力 5 级，肌张力适

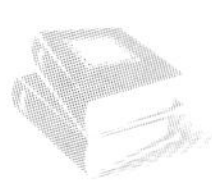
NOTE

中，四肢腱反射(＋)，双侧巴氏征(＋)。双侧肢体浅痛觉对称、灵敏。颈软，双侧克氏征(＋)。

请以上述病例资料为背景进行本次实验设计。

(二) 实验设计提示

1. 标本采集与送检

1) 标本采集　分析症状指征和疾病指征，采用恰当的方法采集合适类型的标本。

2) 标本送检　标本采集后，室温条件下应在 2 h 内送至微生物实验室。

2. 细菌学检验

1) 检验程序　根据采集标本类型绘制检验流程图。

2) 检验方法

(1) 显微镜检查：墨汁负染色检查、固定染色检查(革兰染色、抗酸染色等)。

(2) 培养和鉴定：标本的前处理(离心涂片接种)；根据标本类型选择合适的接种方法；需氧菌的分离培养、厌氧菌的分离培养、其他细菌的分离培养、病原菌的识别和鉴定。

(3) 药敏实验：请参照最新版 CLSI M100 文件。

(4) 脑脊液标本中常见病原菌见表 23-2。

表 23-2　脑脊液标本中常见病原菌

种　　类	病　原　菌
革兰阳性球菌	金黄色葡萄球菌、肺炎链球菌、化脓链球菌、草绿色链球菌、溶血性链球菌
革兰阳性杆菌	产单核李斯特菌
革兰阴性球菌	脑膜炎奈瑟菌
革兰阴性杆菌	流感嗜血杆菌、大肠埃希菌、克雷伯菌、肠杆菌、变形杆菌、沙雷菌、不动杆菌
真菌	隐球菌
厌氧菌	厌氧链球菌、拟杆菌属

3. 报告与解释

(1) 阳性结果报告：包括显微镜检查结果和培养结果。

(2) 阴性结果报告：包括显微镜检查结果和培养结果。

(3) 阳性或阴性报告结果解释。

4. 实验器材和试剂

根据上述设计内容列出完成本次实验所需实验器材和试剂。

(三) 思考题

(1) 脑脊液标本的采集和送检培养需注意哪些?

(2) 如何提高外观清亮或微浊的脑脊液中病原体的检出率?

三、穿刺液标本的微生物学检验

通过分析问题背景资料，采用恰当的方法采集合适的临床标本做细菌学检验，并对检验结果做出合理解读，为临床抗菌药物合理使用提供依据。具体内容包括：穿刺液标本的采集方法和注意事项；穿刺液标本中未知细菌的分离与鉴定；穿刺液标本检出细菌的药敏实验；穿刺液标本检验报告的发送。

(一) 问题背景资料

曹某某，女，68 岁，右侧膝关节置换术后第三日，感觉右侧关节肿胀。

请以上述病例资料为背景进行本次实验设计。

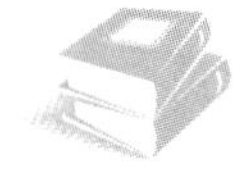

NOTE

（二）实验设计提示

1. 标本采集与送检

1）标本采集　分析症状指征和疾病指征，采用恰当的方法采集合适类型的标本。

2）标本送检　标本采集后，室温条件下应在 2 h 内送至微生物实验室。

2. 细菌学检验

1）检验程序　根据采集标本类型绘制检验流程图。

2）检验方法

(1) 显微镜检查：湿片检查、固定染色检查(革兰染色、抗酸染色等)。

(2) 培养和鉴定：标本的前处理(离心接种)；根据标本类型选择合适的接种方法；需氧菌的分离培养、厌氧菌的分离培养、其他细菌的分离培养、病原菌的识别和鉴定。

(3) 药敏实验：请参照最新版 CLSI M100 文件。

3. 报告与解释

(1) 阳性结果报告：包括显微镜检查结果和培养结果。

(2) 阴性结果报告：包括显微镜检查结果和培养结果。

(3) 阳性或阴性报告结果解释。

4. 实验器材和试剂

根据上述设计内容列出完成本次实验所需实验器材和试剂。

（三）思考题

为提高关节液中病原体的阳性检出率，实验室通常采用的方法有哪些？

（弓艳娥）

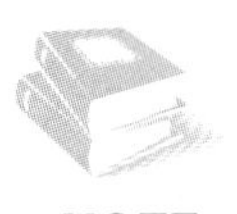

NOTE

第七章 研究创新型实验

高等院校承担着培养具有创新思维和科研实践能力的创新型人才的历史使命和社会责任，高等院校的教学重点之一是提升大学生科研创新能力，而开展大学生研究创新型实验是提升大学生科研创新能力的有效途径。应积极倡导学生开展研究创新型学习，支持学生在科研实践中学习，让学生早进课题组、早进实验室，为创新型人才脱颖而出建立良好的科研实践训练平台。

实验二十四 研究创新型实验

组织全日制在校本科生申报研究创新型实验课题，课题组至少由 3 人组成，研究创新型实验的选题要在具备一定学术水平教师的指导下进行，研究项目要有明确的研究方向，并通过查阅相关文献来确定。研究创新型实验具体包括选题、设计、实施与结题四个内容。

一、进行研究创新型实验选题的基本原则

研究创新型实验课题的选择以自主立题和教师指导选题的方式进行，自主立题大多是申请学生根据自己的学术积累、学术兴趣，或是国内外热门话题而确立的，还有一些是直接从毕业论文中搬进来的，这些自主性课题常常会出现选题不新、范围不合理、方向不明等问题，从而造成因创新性不强、研究意义不大而不予立项。因此，在进行研究创新型实验选题时，要遵循以下几条基本原则。

（一）创新原则

实验选题的创新性并不受局限，可以是未曾研究过的新领域，也可以是尚未解决的旧问题。可以是整体创新，也可以是局部创新；可以是大创新，也可以是小创新。只要有创新，研究课题就有了生命力。

（二）科学原则

实验选题要符合客观规律，合乎逻辑，实事求是，观点新颖，论据充分，不违背科学真理，方案切实可行。具体表现为实验思路清晰明确，在遵循对照、随机、重复、可行性等原则的基础上，运用统计学的方法，得出具有普遍性意义的结论。

（三）需要性原则

需要性是创新实验的目的和意义所在，医学生的创新型实验重点是要解决疾病的发病机制、诊断方法、预防和治疗手段、预后等有关问题。因此学生在选题时应尽量选择现阶段在医学中具有重要意义或亟待解决的关键问题，且内容要具体，不能泛泛而谈。

（四）可行性原则

可行性包括理论可行性和基础条件可行性。理论可行性即课题的立项依据是否充分，是否能够在教师的指导下完成创新性实验的研究；基础条件可行性即是否有实验所需的仪器设备、实验场地、科研经费、工作时间等。

（五）兴趣原则

学生要结合自身兴趣做研究，突出兴趣的重要性，在兴趣中提升发现问题、总结问题、解决问题的能力。

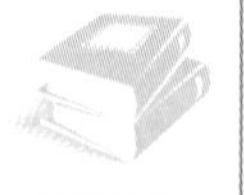
NOTE

二、课题设计

课题设计即研究方案的设计，是科学研究的首要阶段，往往在选题后进行。课题设计是提高学生科研创新能力的关键环节，也是提升学生团队专业能力、协作能力的重要途径。好的研究方案能保证研究课题的顺利实施，学生在设计研究方案时，应在创新性、实用性、可行性、科学性、系统性等原则的基础上，按照提出假设、选取对象、明确变量、确定方法、形成方案的步骤，运用严密的逻辑推理，设计出可行、可靠、科学的研究方案。

课题研究方案以创新型实验申请书的形式呈现，较好的申请书格式设计能够让学生围绕自己提出的科学问题和思路给出清晰、充分、有说服力的论证。研究创新型实验申请书主要包括课题名称、基本情况、立项依据、研究方案和审批情况五大部分，具体内容如下。

（一）课题名称

课题名称的范围要合理，不能过大，也不能过小。题目的表述要凸显课题研究的载体，要与课题的内容相对应，即一个合理的课题名称应能反映出研究问题最主要的信息。题目一般以不超过 20 字为宜。

（二）基本情况

基本情况分为申请书封面基本情况及正文基本情况两部分。申请书封面基本情况主要包括课题类别、申请者、单位、申请日期、联系电话、电子信箱等。正文基本情况主要分为课题情况、申请者情况、项目组其他成员情况以及指导教师情况等。

（三）立项依据

立项依据就是自己要做什么和怎么做，有什么理由和道理做这个并这样做。作为申请书中的重中之重，其撰写重点为如何将实验思路转变成清晰的文字表述。要围绕凝练的科学问题和自己的学术思路，结合本领域他人的工作，展开分析和论证。立项依据的结构主要包括研究目的、研究意义、国内外研究现状和参考文献。

1. 研究目的和研究意义 应分清学术价值与应用价值，并分条阐述学术价值和应用价值具体表现在哪些方面，不能是笼统的一段话。

2. 国内外研究现状 国内外研究现状不是简单的罗列和堆积，而是要通过分析，综合了解目前该领域的发展水平、发展趋势、研究不足以及有待解决的问题。

3. 参考文献 根据参考文献的发行时间和杂志水平可以看出申请者对研究现状的了解程度。参考文献要参考权威杂志或权威人士发表的论著，时间最好以近 3 年为主。

（四）研究方案

研究方案是保障创新性思路得以实现的具体实施途径，要体现出独一无二的特性，需要学生对方案的总体设想和具体细节有所把握。研究方案主要包括研究内容、研究创新之处、预期结果和形式、研究进度及安排、经费使用计划等。

1. 研究内容 课题的研究内容表述是课题设计的核心。研究内容不同于研究思路，研究思路是课题研究工作的具体展开过程，而研究内容是问题的具体分析。不能把研究内容阐述得太过简单，更不能只有几个大标题。当然，研究内容也不是写得越多越好，要在重知识体系的同时反映问题自身的特点，与立项论述相呼应。研究内容后面可以根据课题需要附加实验技术路线流程图，通过简洁明了的方式展现出大体实验思路。

2. 研究创新之处 创新之处可以是研究目标或拟解决的关键问题，是研究创新型实验中吸引人眼球的特色部分之一，创新之处的撰写一定要立足于课题实际，突出问题的科学性和学术性，使人了解课题的价值所在。

3. 预期结果和形式 预期研究结果要体现出对创新型人才的培养，要有数量、有质量，注意文章只是结果的发表形式，不能只写“发表文章”等简单字眼。一般来说，预期结果包括解决了课题的

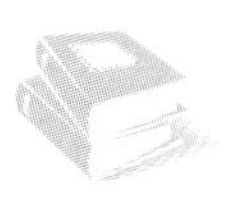
NOTE

哪些具体问题、培养学生科研创新能力和发表高水平的论文专著三部分。

4. 研究进度及安排 研究计划是学生在明确大致实验思路及实验所需时间的基础上，对实验进行的预估，计划要具体、合理，要符合课题研究内容。

5. 经费使用计划 要根据课题研究的需要，结合课题组和学校的软、硬件条件，论述能够完成该课题的保障条件，最好在研究方案中对各项开支列出详细的清单。

（五）审批情况

略。

三、项目实施

实施大学生研究创新型实验项目，目的是进一步加强大学生创新意识、创新精神与实践能力的培养，鼓励学生更早地接受科学研究基本训练，为优秀拔尖人才脱颖而出创造条件。项目具体实施方案如下。

（一）实施目标

支持和鼓励本科生在教师指导下参与创新研究，增强创新能力、实践能力，提高教学水平和人才培养质量。

（二）申报对象

全日制在校本科生（毕业班学生除外）均可作为课题负责人申报。课题组至少由 3 人组成，并且必须至少有一名责任心强、具备一定学术水平的教师（中级及以上职称或具有博士学位）作为指导教师，对项目实施的全过程进行指导，每名指导教师同时指导基金项目不超过 3 项。

（三）实施办法

本创新实验项目根据“依靠专家，发扬民主，公正合理，择优支持”的原则进行评审，具体实施流程如下。

1. 项目申报 学生个人提出申请，填写研究创新型实验申请书（一式三份），经 2 位副高级及以上职称专业技术人员（不含指导教师）推荐，交所在院（系）论证。

2. 院（系）认证 各院（系）自行组织专家论证会，通过论证的课题填写院（系）研究创新型实验申报课题汇总表，以团总支为单位报送给校团委。

3. 项目评审 校团委汇总各院（系）推荐的项目，报到科研处，根据“依靠专家，发扬民主，公正合理，择优支持”的原则组织专家组评审。评审结果由科研处、团委汇总，报分管校领导审批通过后发文公布。

4. 签订课题合同 通过评审的项目，学校与项目主持人、指导教师签订课题合同；经费采取报销单据的方式支取，经费使用必须符合学校财务有关管理规定。

5. 课题实施 课题立项后，项目主持人与指导教师应立即编制具体实施计划，并以开题报告会的形式明确工作任务和研究进度，以确保项目按期完成。在课题研究过程中，要保持课题组成员的稳定性，所有的课题组成员要积极参加并完成所承担的工作任务。研究创新型实验的研究期限为一年。

6. 课题考核 项目主持人与指导教师要认真履行合同，按时报送中期进度报告；未按要求提交中期进度报告的，将暂停经费使用。课题考核分为中期考核和结题考核，考核结果分优秀、合格、不合格三个等级，获准结题的项目由学校颁发结题证书。研究创新型实验的所得成果（论文、专利等）可进行鉴定或评奖，并享受学校有关科技奖励政策。

四、项目结题

创新实验的所有项目应按期结题，实验项目按计划完成后，经指导教师同意，项目主持人应及时提出结题申请，并提交结题报告和项目相关科研成果。其中，结题报告主要包括以下几个部分。

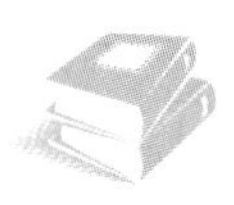

NOTE

（一）基本情况

基本情况包括项目名称、项目编号、项目组单位、项目组负责人、项目组成员、指导教师、结题时间等。

（二）项目完成情况

简要概括在项目实施时间内的项目进展，是否如期完成实验项目，是否达到研究预期结果，说明研究历时及阶段，并分析各阶段的主要工作和特点。

（三）使用方法与手段

简要概括实验项目进行过程中所运用的实验方法及相应目的，可在方法运用方面揭示课题的特点和创新之处。

（四）取得的成果及价值

课题的研究成果，简要阐明课题的基本观点及其逻辑联系；着重揭示课题的特色和创新之处；强调课题与实践的关联性，以及在实践工作中应用的阶段性成果。在成果表述时注意避免过多进行成果理论分析、内容重点不突出、表述角度普通等基本错误。

（五）存在问题及经验教训

适当总结与反思在研究过程中出现的与本课题相关的问题，并指出进一步探索的方向。对于部分问题，表明课题组需做出的努力。

（六）经费使用情况

略。

（七）自我评价

根据现阶段国内外研究及工作现状，对课题的地位给予正确评价，并揭示研究成果的作用及前景。

（八）结题审核意见

具体包括专家组意见、校团委意见及科研处意见。由相关部门专家对课题组进行评价与审核。

（九）附件

附件包括课题组成员名单、课题研究过程中发表的论文、申请的专利及佐证等材料。

研究创新型实验参考选题

以下几个选题分别从致病、耐药、治疗三个角度各选取一个目前较为重要的细菌作为范例，提供了一个大致的研究目的和思路，供同学们参考。同学们可在教师指导下，结合自身关注方向和实验室的技术条件，通过查阅文献确定研究课题并设计具体可行的实验思路，形式可进行创新，无须完全按照所提供的模式进行。

参考选题一 表达 ppe7 基因重组耻垢分枝杆菌的构建及感染巨噬细胞的影响研究

【目的要求】

(1) 查阅相关文献，撰写合理可行的研究创新型实验申请书。

(2) 通过实验确定表达 ppe7 基因重组耻垢分枝杆菌感染巨噬细胞的影响。

(3) 根据实验结果撰写结题报告并发表论文。

【研究目的】

确定表达 ppe7 基因重组耻垢分枝杆菌感染巨噬细胞的影响。

【研究背景】

结核病是对全球尤其是发展中国家危害严重的慢性传染病之一，我国肺结核发病率和死亡人数在传染病中排第一位。PE 和 PPE 蛋白家族为 MTB 所特有，非致病耻垢分枝杆菌不含 ppe7 同源基因，将 ppe7 基因构建入耻垢分枝杆菌，通过研究重组菌的生物学特性、对小鼠巨噬细胞的影响可探明 PPE7 蛋白在结核病发病机制中的作用，为研发结核病新型疫苗和诊断试剂的研究奠定基础。

【研究内容】

(1) 构建表达 ppe7 基因的重组耻垢分枝杆菌。

(2) 检测 ppe7 基因表达对重组耻垢分枝杆菌生物学特性的影响。

(3) 检测重组耻垢分枝杆菌感染对小鼠巨噬细胞 RAW264.7 的影响。

【实验设计】

(1)根据研究内容设计详细的实验方案。

(2)根究研究内容选择合适的实验方法。

参考选题二 铜绿假单胞菌 ant(3″)-Ⅰ基因表达对氨基糖苷类抗生素耐药性的影响

【目的要求】

(1) 查阅相关文献，撰写合理可行的研究创新型实验申请书。

(2) 研究铜绿假单胞菌 ant(3″)-Ⅰ基因表达对氨基糖苷类抗生素耐药性的影响。

(3) 根据实验结果撰写结题报告并发表论文。

【研究目的】

确定铜绿假单胞菌 ant(3″)-Ⅰ基因表达对氨基糖苷类抗生素耐药性的影响。

【研究背景】

铜绿假单胞菌是一种医院感染的条件致病菌，属于革兰阴性菌，氨基糖苷类抗生素常作为治疗革兰阴性杆菌及其耐药菌感染重要的药物。但随着该类药物在临床的广泛应用，铜绿假单胞菌对其耐药性有所上升。ant(3″)-Ⅰ是铜绿假单胞菌对氨基糖苷类抗生素耐药的主要基因，本课题将详细研究 ant(3″)-Ⅰ基因的表达对氨基糖苷类抗生素耐药的影响。

【研究内容】

(1) 在铜绿假单胞菌中过表达 ant(3″)-Ⅰ基因后，观察其对氨基糖苷类抗生素如链霉素、庆大霉素、卡那霉素等的影响。

(2) 在 ant(3″)-Ⅰ基因高表达的铜绿假单胞菌中干扰表达后，观察其对氨基糖苷类抗生素如链霉素、庆大霉素、卡那霉素等的影响。

【实验设计】

(1) 根据研究内容设计详细的实验方案。

(2) 根究研究内容选择合适的实验方法。

参考选题三 噬菌体在金黄色葡萄球菌治疗中的作用

【目的要求】

(1) 查阅相关文献，撰写合理可行的研究创新型实验申请书。

(2) 通过实验确定噬菌体在金黄色葡萄球菌治疗中的作用。

(3) 根据实验结果撰写结题报告并发表论文。

【研究目的】

确定噬菌体在金黄色葡萄球菌治疗中的作用。

【研究背景】

由于近年来金黄色葡萄球菌感染概率增加以及多重耐药菌(尤其是耐甲氧西林葡萄球菌)的出现，使此菌的治疗变得尤为困难，因此亟须研发新型治疗制剂。噬菌体以细菌为宿主，可特异性杀灭宿主菌，由于耐药株的增加，抗生素治疗的局限性增大，因此噬菌体治疗金黄色葡萄球菌感染可

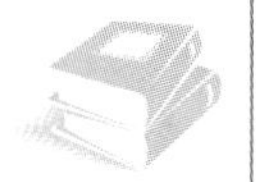

NOTE

作为新的研究方向。

【研究内容】

(1) 通过透射电镜观察噬菌体形态。

(2) 测定裂解谱和一步生长曲线。

(3) 通过体外裂解实验和体内治疗实验测定噬菌体裂解能力和对小鼠的保护效果。

【实验设计】

(1) 根据研究内容设计详细的实验方案。

(2) 根究研究内容选择合适的实验方法。

NOTE

研究创新型实验申请书范例

项目编号	

大学生创新型实验申请书

（学生用）

项 目 名 称：表达 ppe7 基因重组耻垢分枝杆菌的构建及感染巨噬细胞的影响研究

项 目 类 别：□自然科学类　□人文社科类　□科技发明制作类

申 请 者：×××

所 在 单 位：×××

指 导 教 师：×××

申 请 金 额：×××

申 请 日 期：×××

联 系 电 话：×××

电 子 信 箱：×××

年　月　日

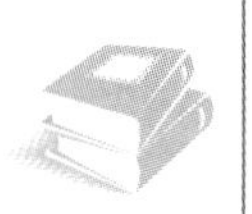

NOTE

一、基本情况

<table>
<tr><td colspan="8">1. 项目情况</td></tr>
<tr><td colspan="2">项目名称</td><td colspan="6">表达 ppe7 基因重组耻垢分枝杆菌的构建及感染巨噬细胞的影响研究</td></tr>
<tr><td colspan="2">项目性质</td><td colspan="6">☑ 基础研究　　☐ 应用基础研究</td></tr>
<tr><td colspan="2">项目来源</td><td colspan="6">☑ 自主立题　　☐ 教师指导选题</td></tr>
<tr><td colspan="2">起止时间</td><td colspan="6">自××年××月至××年××月</td></tr>
<tr><td colspan="2">申请金额</td><td colspan="6">××元</td></tr>
<tr><td colspan="8">2. 申请者情况</td></tr>
<tr><td>姓名</td><td>××</td><td>性别</td><td>×</td><td>年龄</td><td>××</td><td>民族</td><td>××</td></tr>
<tr><td>系(院)</td><td colspan="2">××</td><td>年级</td><td colspan="2">××</td><td>专业</td><td>××</td></tr>
<tr><td>兼职</td><td colspan="7">××</td></tr>
</table>

<table>
<tr><td colspan="7">3. 项目组其他成员情况(5～9 人)</td></tr>
<tr><td>姓名</td><td>性别</td><td>年龄</td><td>专业</td><td>分工</td><td>每周工作时间</td><td>签字</td></tr>
<tr><td>×××</td><td>×</td><td>××</td><td>×××</td><td>细胞培养</td><td>××</td><td></td></tr>
<tr><td>×××</td><td>×</td><td>××</td><td>×××</td><td>重组菌构建</td><td>××</td><td></td></tr>
<tr><td>×××</td><td>×</td><td>××</td><td>×××</td><td>细胞凋亡实验</td><td>××</td><td></td></tr>
<tr><td>×××</td><td>×</td><td>××</td><td>×××</td><td>细胞因子检测</td><td>××</td><td></td></tr>
<tr><td>×××</td><td>×</td><td>××</td><td>×××</td><td>western blot</td><td>××</td><td></td></tr>
<tr><td></td><td></td><td></td><td></td><td></td><td></td><td></td></tr>
</table>

<table>
<tr><td colspan="6">4. 指导教师情况</td></tr>
<tr><td>姓名</td><td>×××</td><td>职称(学位)</td><td>×××</td><td>专业</td><td>×××</td></tr>
<tr><td>E-mail</td><td colspan="2">×××</td><td>单位</td><td colspan="2">×××</td></tr>
<tr><td>电话</td><td colspan="2">×××</td><td>签字</td><td colspan="2"></td></tr>
</table>

二、立题依据

1. 研究意义

结核病是对全球尤其是发展中国家危害最严重的慢性传染病之一，我国肺结核发病率和死亡人数在传染病中排第一位，巨噬细胞是抵抗结核分枝杆菌(Mycobacterium Tuberculosis，MTB)感染的第一道防线，巨噬细胞的杀灭作用和 MTB 逃避清除能力的高低决定着机体能否抵御 MTB 感染。PE 和 PPE 蛋白家族为 MTB 所特有，非致病耻垢分枝杆菌不含 ppe7 同源基因，将 ppe7 基因构建入耻垢分枝杆菌，通过研究重组菌生物学特性、对小鼠巨噬细胞的影响可探明 PPE7 蛋白在结核病发病机制中的作用，为研发结核病新型疫苗和诊断试剂奠定基础。

NOTE

续表

2. 国内外研究现状

结核病是全球十大死因之一，是由结核分枝杆菌感染引起的慢性传染病。据世界卫生组织(WHO)报道，仅2016年全球范围内就有1040万人患结核病，其中，170万人因该病死亡。近年来MTB耐药性增强，对MTB相关基因及其编码蛋白的结构、功能进行深入研究，开发结核病早期诊断试剂、新型疫苗和药物尤为迫切。

1998年，MTB全基因组测序完成，PE和PPE两大富含甘氨酸的蛋白家族也随之被发现。研究表明，MTB基因组约10%的序列用于编码PE和PPE蛋白家族，且该蛋白家族为MTB所特有，由此，PE和PPE蛋白家族日益受到国内外研究人员的关注。

PPE有由180个氨基酸组成的保守N末端，共有69个成员，可分为4个亚类，其特点是高度保守，在第7～9位氨基酸处存在PE(Pro-Glu)基序。目前报道的PPE蛋白大部分具有特有的PPE结构域。现阶段，关于MTB PPE蛋白家族的研究发现层出不穷。例如PPE27蛋白可促进小鼠巨噬细胞中MTB的存活和细胞因子的分泌；PPE17蛋白的N末端结构域在活动性结核病患者诱导抗体应答中起主导作用；PPE38蛋白抑制巨噬细胞MHCⅠ类表达，抑制$CD8^+$细胞应答，等等。尽管一些PPE蛋白被报道在宿主先天性免疫或细菌毒力等方面有重要作用，但大部分PPE蛋白的功能目前尚未阐明。

家族成员PPE7(Rv0354c)仍然是功能未知的蛋白，在国内外的研究中，关于对细胞影响机制的研究只有1篇外文文献报道。Diaz DP等确定了Rv0354c基因在MTB复合体中的存在和转录，并通过免疫电子显微镜确认PPE7蛋白在MTB膜上的亚细胞定位。鉴定出两种具有高结合活性的肽(HABP)，并在体外检测了MTB H37Rv的侵袭。研究表明，HABP 39224抑制A549上皮细胞和U937巨噬细胞的侵袭超过50%，而HABP 39225抑制U937细胞侵袭为40%。位于蛋白质C末端区域的HABP 39224在MTB复合物中具有完全保守的氨基酸序列，并且在设计基于亚基的抗结核疫苗时可以选择作为碱基肽。

耻垢分枝杆菌是一种不致病且能快速生长的分枝杆菌，保留MTB蛋白的天然生物活性，是除BCG外理想的结核病活体疫苗，非致病耻垢分枝杆菌不含ppe7同源基因，表明PPE蛋白在MTB致病中有重要作用。目前国内外已成功构建表达ppe11、ppe25、ppe27、ppe32、ppe36基因的重组耻垢分枝杆菌研究其功能，但对PPE7蛋白的研究只有2017年发表的一篇文献报道，关于其功能研究尚不完善。本研究首次将ppe7基因构建入耻垢分枝杆菌，通过研究重组菌生物学特性、重组菌对小鼠巨噬细胞凋亡、细胞活性等方面的影响探讨PPE7蛋白在结核病发病机制中的作用，为研发结核病新型疫苗和诊断试剂奠定基础。

3. 研究目的

通过构建表达ppe7基因的重组耻垢分枝杆菌，研究其对小鼠巨噬细胞RAW264.7凋亡、细胞活力的影响，确定PPE7蛋白在MTB致病中的作用机制，为新型结核疫苗及药物的研发开拓新方向。

4. 主要参考文献

[1] Simeone R, Bottai D, Brosch R. ESX/type Ⅶ secretion systems and their role in host-pathogen interaction. Curr Opin Microbiol, 2009, 12(1): 4-10.

[2] 孙林，闵晨雨，钱源，等. 结核分枝杆菌PE/PPE蛋白研究进展[J]. 中国人兽共患病学报，2013，29(5)：499-503.

[3] Yang G, Luo T, Sun C, et al. PPE27 in *Mycobacterium smegmatis* enhances mycobacterial survival and manipulates cytokine secretion in mouse macrophages[J]. J Interferon Cytokine Res, 2017, 37(9): 421-431.

[4] Abraham P R, Pathak N, Pradhan G, et al. The N-terminal domain of *Mycobacterium tuberculosis* PPE17 (Rv1168c) protein plays a dominant role in inducing antibody responses in active TB patients [J]. PLoS One, 2017, 12(6): e0179965.

NOTE

续表

[5] Meng L, Tong J, Wang H, et al. PPE38 Protein of *Mycobacterium tuberculosis* inhibits macrophage MHC Class Ⅰ expression and dampens CD8^{+} T cell responses[J]. Front Cell Infect Microbiol, 2017, 7:68.
[6] Díaz D P, Ocampo M, Varela Y, et al. Identifying and characterising PPE7(Rv0354c) high activity binding peptides and their role in inhibiting cell invasion [J]. Mol Cell Biochem, 2017, 430(1-2):149-160.
[7] 梁丽娟,米友军,周明方,等.结核分枝杆菌 PPE36 蛋白增加耻垢分枝杆菌在小鼠巨噬细胞内生存及调节细胞因子的分泌[J].西安交通大学学报,2018,39(3):371-374.
[8] Deng W, Zeng J, Xiang X, et al. PE11(Rv1169c) selectively alters fatty acid components of Mycobacterium smegmatis and host cell interleukin-6 level accompanied with cell death [J]. Front Microbiol, 2015, 6:613.
[9] Deng W, Li W, Zeng J, et al. *Mycobacterium tuberculosis* PPE family protein Rv1808 manipulates cytokines profile via co-activation of MAPK and NF-κB signaling pathways [J]. Cell Physiol Biochem, 2014, 33(2):273-288.

三、研究方案

1. 研究内容与实验技术路线流程图

1.1 研究内容

1.1.1 构建表达 ppe7 基因的重组耻垢分枝杆菌。

(1) 以 H37Rv 为模板扩增 ppe7 基因片段。

(2) 构建重组穿梭质粒 pMV261-ppe7-flag。

(3) 将重组质粒电转入耻垢分枝杆菌 MC2155(MS)。

(4) western blot 检测 PPE7 蛋白表达。

1.1.2 确定 ppe7 基因表达对重组耻垢分枝杆菌生物学特性的影响。

(1) 检测重组耻垢分枝杆菌的生长曲线。

(2) 检测 SDS 对重组耻垢分枝杆菌的影响:分别用 0.05%SDS 溶液短时间处理 2 h、4 h、6 h,长时间处理 12 h、24 h、48 h 后进行 CFU 计数。

(3) 检测饥饿环境对重组耻垢分枝杆菌的影响:分别用 PBS 培养 0 h、24 h、48 h、72 h 后进行 CFU 计数。

(4) 检测酸性压力对重组耻垢分枝杆菌的影响:分别用 pH=3.0 的 7H9 液体培养基培养 0 h、24 h、48 h、72 h 后进行 CFU 计数。

1.1.3 确定重组耻垢分枝杆菌感染对小鼠巨噬细胞 RAW264.7 的影响。

(1) 检测重组耻垢分枝杆菌在巨噬细胞的存活率:分别在细菌感染细胞 0.5 h、2 h、4 h、6 h、20 h 后裂解细胞进行 CFU 计数。

(2)检测重组耻垢分枝杆菌对巨噬细胞活力的影响:分别在细菌感染细胞 0 h、24 h、48 h、72 h 后收集培养基上清液检测 LDH 含量。

(3) 检测重组耻垢分枝杆菌对巨噬细胞凋亡的影响:分别在细菌感染细胞 0 h、24 h、48 h、72 h 后进行 AO-EB 染色检测凋亡水平。

(4) 检测重组耻垢分枝杆菌对细胞因子分泌的影响:分别在细菌感染细胞 0 h、24 h、48 h、72 h 后用 ELISA 检测细胞因子分泌水平。

NOTE

续表

1.2 实验技术路线流程图(见图 24-1)

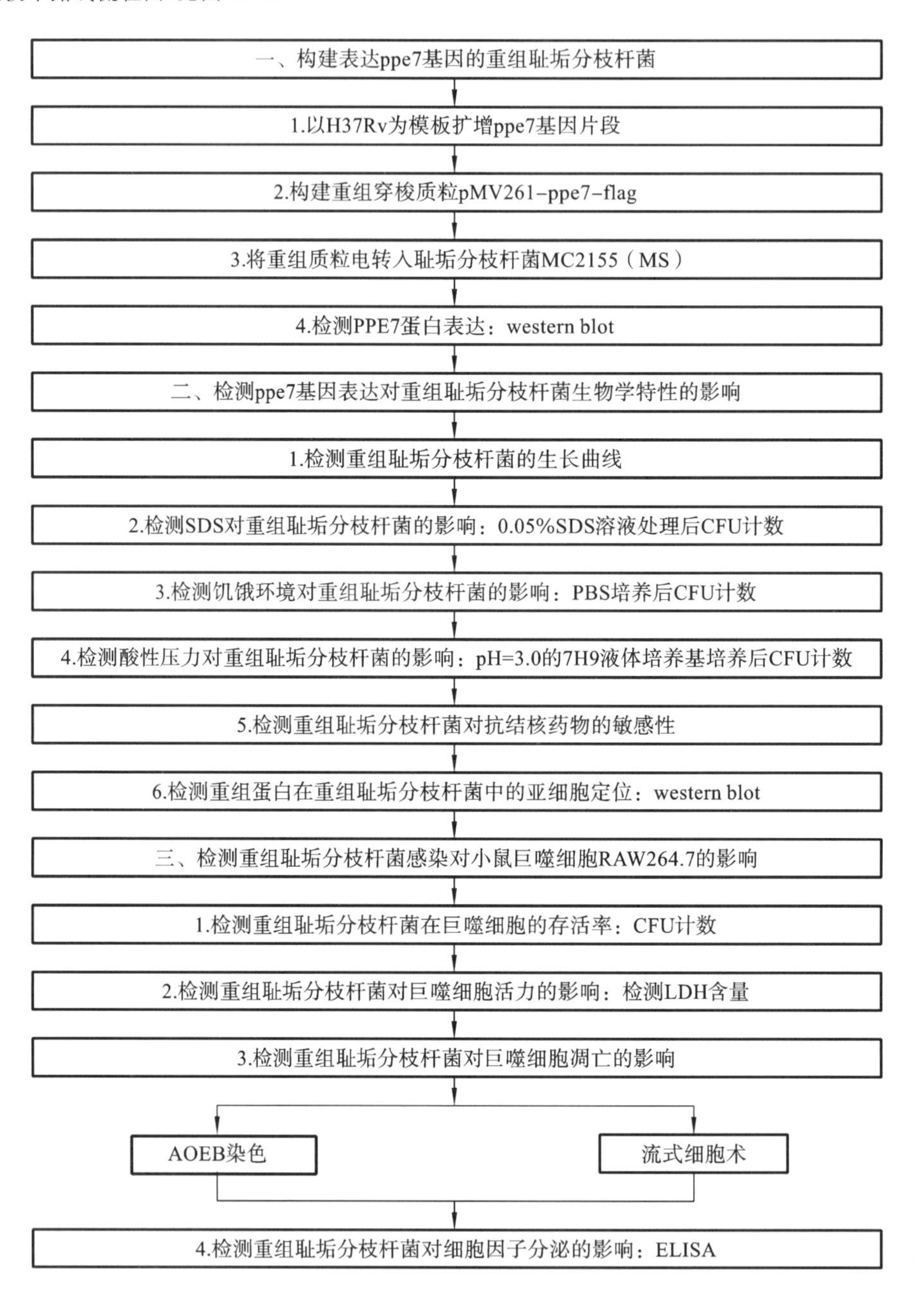

图 24-1 实验技术路线流程图

2. 创新之处

2.1 表达 ppe7 基因的重组耻垢分枝杆菌的构建

本团队在阅读大量文献的基础上，发现目前 MTB 特有的 PPE7 蛋白在 MTB 致病中所发挥的作用还不明确，由此锁定了 PPE7 蛋白，并首次把 PPE7 蛋白与耻垢分枝杆菌结合，设计构建表达 ppe7 基因的重组耻垢分枝杆菌，弥补了 MTB 生长缓慢、毒性强、存在安全隐患的不足，为研究 PPE7 蛋白的功能奠定基础。

2.2 PPE7 蛋白对小鼠 RAW264.7 巨噬细胞的影响

本团队通过研究重组耻垢分枝杆菌在不同环境中的存活状况、生长曲线、对抗结核药物的敏感性等生物学特性，以及重组耻垢分枝杆菌对小鼠 RAW264.7 巨噬细胞的细胞活力、细胞因子分泌、凋亡等方面的影响，首次探讨 MTB PPE7 蛋白对小鼠巨噬细胞 RAW264.7 的影响，以期发现 PPE7 蛋白在结核病发病机制中的作用，为研发抗结核病新药物开拓新思路。

NOTE

续表

3. 预期结果和形式(学术论文、社会调查报告、科技发明制作)

3.1 成功构建表达 ppe7 基因的重组耻垢分枝杆菌,确定 ppe7 基因表达对重组耻垢分枝杆菌生物学特性的影响,以及对小鼠巨噬细胞 RAW264.7 凋亡、细胞活力的影响,为研究 PPE7 蛋白在 MTB 致病中的作用机制提供思路,为新型结核疫苗及药物的研发开拓新方向。

3.2 培养本科生科研创新能力和实践操作能力,培养团队合作精神。

3.3 发表一篇 SCI 论文。

4. 研究进度及安排

4.1 2018.9—2018.11:构建表达 ppe7 基因的重组耻垢分枝杆菌。

4.2 2018.12—2019.2:检测 ppe7 基因表达对重组耻垢分枝杆菌生物学特性的影响。

4.3 2019.3—2019.4:检测重组耻垢分枝杆菌感染对小鼠巨噬细胞 RAW264.7 的影响。

4.4 2019.5—2018.6:完善实验缺漏之处,根据实验成果撰写论文。

5. 所需仪器设备

美国进口二氧化碳培养箱、−150 ℃超低温冰箱、实时定量 PCR 仪、二维凝胶电泳仪、Bio-Rad 凝胶成像分析仪、全能台式高速冷冻离心机、紫外-可见分光光度计、全自动荧光正置显微镜、倒置荧光显微镜、暗视野显微镜等。

6. 经费使用计划

序号	预算开支科目	预算金额(元)	预算说明
1	细胞培养	600	试剂瓶、加样枪、枪头、细胞板、胎牛血清等基本实验器材
2	构建表达 ppe7 基因的重组耻垢分枝杆菌	6000	引物合成、质粒 DNA 抽提试剂盒、细菌基因组 DNA 提取试剂盒等
3	western blot 实验	5000	购买抗体等
4	细胞凋亡水平、细胞因子分泌水平检测	3000	AO-EB 双染色试剂盒、Hoechest33258 荧光染料、ELISA 试剂盒、电镜等
5	小鼠免疫功能检测	3000	小鼠、羊抗鼠 IgG、细胞增殖试剂盒等
6	论文发表等	2400	论文投递、发表
合计		20000	

四、审批情况

1. 指导教师推荐意见

指导教师签字:　　　　　年　　月　　日

NOTE

续表

<table>
<tr><td colspan="2">2. 其他教授意见</td></tr>
<tr><td>教授一：

签章：　　　　　　年　　月　　日</td><td>教授二：

签章：　　　　　　年　　月　　日</td></tr>
<tr><td colspan="2">3. 院系推荐意见

院系签章：　　　　院系主管领导签名：　　　　年　　月　　日</td></tr>
<tr><td colspan="2">4. 跨院系主管领导会签意见

院系公章：　　　　院系主管领导签名：　　　　年　　月　　日</td></tr>
<tr><td colspan="2">5. 校团委审核意见

负责人签名：　　　　年　　月　　日</td></tr>
<tr><td colspan="2">6. 学校审批意见

签名：　　　　年　　月　　日</td></tr>
</table>

（付玉荣）

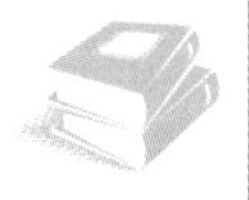

NOTE

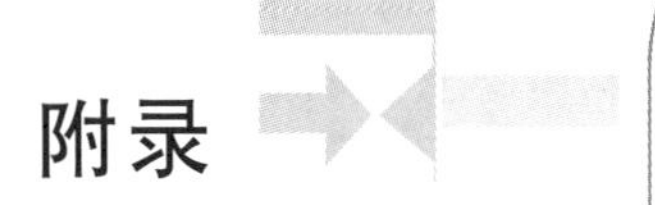

附录

一、常用培养基的配制

1. 肉膏汤(肉汤)

[成分]

牛肉膏	3～5 g	蛋白胨	10 g
氯化钠	5 g	蒸馏水	1000 mL

[制法] 将上述成分加热溶解,校正 pH 7.4～7.6,煮沸 3～5 min,用滤纸或脱脂棉过滤,分装于三角烧瓶或试管内,103.43 kPa 20 min,4 ℃冰箱储存备用。

[用途] 供一般细菌培养用,并可作为无糖基础液。

2. 普通营养琼脂

[成分]

肉汤	1000 mL	琼脂粉	20～25 g

[制法] 取已制备好的肉汤 1000 mL,置于三角烧瓶中,加 20～25 g 琼脂粉,加热溶解,分装于三角烧瓶或试管内,103.43 kPa 20 min,按要求分装于试管或平皿中制成斜面培养基或普通营养琼脂平板。4 ℃冰箱储存备用。

[用途] 供一般细菌分离培养或增菌等。

3. 半固体琼脂

[成分]

肉汤	1000 mL	琼脂粉	2～5 g

[制法] 取已制备好的肉汤 1000 mL,置于三角烧瓶中,加 2～5 g 琼脂粉,加热溶解,校正 pH 7.4～7.6,分装于小试管内,每管约 2 mL,103.43 kPa 20 min,灭菌后将试管直立,待凝固后即成半固体培养基,4 ℃冰箱储存备用。

[用途] 主要供细菌动力观察、菌种保存、H 抗原位相变异实验等用。

4. 血液琼脂

[成分]

胰蛋白胨	15 g	豆蛋白胨	5 g
氯化钠	5 g	琼脂粉	18 g
蒸馏水	1000 mL		

[制法] 将上述成分加热溶解,校正 pH 7.2～7.4,103.43 kPa 20 min,并冷却至 50 ℃左右;以无菌操作加入 5%～10% 预热至 37 ℃的脱纤维绵羊血后轻轻摇动使其混合均匀(勿产生气泡),倾注于灭菌平皿内,每皿以盖满皿底为宜,或分装于试管制成斜面,凝固后 4 ℃冰箱保存备用。

[用途] 供营养要求较高的病原菌分离培养、溶血鉴别以及保存菌种用。

5. 巧克力琼脂

[成分]

普通营养琼脂	1000 mL	无菌脱纤维羊(或兔)血	8～10 mL

[制法] 按血液琼脂培养基配制方法将血液加入普通营养琼脂中,将盛血液琼脂的容器置于 85 ℃水浴中加热 10～15 min(并不停摇动),直至培养基颜色变成巧克力色,取出并冷却至 50 ℃左右,倾注于灭菌平皿内,凝固后 4 ℃冰箱保存备用。

[用途] 供分离脑膜炎奈瑟菌、淋病奈瑟菌、流感嗜血杆菌等用。

NOTE

[注]

(1) 可在培养基冷却至50 ℃左右时加入一支双抗巧克力琼脂添加剂(含万古霉素0.66 mg,多黏菌素B 0.84 mg),混匀,倾入无菌平皿制成双抗巧克力琼脂。

(2) 可用市售巧克力琼脂(酪蛋白胨胰酶消化物10 g,肉胃蛋白酶消化物5 g,心胰酶消化物3 g,酵母浸出粉5 g,玉米淀粉1 g,氯化钠5 g,琼脂粉12 g,蒸馏水1000 mL,pH 7.2~7.4),制法同上。

6. L型琼脂培养基

[成分]

牛肉浸液	1000 mL	蛋白胨	8 g
明胶	30 g	氯化钠	40 g
琼脂粉	8 g		

[制法] 将上述成分(除明胶外)加入牛肉浸液(或肉汤),加热溶解,调pH 7.6,加入明胶后103.43 kPa 15 min灭菌,冷却至50~60 ℃倾注平板,4 ℃冰箱保存备用。

[用途] 用于L型细菌的分离培养。

7. 高盐甘露醇琼脂

[成分]

蛋白胨	10 g	牛肉浸粉	1 g
氯化钠	75 g	甘露醇	10 g
琼脂粉	18 g	0.1%酚红溶液	25 mL
蒸馏水	1000 mL		

[制法] 将蛋白胨、牛肉浸粉、氯化钠加入水中,加热溶解,校正pH 7.4,加入甘露醇、0.1%酚红溶液和琼脂粉,68.95 kPa 15 min,无菌分装,制成平板,4 ℃冰箱储存备用。

[用途] 用于金黄色葡萄球菌的选择性分离培养。

8. 6.5%氯化钠汤

[成分]

肉膏汤	1000 mL	氯化钠	65 g

[制法] 将上述成分加热溶解,装于三角烧瓶或试管内,103.43 kPa 20 min,4 ℃冰箱储存备用。

[用途] 供鉴定肠球菌用。

9. 胆汁七叶苷琼脂

[成分]

胰蛋白胨	17 g	牛肉浸粉	3 g
酵母浸粉	5 g	牛胆粉	10 g
氯化钠	5 g	枸橼酸钠	1 g
七叶苷	1 g	枸橼酸铁铵	0.5 g
琼脂粉	15 g	蒸馏水	1000 mL

[制法] 将上述成分加热溶解,调pH 6.6,分装于试管,每管5 mL,103.43 kPa 20 min,制成斜面,4 ℃冰箱储存备用。

[用途] 用于肠球菌的鉴定。

10. 马尿酸钠培养基

[成分]

肉膏汤	1000 mL	马尿酸钠	10 g

[制法] 将马尿酸钠溶解于肉膏汤内,分装于小试管内,并于管壁画一横线,103.43 kPa 20 min,4 ℃冰箱储存备用。

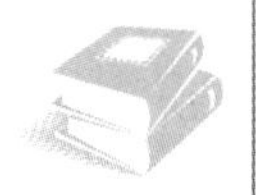

NOTE

[用途] 主要用于B群链球菌的鉴定。

11. 甲苯胺蓝核酸琼脂

[成分]

脱氧核糖核酸(DNA)	5 g	氯化钙	0.0011 g
氯化钠	10 g	甲苯胺蓝	0.083 g
三羟甲基甲烷	6.1 g	琼脂粉	10 g
蒸馏水	1000 mL		

[制法] 将上述成分搅拌加热煮沸至完全溶解，调 pH 8.8～9.2，分装于三角烧瓶内，68.95 kPa 15 min，4 ℃冰箱储存备用。如配制好后即用，可不灭菌。

[用途] 主要用于致病性葡萄球菌的鉴定。

12. SS 琼脂

[成分]

蛋白胨	5 g	牛肉膏	5 g
三号胆盐	3.5 g	乳糖	10 g
枸橼酸钠	8.5 g	硫代硫酸钠	8.5 g
枸橼酸铁	0.5 g	0.5%中性红溶液	5 mL
0.1%煌绿溶液	0.33 mL	琼脂粉	18 g
蒸馏水	1000 mL		

[制法] 将上述成分(除琼脂粉、中性红、煌绿外)先混合加热溶解，校正 pH 7.2，然后加入琼脂粉、中性红和煌绿，再加热溶解，待冷却至 55 ℃左右，倾注无菌平皿，凝固后即可。

[用途] 主要用于肠道致病菌的选择性分离。

[注]

(1) 本培养基切忌高压蒸汽灭菌或加热过久，宜当日使用，或保存于 4 ℃冰箱 48 h 内使用。

(2) 配好的煌绿溶液应在 10 天内使用。

13. 麦康凯(MAC)琼脂

[成分]

蛋白胨	10 g	乳糖	10 g
胆盐	5 g	氯化钠	5 g
0.5%中性红溶液	5 mL	琼脂粉	18 g
蒸馏水	1000 mL		

[制法] 将上述成分(除琼脂粉、中性红外)先混合加热溶解，校正 pH 7.2，然后加入琼脂粉、中性红，再加热溶解，68.95 kPa 15 min，待冷却至 55 ℃左右，倾注无菌平皿，凝固后即可。

[用途] 为弱选择性培养基，主要用于肠道致病菌的选择性分离。

14. 伊红美蓝(EMB)琼脂

[成分]

蛋白胨	10 g	乳糖	10 g
磷酸氢二钾	2 g	琼脂粉	18 g
蒸馏水	1000 mL	2%无菌伊红溶液	20 mL
0.5%无菌美蓝溶液	10 mL		

[制法] 将上述成分(除琼脂粉、伊红、美蓝外)先混合加热溶解，校正 pH 7.2～7.4，然后加入琼脂，68.95 kPa 15 min，待冷却至 55 ℃左右，加入伊红和美蓝溶液(也可以灭菌前加)，摇匀，倾注平板。

[用途] 为弱选择性培养基，主要用于分离肠道杆菌。

15. 中国蓝琼脂

[成分]

蛋白胨	10 g	牛肉粉	3 g

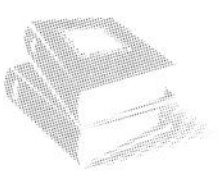

NOTE

氯化钠	5 g	乳糖	10 g
琼脂粉	18 g	1%中国蓝溶液	5 mL
1%玫红酸醇溶液	10 mL	蒸馏水	1000 mL

[制法] 将上述成分(除琼脂粉、中国蓝、玫红酸外)先混合加热溶解，校正 pH 7.2，然后加入琼脂粉、中国蓝、玫红酸醇溶液，再加热溶解，68.95 kPa 15 min，待冷却至 55 ℃左右，倾注无菌平皿，凝固后即可。

[用途] 为弱选择性培养基，主要用于肠道致病菌的选择性分离。

16. 克氏双糖铁(KIA)培养基

[成分]

牛肉膏	5 g	蛋白胨	10 g
氯化钠	5 g	硫代硫酸钠	0.5 g
硫酸亚铁铵	0.5 g	葡萄糖	1 g
乳糖	10 g	琼脂粉	15 g
蒸馏水	1000 mL	0.4%酚红溶液	6 mL

[制法] 将上述成分(除琼脂粉、酚红外)先混合加热溶解，调 pH 7.4±0.2，加入琼脂粉和酚红，再加热至琼脂溶解，分装于试管中，每管约 4 mL，68.95 kPa 15 min，摆放成斜面及高层冷凝，4 ℃冰箱储存备用。

[用途] 用于肠杆菌的初步鉴定，也可用于鉴定非发酵菌。

17. 蛋白胨水

[成分]

蛋白胨	10～20 g	氯化钠	5 g
蒸馏水	1000 mL		

[制法] 将上述成分加热溶解，调 pH 7.4，分装于三角烧瓶或试管内，103.43 kPa 15 min，4 ℃冰箱储存备用。

[用途] 供靛基质实验用，也可作为糖发酵管的基础液。

18. 葡萄糖蛋白胨水

[成分]

蛋白胨	5 g	葡萄糖	5 g
磷酸氢二钾	5 g	蒸馏水	1000 mL

[制法] 将上述成分加热溶解，调 pH 7.0，分装于三角烧瓶或试管内，68.95 kPa 15 min，4 ℃冰箱储存备用。

[用途] 供甲基红和 V-P 实验用。

19. 硝酸盐蛋白胨水

[成分]

蛋白胨	5 g	硝酸钾(不含 NO_2^-)	0.2 g
蒸馏水	1000 mL		

[制法] 将上述成分加热溶解，调 pH 7.4，分装于三角烧瓶或试管内，103.43 kPa 15 min。4 ℃冰箱储存备用。

[用途] 供硝酸盐还原实验或霍乱红反应用。

20. 糖发酵培养基

[成分]

蛋白胨水或肉膏汤	1000 mL	糖	5～10 g
1.6%溴甲酚紫溶液	1 mL		

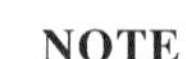
NOTE

[制法] 将上述成分溶解后，分装于三角烧瓶或试管内，68.95 kPa 15 min，4 ℃冰箱储存备用。

[用途] 主要用于检测一般细菌对各种糖的发酵能力。

[注] 如需观察产气情况,可将培养基分装于试管内,试管内加一倒置小管,再高压蒸汽灭菌;或将培养基制成半固体;厌氧菌培养时需加入维生素C 0.1 g、硫乙醇酸钠 0.5 g和L-半胱氨酸0.25 g。

21. 枸橼酸盐培养基

[成分]

硫酸镁	0.2 g	磷酸二氢铵	1 g
磷酸氢二钾	1 g	氯化钠	5 g
枸橼酸钠	5 g	琼脂粉	20 g
蒸馏水	1000 mL	1.0%溴麝香草酚蓝乙醇液	10 mL

[制法] 先将上述各种盐类成分溶解于蒸馏水中,调 pH 6.0,然后加入琼脂粉和指示剂,加热使琼脂溶解,分装于试管,每管约 3 mL,103.43 kPa 20 min,制成斜面备用。

[用途] 用于枸橼酸盐利用实验。

22. 尿素培养基

[成分]

蛋白胨	1 g	氯化钠	5 g
葡萄糖	1 g	20%尿素溶液	100 mL
磷酸二氢钾	2 g	0.2%酚红溶液	6 mL
蒸馏水	900 mL		

[制法] 先将上述各成分(除尿素外)溶解于蒸馏水中,调 pH 6.8,68.95 kPa 15 min,以无菌操作加入已过滤除菌的尿素溶液,混匀后分装于无菌试管,4 ℃冰箱保存备用。

[用途] 供尿素分解实验用。

23. 动力-吲哚-尿素(MIU)培养基

[成分]

蛋白胨	10 g	氯化钠	5 g
葡萄糖	1 g	琼脂粉	2 g
磷酸二氢钾	2 g	0.4%酚红溶液	2 mL
20%尿素溶液	100 mL	蒸馏水	900 mL

[制法] 先将上述各成分(除尿素、酚红外)加热溶解于蒸馏水中,调 pH 7.0,再加入酚红指示剂,68.95 kPa 15 min,待冷却至 80~90 ℃时,以无菌操作加入已过滤除菌的尿素溶液,混匀后分装于无菌试管,每管 3 mL,直立放置待凝固,4 ℃冰箱保存备用。

[用途] 用于细菌的复合生化实验。

24. 氨基酸脱羧酶实验培养基

[成分]

蛋白胨	5 g	酵母浸粉	3 g
葡萄糖	1 g	1.6%溴甲酚紫溶液	1 mL
蒸馏水	1000 mL		

[制法] 先将上述各成分(除溴甲酚紫外)加热溶解于蒸馏水中,调 pH 6.8,再加入溴甲酚紫;分成四份,前三份按 0.5%分别加入 L-赖氨酸、L-精氨酸、L-鸟氨酸,另一份为对照,不加氨基酸。加入氨基酸后校正 pH 6.8,分装于试管,每管 0.5~1 mL,每管再加入一薄层无菌液体石蜡,68.95 kPa 15 min 备用。

[用途] 用于氨基酸脱羧酶实验,鉴定肠杆菌科、弧菌科细菌用。

NOTE

25. 苯丙氨酸培养基

[成分]

D-苯丙氨酸	2 g	酵母浸粉	3 g
磷酸氢二钠	1 g	氯化钠	5 g
琼脂粉	12 g	蒸馏水	1000 mL

[制法] 将上述各成分加热溶解于蒸馏水中,调 pH 7.4,分装于试管内,每管 2 mL,103.43 kPa 15 min,制成斜面备用。

[用途] 用于苯丙氨酸脱氨酶实验,鉴定变形杆菌用。

26. 明胶培养基

[成分]

蛋白胨	10 g	氯化钠	5 g
牛肉膏	3 g	明胶	120 g
蒸馏水	1000 mL		

[制法] 将上述各成分在水浴锅内加热溶解,不断搅拌,调 pH 7.2~7.4,分装于试管,每管约 3 mL,55.16 kPa 15 min,4 ℃冰箱保存备用。

[用途] 供明胶液化实验用。

[注] 加热灭菌时间不宜过长,加热次数也不宜过多,否则明胶将失去凝固能力。

27. 硫代硫酸盐-枸橼酸盐-胆盐-蔗糖(TCBS)琼脂

[成分]

蛋白胨	10 g	酵母浸粉	5 g
氯化钠	10 g	硫代硫酸钠	10 g
枸橼酸钠	10 g	牛胆粉	5 g
牛胆酸钠	3 g	蔗糖	20 g
枸橼酸铁	1 g	琼脂粉	15 g
蒸馏水	1000 mL		

1%溴麝香草酚蓝乙醇液　4 mL

[制法] 先将上述各种成分(除琼脂粉、指示剂外)加热溶解于蒸馏水中,调 pH 8.6 ± 0.1,然后加入琼脂粉和指示剂,煮沸,冷却至 60 ℃左右倾注平板,无须高压蒸汽灭菌,室温保存备用。

[用途] 用于霍乱、副溶血性弧菌的分离培养。

28. 4 号琼脂

[成分]

蛋白胨	10 g	牛肉浸粉	3 g
氯化钠	5 g	枸橼酸钠	10 g
十二烷基硫酸钠	0.5 g	无水亚硫酸钠	3 g
猪胆汁粉	5 g	或鲜猪胆汁	30 mL
1%雷佛奴尔	3 mL	琼脂粉	20 g
蒸馏水	1000 mL		

[制法] 先将上述各种成分(除琼脂粉、指示剂外)加热溶解于蒸馏水中,调 pH 8.5 ± 0.2,然后加入琼脂粉和指示剂,煮沸溶解,待冷却至 60 ℃左右加入 1%亚碲酸钾 1 mL 及 500 U/mL 的庆大霉素 1 mL,混匀倾注平皿。

[用途] 用于霍乱弧菌的选择性分离培养。

29. 庆大霉素琼脂

[成分]

蛋白胨	10 g	牛肉浸粉	3 g

NOTE

氯化钠	5 g	枸橼酸钠	10 g
蔗糖	10 g	无水亚硫酸钠	3 g
琼脂粉	15 g	庆大霉素	500 U
蒸馏水	1000 mL		

[制法] 先将上述各成分(除琼脂粉、庆大霉素外)加热溶解于蒸馏水中,调 pH 8.5 ± 0.2,然后加入琼脂粉,煮沸溶解,待冷却至 60 ℃左右加入 1%亚碲酸钾 1 mL 及 500 U/mL 的庆大霉素 1 mL,混匀倾注平皿。

[用途] 用于霍乱弧菌的选择性分离培养。

30. 碱性蛋白胨水

[成分]

蛋白胨	10 g	氯化钠	5 g
蒸馏水	1000 mL		

[制法] 将上述成分加热溶解,调 pH 8.4,分装于三角烧瓶或试管内,塞好棉塞,103.43 kPa 15 min,4 ℃冰箱储存备用。

[用途] 用于霍乱弧菌的增菌培养。

31. 碱性蛋白胨琼脂

[成分]

pH 8.4 肉膏汤	1000 mL	琼脂粉	20 g

[制法] 将琼脂粉加于肉膏汤中加热溶解,调 pH 8.4,煮沸过滤,分装于三角烧瓶内,103.43 kPa 15 min,待冷却至 50 ℃左右倾注无菌平皿,4 ℃冰箱储存备用。

[用途] 用于霍乱弧菌的分离或增菌培养。

32. 嗜盐菌选择性琼脂

[成分]

蛋白胨	20 g	氯化钠	40 g
琼脂粉	17 g	蒸馏水	1000 mL
0.01%结晶紫溶液	0.5 mL		

[制法] 将上述成分(除琼脂粉、结晶紫外)加热溶解,调 pH 8.7(加 30%氢氧化钾溶液约 0.4 mL),煮沸过滤后加入结晶紫、琼脂粉,103.43 kPa 15 min,待冷却至 50 ℃左右倾注无菌平皿,4 ℃冰箱储存备用。

[用途] 用于副溶血性弧菌的选择性分离培养。

33. 我妻血琼脂

[成分]

蛋白胨	10 g	酵母浸膏	3 g
甘露醇	5 g	氯化钠	70 g
磷酸氢二钾	5 g	0.1%结晶紫溶液	1 mL
琼脂粉	15 g	蒸馏水	1000 mL

[制法] 将上述成分(除琼脂粉、结晶紫外)加热溶解,调 pH 7.6,煮沸过滤后加入结晶紫、琼脂粉,68.95 kPa 10 min,待冷却至 50 ℃左右加入脱纤维羊血 5 mL,混匀,倾注至已凝固的营养琼脂平板内,制成重层平板,供当天使用。

[用途] 用于副溶血性弧菌的溶血实验(Kanagawa 现象)。

34. SKirrow 血琼脂

[成分]

胰蛋白胨	2.5 g	酵母浸膏	5 g
氯化钠	5 g	琼脂粉	15 g

NOTE

蒸馏水	1000 mL	甲氧苄啶(TMP)	5 mg
万古霉素	10 mg	多黏菌素 B	2500 U
冻融脱纤维马血	50～70 mL		

[制法] 将上述成分(除琼脂粉、TMP、万古霉素、多黏菌素 B、冻融脱纤维马血外)加热溶解，调 pH 7.4，加入琼脂粉，103.43 kPa 20 min，待冷却至 50 ℃左右加入其他成分，倾注无菌平皿，4 ℃冰箱储存备用。

[用途] 用于空肠弯曲菌的分离培养。

[注]

(1) TMP、抗生素混合液配法：先配成乳酸 TMP 溶液，以乳酸 62 mg(1～2 滴)混合于 100 mL 灭菌蒸馏水中，然后再加入 TMP 溶液。

(2) 取乳酸 TMP 溶液 5 mL，再加入万古霉素及多黏菌素 B，摇匀后，即成 TMP 抗生素混合液。

35. 改良 Campy-BAP 培养基

[成分]

胰蛋白胨	10 g	蛋白胨	10 g
葡萄糖	1 g	酵母浸膏	2 g
氯化钠	5 g	焦亚硫酸钠	0.1 g
琼脂粉	15 g	蒸馏水	1000 mL
甲氧苄啶(TMP)	5 mg	万古霉素	10 mg
多黏菌素 B	2500 U	两性霉素 B	2 mg
头孢菌素	15 mg	脱纤维羊血	50～70 mL

[制法] 将上述成分(除琼脂粉、抗生素、羊血外)加热溶解，调 pH 7.0±0.2，加入琼脂粉，此为布氏琼脂基础培养基。103.43 kPa 20 min，待冷却至 50 ℃左右加入其他成分，倾注无菌平皿，冰箱储存备用。

[用途] 用于空肠弯曲菌的分离培养。

[注] 两性霉素 B、头孢菌素混合液配法：称取两性霉素 B 2 mg 和头孢霉素 15 mg 与无菌蒸馏水 5 mL 混合即成。

36. 鲍-金(Bordet-Gengou，B-G)琼脂

[成分]

马铃薯	125 g	甘油	10 mL
氯化钠	5.6 g	琼脂粉	22.5 g
蒸馏水	1000 mL		

[制法]

(1) 先将马铃薯去皮切碎，浸入 500 mL 已加入甘油的水中，煮沸至马铃薯变软为止，用纱布过滤，补足水分至原量。

(2) 将马铃薯浸汁加入氯化钠、琼脂粉，再加入蒸馏水 500 mL，溶解后调 pH 7.0，过滤分装，每瓶 100 mL，103.43 kPa 15 min，备用。

(3) 临用时取该培养基 1 瓶，加热溶解，冷却至 50 ℃左右，加入无菌脱纤维羊血 35 mL 及 100 U/mL的青霉素 0.5 mL，摇匀倾注平板，4 ℃冰箱保存备用。

[用途] 用于百日咳鲍特菌的分离培养。

37. 吕氏血清斜面培养基

[成分]

1%葡萄糖肉汤(pH 7.6)	100 mL
无菌动物(牛、羊、猪等)血清	300 mL

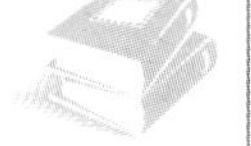
NOTE

[制法] 将肉汤与动物血清按比例混合，分装于试管内，每管 5 mL，在血清凝固器或流通蒸汽灭菌器内制成斜面，间歇灭菌。

[用途] 用于白喉杆菌的分离培养。

[注] 间歇灭菌方法：第一天，80 ℃ 1 h 后于 37 ℃过夜；第二天，85 ℃ 1 h 后于 37 ℃过夜，有污染者弃之不要；第三天，90 ℃ 1 h 后于 37 ℃过夜。

38. 亚碲酸钾血琼脂

[成分]

pH 7.6 营养琼脂	1000 mL	10%葡萄糖液	2 mL
1%亚碲酸钾液	4.5 mL	0.5%胱氨酸液	1 mL
脱纤维羊血	50～100 mL		

[制法] 先将灭菌营养琼脂溶化，冷却至 50 ℃左右，加入无菌脱纤维羊血、葡萄糖液、亚碲酸钾液和胱氨酸液，混匀后倾注平板，冰箱保存备用。

[用途] 用于百日咳鲍特菌的分离培养和鉴别。

39. 庖肉培养基

[成分]

牛肉渣	1 g	牛肉汤	10 mL

[制法] 将做肉浸液剩下的肉渣，用自来水冲洗搓捏，除去浮屑和杂质，冲洗至无混浊现象为止，再以蒸馏水冲洗数次，校正 pH 7.8～8.0，置于冰箱过夜；第二天取出，先用自来水冲洗，再用蒸馏水冲洗数次，沥干后，68.95 kPa 10 min，置于 70～80 ℃烘箱内烘干；取肉渣装试管，每管约 1 g，再加入牛肉汤约 10 mL，103.43 kPa 20 min，备用。

[用途] 供厌氧菌培养用。

[注] 肉渣含不饱和脂肪酸，能吸收氧，其中的氨基酸有还原作用，故培养基内氧化还原电势低。

40. 硫乙醇酸盐(TH10)培养基

[成分]

硫乙醇酸钠	0.5 g	胰酶消化酪蛋白	17 g
植物胨或大豆胨	3 g	葡萄糖	6 g
氯化钠	2.5 g	L-胱氨酸	0.5 g
亚硫酸钠	0.1 g	刃天青(Resazurin)	0.001 g
琼脂粉	0.7 g	蒸馏水	1000 mL

[制法] 将上述各成分加热至完全溶解，煮沸 1～2 min，冷却后调 pH 7.2～7.4，分装于试管，每管 10 mL，103.43 kPa 15 min，4 ℃冰箱保存备用。

[用途] 此培养基厌氧菌和需氧菌均可生长，需氧菌生长在上部，厌氧菌(包括兼性厌氧菌)生长在下部。

41. 卵黄琼脂

[成分]

胰酪胨	40 g	葡萄糖	2 g
磷酸氢二钾	5 g	氯化钠	2 g
50%硫酸镁	0.2 mL	琼脂粉	20 g
蒸馏水	1000 mL		

[制法] 将以上成分加热溶解，调 pH 7.3～7.4，103.43 kPa 15 min，冷却至 60 ℃加入 50%蛋黄盐水 100 mL，混匀倾注平板，4 ℃冰箱保存备用。

[用途] 用于厌氧菌(如产气荚膜梭菌)的分离培养。

[注] 50%蛋黄盐水的配制同卵黄双抗琼脂培养基。

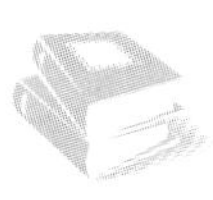

NOTE

42. 溴甲酚紫牛乳培养基

[成分]

新鲜牛乳(脱脂)	1000 mL	1.6%溴甲酚紫溶液	1 mL

[制法] 取新鲜生牛乳置于锥形瓶中,隔水煮沸 30 min,自然冷却,再置于冰箱内 2～4 h,让脂肪上浮,然后吸取下层乳汁 100 mL,加入指示剂;混匀后分装于试管,每管约 5 mL,于表面加已溶化的凡士林,厚约 5 mm;55.16 kPa 20 min 后经 37 ℃ 24～48 h,若无细菌生长即可使用。

[用途] 检测厌氧菌对牛乳的凝固和发酵作用,常用于检测产气荚膜梭菌。

43. CDC 厌氧血琼脂

[成分]

胰酶解酪蛋白	15 g	植物胨或木瓜酶消化豆粉	5 g
氯化钠	5 g	半胱氨酸	0.4 g
酵母浸出粉	5 g	氯化钠	5 g
0.5%氯化血红素	1 mL	1%维生素 K 溶液	1 mL
琼脂粉	20 g	蒸馏水	1000 mL
脱纤维羊血或兔血	50 mL		

[制法] 将上述成分(除氯化血红素、维生素 K、血液、琼脂粉外)混合,加热溶解,冷却后调 pH 7.4,加入琼脂粉,103.43 kPa 15 min,冷却至 50 ℃,加入无菌脱纤维羊血或兔血 50 mL,混匀后倾注平板(临用前以无菌操作方式加入氯化血红素和维生素 K 溶液)。

[用途] 用于营养要求较高的厌氧菌的培养。

44. CCFA 培养基(环丝氨酸-头孢甲氧噻吩-果糖-蛋黄琼脂)

[成分]

脲胨 2 号	40 g	磷酸氢二钠	5 g
磷酸二氢钾	1 g	氯化钠	2 g
无水硫酸镁	0.1 g	果糖	6 g
环丝氨酸	0.5 g	头孢甲氧噻吩	0.016 g
琼脂粉	20 g	蒸馏水	1000 mL
1%中性红乙醇溶液	3 mL	50%蛋黄盐水溶液	50 mL

[制法] 将上述成分(除环丝氨酸、头孢甲氧噻吩、蛋黄盐水溶液、琼脂粉外)混合,加热溶解,冷却后调 pH 7.6,加入琼脂粉,103.43 kPa 15 min,冷却至 50 ℃,以无菌操作方式加入环丝氨酸、头孢甲氧噻吩、50%蛋黄盐水溶液,混匀后倾注平板。

[用途] 用于艰难梭菌的选择性分离。

45. 胆汁七叶灵琼脂

[成分]

枸橼酸铁铵	0.5 g	植物胨	5 g
胰酪胨	5 g	氯化钠	5 g
七叶灵	1 g	牛胆粉	20 g
0.5%氯化血红素	2 mL	0.4%庆大霉素溶液	2.5 mL
琼脂粉	15 g	蒸馏水	1000 mL

[制法] 将上述成分(除氯化血红素、庆大霉素溶液、琼脂粉外)混合,加热溶解,冷却后调 pH 7.0,加入琼脂粉,103.43 kPa 15 min,冷却至 50 ℃,以无菌操作方式加入氯化血红素、庆大霉素溶液,混匀后倾注平板。

[用途] 用于类杆菌的选择性分离。

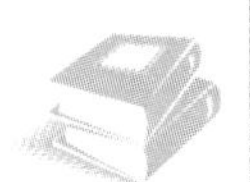

NOTE

46. 卡拉-万古霉素血琼脂(KVLB)

[成分]

CCD厌氧血琼脂	1000 mL	卡那霉素	100 mg
万古霉素	7.5 mg		

[制法] 将CCD厌氧琼脂经高压蒸汽灭菌后冷却至50 ℃,加入无菌脱纤维羊血或兔血50 mL,再加入卡那霉素、万古霉素,混匀后倾注平板。

[用途] 用于厌氧菌的分离培养。

47. 罗氏(Lowenstein)培养基

[成分]

磷酸二氢钾(无水)	2.4 g	硫酸镁	0.24 g
枸橼酸镁	0.6 g	L-谷氨酸钠	7.2 g
甘油	12 mL	蒸馏水	600 mL
马铃薯粉	30 g	新鲜鸡蛋液	1000 mL
2%孔雀绿	20 mL		

[制法] 将上述成分(除马铃薯粉、新鲜鸡蛋液、孔雀绿外)加入600 mL蒸馏水中混合,置于水浴中加热溶解,加入马铃薯粉,继续加热30 min,并不时搅拌,冷却至65 ℃左右;按"卵黄双抗琼脂"配制方法消毒鸡蛋外壳,收集全蛋液于带玻璃珠的无菌瓶内打碎,加入上述溶液,并加入孔雀绿;分装于无菌试管内,每管8~10 mL,制成斜面,间隙灭菌。

[用途] 用于结核分枝杆菌的培养。

[注] 染料最好先配成溶液。

48. 柯索夫(Korthof)培养基

[成分]

优质蛋白胨	0.8 g	氯化钠	1.4 g
氯化钾	0.4 g	碳酸氢钠	0.02 g
磷酸二氢钾	0.18 g	磷酸氢二钠	0.08 g
蒸馏水	920 mL	无菌兔血清	80 mL

[制法] 除兔血清外,其他各成分混合,加热溶解,调pH 7.2,高压蒸汽灭菌(103.43 kPa)20 min,冷却后,以无菌操作加入兔血清,制成8%血清溶液,分装入无菌试管中,并在56 ℃水浴中灭活1 h,4 ℃冰箱保存备用。

[用途] 供钩端螺旋体培养用。

49. 沙保弱培养基

[成分]

蛋白胨	10 g	葡萄糖	40 g
琼脂粉	20 g	蒸馏水	1000 mL

[制法] 上述成分混合加热溶解(pH一般可不矫正),103.43 kPa 15 min,4 ℃冰箱保存备用。

[用途] 供真菌培养用。

[注] 如不加琼脂粉即为沙保弱液体培养基;在分装前可加入氯霉素5~125 mg及放线菌酮100~150 mg,前者可抑制细菌生长,后者可抑制霉菌及隐球菌生长,而有利于其他病原真菌的生长。

50. 玉米培养基

[成分]

黄玉米粉	40 g	吐温-80	10 mL
琼脂粉	15 g	蒸馏水	1000 mL

[制法] 将黄玉米粉加入500 mL蒸馏水中,60 ℃加热30 min,用纱布过滤;将琼脂粉加入另外

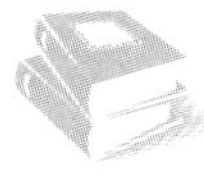

NOTE

500 mL 蒸馏水中,加热溶解;混合上述两种物质,趁热用纱布过滤后加 1 mL 吐温-80,混匀后高压蒸汽灭菌(103.43 kPa)15 min,4 ℃冰箱保存备用。

[用途] 供白假丝酵母菌小培养用,可观察其厚膜孢子和假菌丝。

51. 米汤培养基

[成分]

大米	20 g	吐温-80	5 mL
琼脂粉	25 g	蒸馏水	1000 mL

[制法] 将 20 g 大米加入 1000 mL 蒸馏水中煮沸,维持 45 min,用 4 层纱布过滤取滤液,补足水分至 1000 mL,加入吐温-80 和琼脂粉,103.43 kPa 15 min,4 ℃冰箱保存备用。

[用途] 供白假丝酵母菌小培养用。

二、常用试剂和染液的配制

(一) 培养基制备常用试剂

1. 0.4%酚红溶液 酚红(phenlo red)0.4 g 于研钵中磨匀,边磨边加入 0.01 mol/L 氢氧化钠约 12 mL,使其全溶解,加蒸馏水至 100 mL,充分混匀,盛入玻璃瓶中备用(此时浓度为 0.4%)。

2. 1%中性红溶液 中性红(neutrel red)1 g 于研钵中,加入少许 95%乙醇,研磨使其全部溶解,然后用 95%乙醇润洗量筒中,加至 70 mL,最后加蒸馏水至 100 mL,盛入棕色严密玻璃瓶中备用。

3. 0.1%的煌绿溶液 称取 0.1 g 煌绿于研钵中磨匀,边磨边加入蒸馏水,使其全部溶解,加蒸馏水至 100 mL。

4. 2%伊红溶液 伊红(eosin)2 g,蒸馏水 100 mL,使其自溶即可。

5. 0.5%美蓝溶液 美蓝(methylene blue)0.5 g,蒸馏水 100 mL,使其自溶即可。

6. 1%中国蓝溶液 中国蓝(China blue)1 g,蒸馏水 100 mL,煮沸使其全部溶解,置于室温下过夜,次日用滤纸过滤,68.95 kPa 高压蒸汽灭菌 15 min,4 ℃冰箱保存备用(制作培养基用,否则无须灭菌)。

7. 1%玫红酸 1.0 g 玫红酸溶于 100 mL 乙醇(50%V/V)中。

8. 1.6%溴甲酚紫乙醇溶液 溴甲酚紫(brom cresol purple)1.6 g 置研钵中,加入少许 95%乙醇,研磨使其全部溶解,然后用 95%乙醇润洗量筒中,加至 100 mL,盛入棕色严密玻璃瓶中备用。用 95%的乙醇稀释 4 倍,即为 0.4%溴甲酚紫乙醇溶液。

9. 1.0%溴麝香草酚蓝乙醇溶液 溴麝香草酚蓝(brom thymol blue)1.0 g 置于研钵中,加入 95%乙醇少许,研磨使其全溶解,然后用 95%的乙醇润洗量筒中,加至 100 mL,盛入棕色严密玻璃瓶中备用。

(二) 细菌生化反应常用试剂

1. 靛基质试剂 将对二甲氨基苯甲醛 5 g 溶于 75 mL 纯戊醇中,再一滴一滴慢慢加入浓盐酸 25 mL,避免温度升高试剂颜色变深。瓶口要严密,以免挥发。

2. V-P 实验试剂 甲液:α-萘酚 6 g,95%乙醇 100 mL。乙液:KOH 16 g,蒸馏水 100 mL。

3. 甲基红试剂 甲基红 0.04 g,95%乙醇 60 mL,蒸馏水 40 mL,先将甲基红溶于乙醇中,再加入蒸馏水,混合摇匀即可。

4. 硝酸盐还原实验试剂 甲液:对氨基苯磺酸 0.4 g,5 mol/L 冰醋酸 50 mL。乙液:1-萘胺 0.25 g,5 mol/L 冰醋酸 50 mL。

5. 苯丙氨酸脱氨酶试剂 $FeCl_3$ 10 g 溶于 100 mL 蒸馏水,可在蒸馏水中加少量盐酸抑制 $FeCl_3$ 的水解。

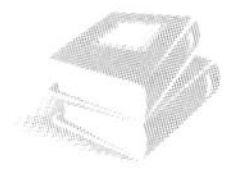

6. 霍乱红实验试剂 浓硫酸(化学纯)。

7. 氧化酶试剂 1%盐酸二甲基对苯二胺或盐酸四甲基对苯二胺溶液。临用时新鲜配制。

NOTE

8. 触酶实验试剂　3%过氧化氢溶液，市售30%的过氧化氢溶液用蒸馏水稀释10倍。

9. 黏丝实验试剂　0.5%去氧胆酸钠溶液。

10. 胆汁溶菌实验试剂　10%去氧胆酸钠溶液。

（三）常用染液

1. 革兰染液

1）结晶紫溶液　溶解2 g结晶紫于20 mL 95%乙醇中，溶解0.8 g草酸铵于80 mL蒸馏水中，混合上述两种溶液，放置24 h后过滤即可。

2）卢戈碘液　2 g碘化钾和1 g碘(先共同研为细末)溶解于不超过20 mL的蒸馏水中(碘在碘化钾的低浓度溶液中不溶解)，再加蒸馏水至300 mL。

3）稀释石炭酸复红染液　将石炭酸复红染液用蒸馏水稀释10倍。

2. 碱性美蓝染液

美蓝乙醇饱和溶液(95%乙醇100 mL，美蓝5 g)	30 mL
10%KOH溶液	0.1 mL
蒸馏水	100 mL

将上述各液混合摇匀，滤纸过滤后备用。在美蓝中加入KOH，其作用是中和美蓝染料所含的酸性物质，陈旧美蓝溶液效果尤佳。

3. 萋-纳抗酸染液

1）石炭酸复红染液　取碱性复红1 g和结晶石炭酸5 g于研钵中，加入10 mL 95%的乙醇研磨使其溶解，然后加蒸馏水至100 mL，储存于染液瓶中，使用前过滤。

2）3%盐酸-乙醇溶液　量取95%乙醇97 mL，加入浓盐酸3 mL，混匀即成(亦可用5%的盐酸-乙醇溶液)。

3）1%碱性美蓝染液　配制方法同2所述。

4. 冯泰钠(Fontana)镀银染液

1）固定液　冰醋酸1 mL，甲醛2 mL，蒸馏水100 mL。

2）媒染剂　鞣酸5 g，石炭酸1 g，溶于100 mL蒸馏水。

3）硝酸银溶液　硝酸银1 g溶于50 mL蒸馏水，待硝酸银溶解后滴加10%氨水，产生褐色沉淀，继续滴加氨水到沉淀溶解，以微现乳白色为度。若液体变清，可再加少许10%硝酸银溶液以校正之，此溶液必须于临用前现配，不宜长期保存。

5. 金胺O染液

1）初染剂 金胺O 0.1 g溶于95%的乙醇10 mL，加5%石炭酸至100 mL。

2）脱色剂 量取95%乙醇97 mL，加入浓盐酸3 mL，混匀即成。

3）复染剂 将0.5 g高锰酸钾溶于100 mL蒸馏水中即可。

6. 鞭毛染液　明矾饱和溶液2 mL，5%石炭酸液5 mL，20%鞣酸液2 mL相混合。临用时加碱性复红乙醇饱和溶液(95%乙醇100 mL，碱性复红10 g)1 mL，混合后过夜，次日过滤后使用，此染液以3日内效果最好。

7. 棉兰染液　石炭酸(结晶)20 g，乳酸20 mL，甘油40 mL，棉兰0.05 g，蒸馏水20 mL；将石炭酸、乳酸、甘油溶于蒸馏水中(可微加热)，再加入棉兰，摇匀，滤纸过滤。

8. 阿伯特(Albert)异染颗粒染液　甲液：甲苯胺蓝0.15 g，孔雀绿0.2 g，冰醋酸1 mL，95%乙醇2 mL，蒸馏水100 mL；先将甲苯胺蓝与孔雀绿溶于95%乙醇，然后加水与冰醋酸充分混匀，静置24 h，滤纸过滤后备用。乙液：碘2 g，碘化钾3 g，蒸馏水300 mL；将碘与碘化钾用少许蒸馏水完全溶解后，再加蒸馏水至300 mL。

9. 黑斯(Hiss)荚膜染液　结晶紫染液：结晶紫饱和乙醇溶液(95%乙醇100 mL，结晶紫5 g)5 mL，加蒸馏水95 mL混合；20%硫酸铜溶液。将涂片在空气中自然干燥，无须加热固定，滴加结晶紫染液，在火焰上加热，使其冒出蒸汽为止，不要水洗，用20%硫酸铜溶液冲洗，不经水洗，干

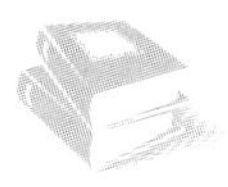

NOTE

后镜检。

10. 芽孢染液(复红美蓝法) 石炭酸复红染液(同3),95%乙醇,碱性美蓝染液(同2)。将涂片在空气中自然干燥,无须加热固定,滴加石炭酸复红染液,在火焰上加热,使染液冒出蒸汽,维持4~5 min,冷却后用95%乙醇洗至无红色染液脱出为止,碱性美蓝染液复染2~3 min,水洗。

(四) 其他

1. 清洁液的配制(清洁液分强液和弱液两种,根据用途不同可自由选择)

1) 强液

重铬酸钾	120 g
浓硫酸	160 mL
自来水	1000 mL

2) 弱液

重铬酸钾	50 g
浓硫酸	90 mL
自来水	1000 mL

[注]

1) 配制时应注意安全,必要时戴上耐酸手套、穿上耐酸围裙,并注意保护面部和身体裸露部位。

2) 先将重铬酸钾溶解于自来水中(可稍为加热),待冷却至室温后,徐徐加入浓硫酸,否则容易暴沸及造成意外事故。

3) 清洁液有很强的酸性和氧化能力,当玻璃器皿内残留大量有机物时,清洁液中的铬酸盐将迅速破坏而失效,因此,各类玻璃器皿需用肥皂水或洗洁精擦洗、自来水冲洗晾干后方可浸入清洁液中。

4) 当附有 Hg^{2+}、Pb^{2+}、Ba^{2+} 的玻璃器皿浸于清洁液时,会形成不溶的沉淀物附着在玻璃器皿壁上难以除去,因此若玻璃器皿内壁附有上述离子,应先用稀盐酸或稀硝酸处理后方可浸入硫酸清洁液。

5) 新配制的清洁液为红褐色,反复多次使用后逐渐变成绿色,表明清洁液已失效,应弃去重新配制。

2. 麦氏(Mc Farland)比浊管

管　号	0.5	1	2	3	4	5
0.25% $BaCl_2$/mL	0.2	0.4	0.8	1.2	1.6	2.0
1% H_2SO_4/mL	9.8	9.6	9.2	8.8	8.4	8.0
细菌的近似浓度/(×10^8/mL)	1	3	6	9	12	15
细菌的近似浓度/(×10^6/mL)	100	300	600	900	1200	1500

三、临床常见细菌的菌种保存

(一) 半固体保存法

1. 方法 用穿刺接种法将细菌接种于半固体培养基内(对于一些营养要求高的细菌可以加入新鲜全血),置于温箱培养18~24 h后,在表面加上一层无菌液体石蜡,约1 cm,4 ℃冰箱保存。传代时应先将试管倾斜,使液体石蜡流至一边,再用接种环取菌接种于新鲜培养基上。

2. 保存时间 一般细菌可保存3~6个月。

(二) 斜面保存法

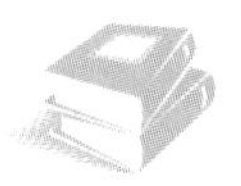

NOTE

1. 方法 将细菌接种于琼脂斜面培养基上(如普通琼脂斜面、血液琼脂斜面、鸡蛋琼脂斜面等)，置于温箱 18～24 h 培养后，用灭菌固体石蜡熔封(试管塞应为橡胶塞)，移至 4 ℃或−20 ℃冰箱保存。

2. 保存时间 4 ℃冰箱保存，一般细菌可保存 1 个月；−20 ℃冰箱保存，一般可保存半年至一年。

(三) 湿牛奶保存法

1. 方法 将细菌接种于生长良好的培养基上，37 ℃孵箱孵育 18 h 后用无菌新鲜脱脂牛奶洗下菌苔，然后用无菌毛细滴管吸取菌悬液滴入菌种管球部，每管球部约有一半的菌液，之后火焰封口，−20 ℃冰箱保存。

2. 保存时间 一般细菌可保存三年以上，比较脆弱的细菌也可保存两年以上。

(四) 沙土管保存法

1. 方法 取清洁的海沙，用 1 mol/L 氢氧化钠溶液清洗，然后再用 1 mol/L 盐酸溶液清洗，最后用流水冲洗。分装于试管，2～3 cm 深，干热灭菌，加入细菌肉汤幼龄培养液 1 mL 左右与沙土混匀，置于真空干燥管内干燥，待完全干燥后熔封保存。

2. 保存时间 此法多用于梭状芽孢杆菌和部分霉菌的保存。可以保存数年。

(五) 液氮保存法

1. 方法 将培养 18～24 h 的菌苔洗下，置于无菌脱脂牛奶中，制成菌悬浊液，按湿牛奶保存法分装于无菌安培瓶。用喷灯封安培瓶口，并将封口后的安培瓶浸入 4 ℃有色液体中浸泡 30 min，明确熔封后再冷冻。冷冻时先将安培瓶放入 4 ℃冰箱中 1 h，再置于−30～−20 ℃低温冰箱中冻 30 min，然后置于−196 ℃液氮中保存。菌种使用时，先将从液氮中取出的菌种管浸入 30～40 ℃水浴中迅速解冻，再打开安培瓶，取出菌液接种。在液氮中取放安培瓶时，小心取放，小心爆炸。

2. 保存时间 一般细菌可以保存数年。

(六) 冷冻干燥保存法

1. 方法 将细菌接种于生长良好的培养基上，37 ℃孵箱孵育 18 h 后用无菌新鲜脱脂牛奶洗下菌苔，然后用无菌毛细滴管吸取菌悬液滴入菌种管球部，每管球部约有一半的菌液，盖好塞子，放入−40 ℃冰箱速冻 40 min，再放入准备好的混有盐的冰中，接上真空泵，真空抽干至粉末状，火焰封口，保存于−40 ℃冰箱。

2. 保存时间 一般细菌可以保存十年以上。

(七) 蒸馏水保存法

1. 方法 将细菌接种于斜面培养基，37 ℃孵箱孵育 18 h 后，取灭菌蒸馏水 6～7 mL 加于试管斜面上，用吸管研磨，洗下菌苔充分混匀，将此菌液分装于灭菌的螺旋小瓶中，或用胶塞密封，置于 4 ℃冰箱保存。

2. 保存时间 一般细菌可存活数年。

(八) 甘油液体保存法

1. 方法 将细菌接种于肉汤或血清肉汤培养基，37 ℃孵箱孵育 18 h 后，取 5 份培养物加入 2 份菌种保存液(甘油(分析纯)80 mL，生理盐水 20 mL，混匀后于 103.43 kPa 灭菌 15～20 min。或 K_2HPO_4 12.6 g，枸橼酸钠 0.98 g，$MgSO_4 \cdot 7H_2O$ 0.18 g，KH_2PO_4 3.6 g，甘油 88 g，加蒸馏水至 1000 mL，混匀后于 103.43 kPa 灭菌 15～20 min)。后者作为保存液时菌液与保存液的比例为 1∶1，混匀，装入带螺旋盖的菌种保存管，每管 0.2 mL，−70 ℃冰箱保存。

2. 保存时间 一般细菌可存活数年。

(九) 滤纸保存法

1. 方法 将新华定性滤纸剪成 4 mm×4 mm 大小，与 1.5 mL 带盖离心管于消毒灭菌后备用。将需保存的菌种在血琼脂平板上分纯后，用消毒小钳子钳夹上述灭菌后的滤纸片于平板上刮取细

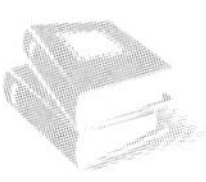

NOTE

菌,每片刮取 2～3 个菌落,放于离心管内,盖好盖子,再用封口胶布将盖边缘封好,－30 ℃或－70 ℃冰箱保存。

2. 保存时间 一般细菌可存活一年以上。

(十) 商品化菌种保存管保存法

1. 方法 每只保存管中含 20～25 个小珠以及缓冲液,使用时将菌落挑入缓冲液中,混匀,将缓冲液吸去,置于－20 ℃或－70 ℃冰箱保存。

2. 保存时间 一般细菌－20 ℃保存可存活 2～3 年,－70 ℃冰箱保存可存活十年以上。

(十一) 细菌鉴定卡保存法

1. 方法 本法适用于使用 VITEK 全自动微生物鉴定仪的实验室。方法是将鉴定卡标注后直接置于－20 ℃冰箱保存。复苏时将鉴定卡直接从－20 ℃移至 35 ℃,待小孔液体完全融化后,以无菌操作用注射器抽出阳性生长孔内的液体点种于合适平板,置于 35 ℃孵箱内 24～48 h 即可。该法鉴定卡内的细菌反复冻融 5 次,分离出的细菌效果相同。

2. 保存时间 葡萄球菌属、肠杆菌属、念珠菌属细菌存活时间不少于 29 个月;肠球菌属、黄杆菌属、不动杆菌属细菌存活时间不少于 21 个月;链球菌属细菌和假单胞菌存活时间不少于 10 个月。

(钟志宏)

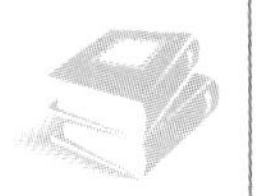

NOTE

参 考 文 献

CANKAOWENXIAN

[1] Simeone R, Bottai D, Brosch R. ESX/type Ⅶ secretion systems and their role in host-pathogen interaction. Curr Opin Microbiol, 2009, 12(1): 4-10.

[2] 孙林,闵晨雨,钱源,等. 结核分枝杆菌 PE/PPE 蛋白研究进展[J]. 中国人兽共患病学报, 2013, 29(5): 499-503.

[3] 张凡,郭普,张伦军,等. 铜绿假单胞菌氨基糖苷类抗生素耐药基因检测[J]. 安徽医科大学学报, 2018, 53(6): 928-932.

[4] 刘晓贺,顾敬敏,韩文瑜,等. 应用噬菌体 GH15 和 K 治疗金黄色葡萄球菌感染[J]. 微生物学报, 2013, 53(5): 498-506.

[5] 陈东科,孙长贵. 实用临床微生物学检验与图谱[M]. 北京:人民卫生出版社, 2011.

[6] 尚红,王毓三,申子瑜. 全国临床检验操作规程[M]. 4 版. 北京:人民卫生出版社, 2015.

[7] 张秀明,兰海丽,卢兰芬. 临床微生物检验质量管理与标准操作程序[M]. 北京:人民军医出版社, 2010.

[8] 倪语星,尚红. 临床微生物学检验[M]. 5 版. 北京:人民卫生出版社, 2012.

彩　　图

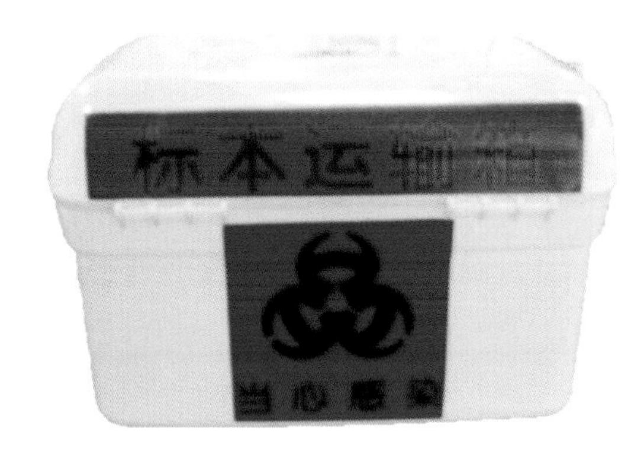

彩图 1-1　标本运输箱

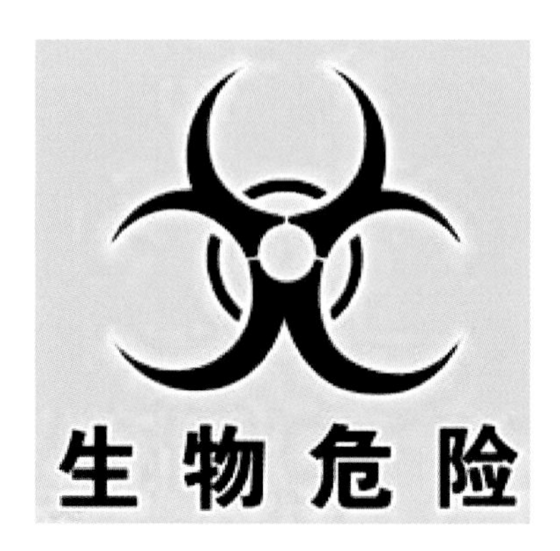

彩图 1-2　生物危险警告标识

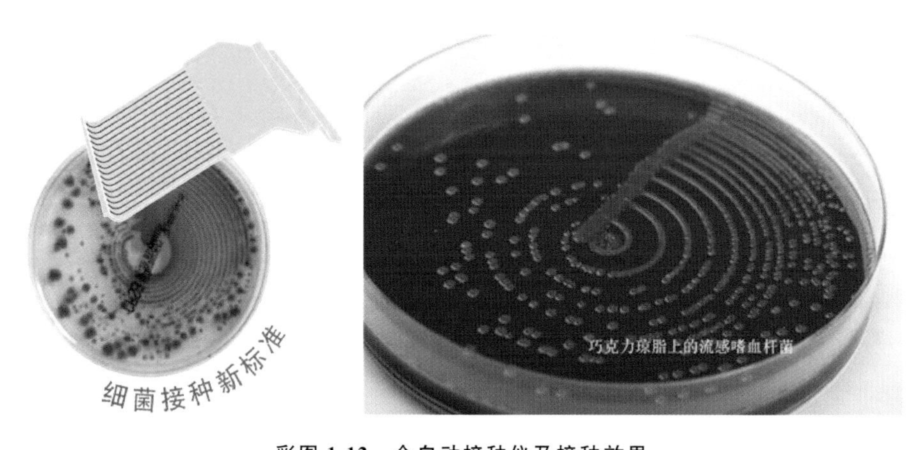

彩图 1-12　全自动接种仪及接种效果

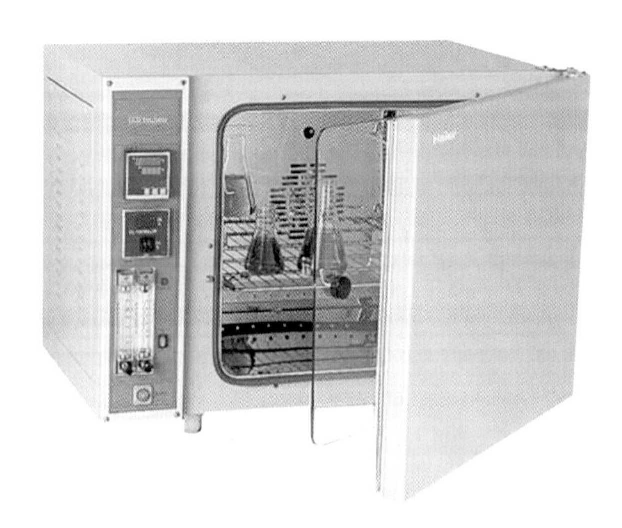

彩图 1-13　CO_2 培养箱

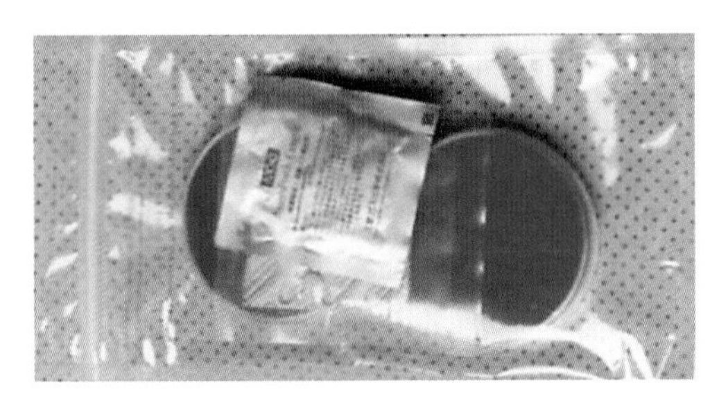

彩图 1-15　厌氧袋法

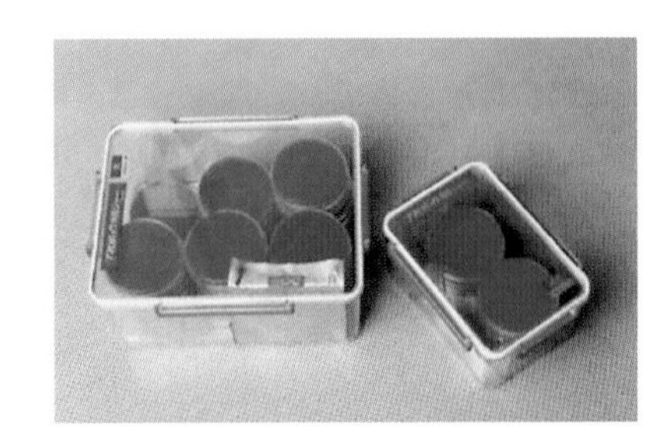

彩图 1-16　厌氧盒法

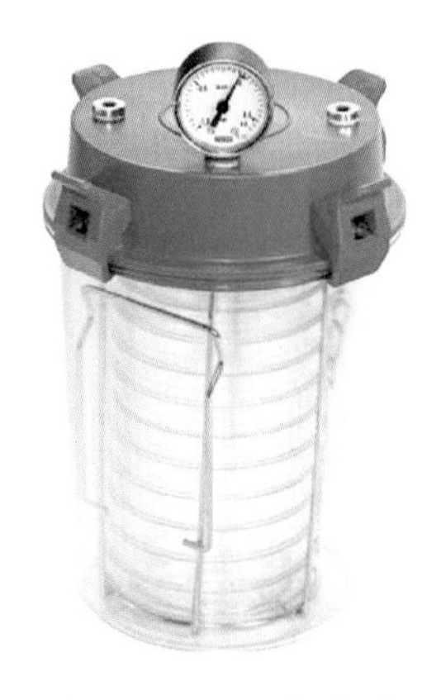

彩图 1-17　厌氧罐法

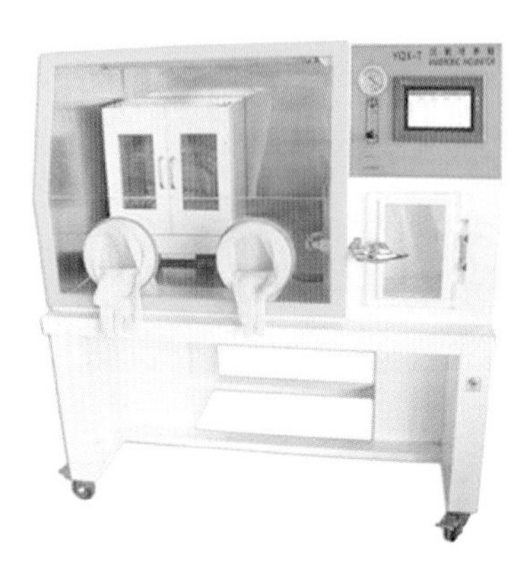

彩图 1-18　厌氧手套箱法

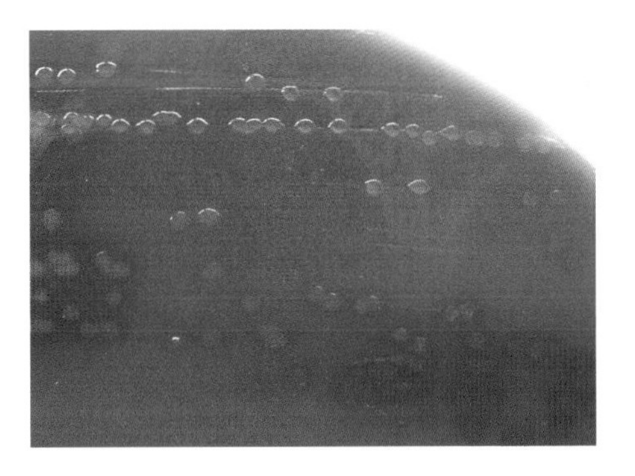

彩图 5-4　链球菌肺炎链球菌“脐窝状”菌落

彩图 5-9　淋病奈瑟菌在营养丰富的哥伦比亚血琼脂平板上的菌落形态

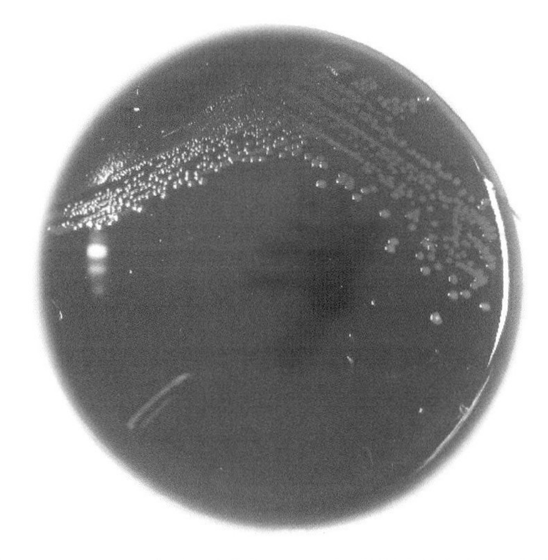

彩图 5-10　脑膜炎奈瑟菌在血琼脂平板上的菌落形态

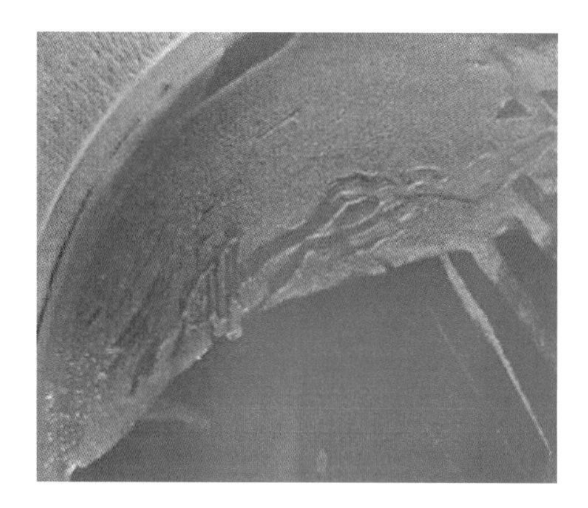

彩图 11-2　马耳他布鲁菌在血琼脂平板上的菌落

彩图 11-3　马耳他布鲁菌革兰染色形态

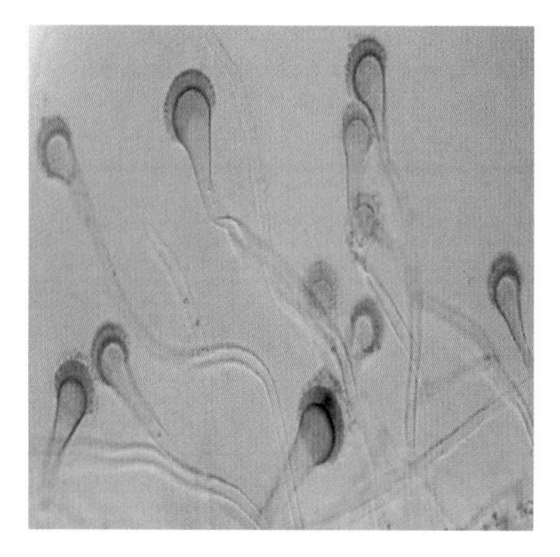

彩图 15-10　烟曲霉镜下形态(×400)

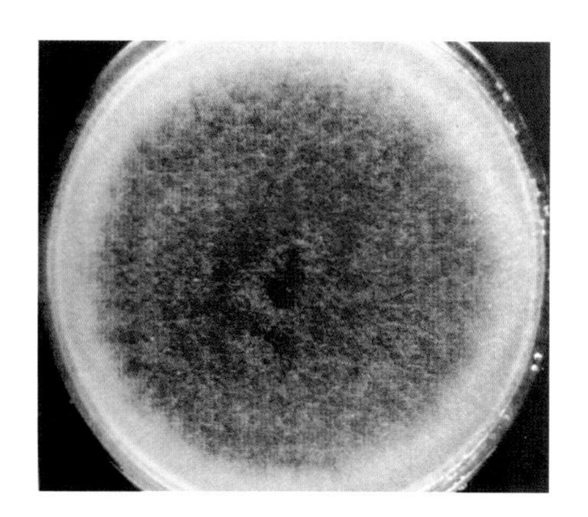

彩图 15-11　烟曲霉菌落形态